ALTERNATIV HEILEN

Herausgegeben von Gerhard Riemann

Dr. med. Wolfgang Exel ist Arzt und Journalist. Er hat eine Reihe von erfolgreichen Büchern zu medizinischen und naturheilkundlichen Themen geschrieben.

Willi Dungl leitet das Bio-Trainingszentrum in Gars/Kamp, Niederösterreich, und wurde als Betreuer vieler international berühmter Sportler – wie Niki Lauda und Franz Klammer – weltbekannt.

Dieses Buch wurde auf chlor- und säurefreiem Papier gedruckt.

Vollständige Taschenbuchausgabe März 1996
Droemersche Verlagsanstalt Th. Knaur Nachf., München
Copyright ©1985 by Verlag Orac, Wien
Copyright © 1994 der 9. Auflage by Orac
im Verlag Kremayr & Scheriau, Wien
Umschlagillustration: Susannah zu Knyphausen
Satz: Ventura Publisher im Verlag
Druck und Bindung: Ebner Ulm
Printed in Germany
ISBN 3-426-76116-5

5 4 3 2 1

Dr. med. Wolfgang Exel
Willi Dungl

Schmerzfrei ohne Gift

Natürliche Hilfe bei: Erkältungskrankheiten,
Rheuma, Magen- und Darmbeschwerden,
Kreislaufstörungen, Schlaflosigkeit u.a.

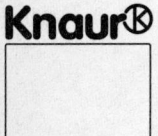

Inhalt

Was Sie von diesem Buch erwarten können

Schmerz, laß nach! – Wer hat diesen Stoßseufzer noch nicht zum Himmel geschickt? Soweit man die Geschichte des Menschen zurückverfolgen kann, versucht er, seinen Hauptfeind zu besiegen. Schmerz peinigt, raubt den Schlaf, zermürbt und bringt zur Verzweiflung. Um ihn zu betäuben, bedienen wir uns leider oft gefährlicher Mittel.

Hier soll keine Attacke gegen Medikamente im allgemeinen geritten werden – die moderne Wissenschaft leistet auch auf diesem Gebiet Großartiges. Aber Migräneleidende, Zahnwehgeplagte oder »Nervöse« grundsätzlich mit Schmerzstillern und Beruhigungsmitteln vollzupumpen ist ein Armutszeugnis für die Medizin. Ärzte, die sich die Arbeit so leicht machen, schaden mehr, als sie helfen.

Wir wollen in all jenen Fällen Hilfe anbieten, wo das gefahrlos möglich ist. Dieses Buch dient aber auch dazu, *Notsituationen leichter zu überwinden.* Viele Ratschläge sind nur als Überbrückung zu verstehen, bis ein Arzt kommt. Überfällt Sie der Schmerz etwa auf einer einsamen Almhütte, an Wochenenden oder nachts, ziehen oft Stunden quälend dahin, ehe endlich der »Onkel Doktor« auftaucht. Sie greifen dann wohl in die Pillenschachtel …

Tauschen Sie nicht Schmerz gegen Vergiftung ein! Wenn Kopfweh durch die Einnahme starker Medikamente schließlich einem Gefühl dumpfer Betäubung weicht, haben Sie keinen Schritt in Richtung Heilung getan. Magen, Leber, Nieren – die Organe des menschlichen Körpers reagieren böse, falls sie grundsätzlich bei jeder Gelegenheit mit hochwirksamen Präparaten traktiert werden. Nützen Sie natürliche Methoden, wie *Akupressur, Fußzonenmassage, Heilgymnastik, Kneipp-Güsse* oder einfache *Konzentrationsübungen.* Und selbstverständlich jene Kräfte der Natur, die Sie aus der Fülle heimischer *Heilpflanzen* »tanken« können.

Bevor wir ihn völlig verdammen, noch einige positive Worte über den Schmerz, den wir so heftig bekämpfen. Vergessen wir nicht, daß in jedem Körper eine Alarmanlage eingebaut ist, die mit Hilfe des Schmerzes funktioniert. Kein Geldinstitut, kein Juwelier würde auf Alarmsysteme verzichten; auch wir dürfen das nicht leichtfertig tun. Schmerz ist keine Krankheit, sondern nur deren Signal. »Irgendwo im Körper ist etwas nicht in Ordnung!« – Das will uns der Schmerz mitteilen. Den Überbringer dieser Nachricht sozusagen mundtot zu machen, ohne die schadhafte Stelle im Organismus zu kennen, wäre grundfalsch.

In einer Notsituation bleibt ohnedies nichts anderes übrig, als Schmerzen möglichst rasch zu lindern. Bei chronischen oder immer wiederkehrenden Beschwerden jedoch holen Sie bitte unbedingt die Meinung eines Arztes ein, bevor Sie mit der Selbstbehandlung beginnen. Kein vernünftiger Mediziner wird von natürlichen Heilmethoden abraten, wenn damit geholfen werden kann.

Skias Franz Klammer, Grand-Prix-Star Niki Lauda, Leichtathleten, Eiskunstläufer – die heimische Sportlerelite schwört auf Willi Dungl, den Wiener Masseur, dessen Wissen schon in schier aussichtslosen Fällen geholfen hat. Dungl schafft es immer wieder, lädierte Spitzensportler doch noch schmerzfrei an den Start zu bringen. Er setzt auf die Heilkräfte der Natur, auf Kräuter, die er zu Tees, Packungen oder Tinkturen verarbeitet. In diesem Buch wird er viele seiner Geheimnisse preisgeben. Auch gegen Ihr Alltagswehwehchen hat er bestimmt ein Mittel parat.

Die Grundlage für seine Kenntnisse schuf Dungl nicht nur durch engen Kontakt mit ausgezeichneten Ärzten. Er bereiste auch viele

Länder, um bislang bei uns kaum bekannte Heilmethoden zu erlernen. In Thailand befaßte sich Dungl mit den Heilkünsten buddhistischer Mönche, auf den Philippinen sah er die berühmten Wunderheiler bei der Arbeit, in Japan lernte er neue, wirksame Massagemethoden kennen. Im kongolesischen Urwald verblüfften ihn die »Zaubereien« afrikanischer Medizinmänner, und in Ostblockstaaten machte er sich mit modernsten wissenschaftlichen Erkenntnissen der Sportmedizin vertraut.

Seit Jahren setzt Dungl sein umfangreiches Wissen für die Sportlerelite um. Immer wieder muß er »Feuerwehr« spielen, wenn knapp vor einem Wettkampf Probleme auftreten. Viele werden sich noch erinnern, wie Dungl Niki Lauda trotz schwer beschädigter Wirbel den Start beim Grand Prix in Monza dennoch ermöglichte. Lauda siegte damals zweimal (1978 und 1984) und wurde 1984 sogar zum drittenmal Weltmeister!

Was können Sie von diesem Buch erwarten? Bestimmt keine Wunder, aber eine Fülle von Ratschlägen, die Schmerzen vielfältiger Art beseitigen helfen. Einiges haben wir dabei auch den alten Chinesen abgeschaut. Seit rund 5000 Jahren heilt man in China eine ganze Reihe von chronischen, aber auch akuten Leiden mit Hilfe von Akupunktur. Keine Angst: Vor den chinesischen Nadeln bleiben Sie verschont. Meistens erfüllt ein Fingerdruck an der richtigen Stelle denselben Zweck – der Schmerz ist weg. *Akupressur* heißt diese Technik, die sich aus der *Akupunktur* entwickelt hat. Genau dort, wo ein Akupunkteur stechen würde, müssen Sie drücken.

Über Akupressur gibt es bereits zahlreiche Bücher, die Schmerzlinderung bei fast allen nur möglichen Krankheiten versprechen. Um so größer ist dann die Enttäuschung, wenn in vielen Fällen doch kein Erfolg erzielt wurde. Wir haben einen der führenden Fachleute Europas auf dem Gebiete der Akupunktur, Dr. Johannes Bischko, gebeten, Sie in die Grundbegriffe der Akupressur einzuweihen. Sie erfahren von Dr. Bischko, wie man richtig drückt und wann Sie diese Methode tatsächlich anwenden können. Wer den richtigen Punkt »erwischt«, wird vom Resultat verblüfft sein. Andernfalls bleibt die Wirkung unweigerlich aus. In den folgenden Kapiteln erfahren Sie alles, was Sie über jene Heiltechniken wissen müssen, die bei der Besprechung der einzelnen Krankheiten immer wieder vorkommen werden. Außer Akupressur lernen Sie das Prinzip der *Fußzonenmassage*, der *Duschgymnastik* und der *Bürstenmassage* kennen. Wie man einen Kräutertee ideal zubereitet, erklärt Willi Dungl, der auch Hinweise gibt, wo Sie manche Heilpflanzen selbst pflücken, wie Sie diese richtig verarbeiten können.

Ein überaus wichtiger Punkt wird die *Ernährung* sein, die schließlich – falsch gewählt – an den meisten Krankheiten Hauptschuld trägt. Noch behandelt die moderne Medizin etwa rheumatische Beschwerden mit Medikamenten oder gar Injektionen. Der deutsche Arzt Dr. Bruker hat aber nachgewiesen, daß sich Rheuma besser und vor allem gefahrloser durch richtige Ernährung beeinflussen läßt. Neben allgemein Wissenswertem über unsere Nahrung und die Fehler, die wir in diesem Zusammenhang begehen, finden Sie in diesem Buch einen *Wochenmenüplan*, den Willi Dungl für Sie zusammengestellt hat. Seine Sportler machen mit diesen Spezialrezepten die besten Erfahrungen.

Wir wollen nicht den Arzt ersetzen oder Apothekern ins Handwerk pfuschen. Bei ernsthaften Erkrankungen hat der Doktor Vorrang. Aber welcher Arzt kommt schon ins Haus, wenn Sie sich nach einem Migräneanfall kaum mehr rühren können? Haben Sie Hilfe zu erwarten, wenn an Wochenenden, Feiertagen oder nachts ein Zahn rebellisch wird? Die Erfahrung zeigt: Nein! Auch wenn manche Ärztekammerpräsidenten das nicht wahrhaben wollen.

Obwohl angeblich schon zu viele Ärzte am Werk sind, sitzt der Kranke meist in hoffnungslos überfüllten Ordinationen. Kommt die Reihe an ihn, wird er als Kassenpatient in ein paar Minuten abgefertigt (bei 50 bis 70 »Kunden« pro Tag bleibt dem Arzt nichts anderes übrig) und verläßt seinen Doktor enttäuscht mit einem Bündel Rezepten. Die er in der nächsten Apotheke gegen Medikamente eintauscht, obwohl oft ein Fingerdruck, ein Tee oder fünf Minuten Massage rasch Linderung bringen würden. In diesem Fall greifen Sie besser zu »Schmerzfrei ohne Gift«.

Die Akupressur

Ein Fingerdruck – und alle Schmerzen sind sofort weg. Wenn das so leicht ginge, müßten unsere Ärzte nicht mindestens sechs Jahre studieren und dann noch jahrelang in Spitälern lernen, ehe sie auf die Menschheit losgelassen werden dürfen. Wo Akupressur wirklich hilft, wird Ihnen Dr. Johannes Bischko mit seinen chinesischen Mitarbeitern Dr. Chao-Lai und Chao-Ning Meng genau erklären. Diese Technik als Universalmittel in allen Fällen anzubieten wäre unseriös. Wir wollen Schmerz bekämpfen, aber nicht trügerische Hoffnungen erwecken.

Eigentlich ist der Ausdruck Akupressur falsch. »Akus« heißt Nadel und »Pressur« Druck. Also Druck mit der Nadel. Mit Nadeln wird jedoch bei Akupressur niemand traktiert. Entwickelt wurde der heilende Fingerdruck in China. Ausgangsmethode war die chinesische Punkt- und Meridianmassage. Enge Verwandtschaft besteht mit der seit 5000 Jahren in China praktizierten und nun auch in der westlichen Welt anerkannten Akupunkturtechnik. Um das Prinzip der Akupressur besser erklären zu können, beschäftigen wir uns in den folgenden Zeilen ein wenig mit Akupunktur.

Wer könnte besser darüber Auskunft geben als jener Mann, der die Nadeltechnik in Österreich salonfähig gemacht hat? Dr. Johannes Bischko verhalf der Akupunktur im Jahre 1972 mit einer aufsehenerregenden Operation in Wien zum endgültigen Durchbruch.

Daß der Wiener Hausfrau Elfriede Sch. die Mandeln wegoperiert werden mußten, stellte wohl keine medizinische Sensation dar. Um so mehr aber die Art und Weise, wie sie auf den Eingriff vorbereitet wurde. Keine Vollnarkose, keine lokal betäubende Injektion bekam Elfriede Sch. Nur einige silberne Nadeln lagen in einer Schale neben dem Operationssessel, als die Frau den Operationssaal betrat.

Elfriede Sch. nahm Platz, und Dr. Bischko stach ihr zwei Nadeln an bestimmten Punkten in die Hand. Er bewegte die Nadeln immer wieder vorsichtig, und nach einigen Minuten spürte die Patientin im Hals keine Schmerzen mehr. Die Operation konnte beginnen. Innerhalb kurzer Zeit war die Hausfrau ihre Mandeln los. Sie hatte das Messer des Chirurgen nicht gespürt und weit weniger geblutet, als dies üblicherweise bei Mandeloperationen der Fall ist.

So glückte Dr. Bischko spektakulär der Beweis für die Wirksamkeit der Akupunktur. Dabei zählte der gelernte Chirurg ursprünglich keinesfalls zu den Anhängern der chinesischen Nadeltechnik. Auch Dr. Bischko fehlte in jungen Jahren jede Vorstellungskraft, wie denn Akupunktur wirken sollte. Doch er begann schließlich zu überlegen: Sind die Chinesen dumm? Ganz bestimmt nicht. Vieles haben sie erfunden, was erst Hunderte Jahre später den Weg in die westliche Welt fand. Bischko fand die Behandlungsmethode zwar »völlig irrsinnig«, probierte aber ein wenig mit den Nadeln und verzeichnete bald bescheidene Erfolge.

Dem trotzdem eingefleischten Schulmediziner (»… das bin ich auch heute noch«) ließ aber das »Warum« keine Ruhe. Er wollte wissen, wieso Akupunktur doch in vielen Fällen zu verblüffenden Erfolgen verhalf. Mit Anatomieprofessor Krause, den Histologen Pischinger und Kellner sowie seinen ebenfalls wissenschaftlich tätigen Medizinerkollegen Fleischhacker und Stacher (heute Wiens Gesundheitsstadtrat) bildete Bischko einen Arbeitskreis, der sich die Basisforschung auf dem Gebiet der Akupunktur zum Ziel setzte. Der Hals-Nasen-Ohren-Spezialist Dr. A. S. Mayer brachte Dr. Bischko später in die Wiener Poliklinik, wo er jene

Patienten mit Akupunktur behandelte, die jeder anderen Therapie widerstanden. Bischko hatte Erfolg und führt nun seit mehr als zwei Jahrzehnten in der Wiener Poliklinik eine Akupunkturambulanz.

Reisen nach China brachten dem Wiener Chirurgen weitere Erkenntnisse, die er zum Wohle seiner Patienten umsetzen konnte. Erst seit 1980 jedoch haben auch Studenten die Chance, über Akupunktur in Theorie und Praxis unterrichtet zu werden. Dr. Bischko erhielt einen Lehrauftrag der Universität. Schon vorher hatte er aber das Boltzmann-Institut für Akupunktur übernommen.

Weiß man nun endlich, wie die Nadeltechnik wirkt? Im Grunde genommen: Ja! Sicherlich sind manche Rätsel noch nicht gelöst, aber mit Hypnose oder Einbildung hat Akupunktur bestimmt nichts zu tun. Sie kennen doch Morphium. Dieses schwere, aus Mohn gewonnene Gift wird seit langem in der Medizin als schmerzstillendes Mittel in wirklichen Notfällen verwendet. Die Wissenschaft machte nun die Entdeckung, daß jeder Mensch in der Lage ist, selbst Morphium zu erzeugen. Das geschieht in einem bestimmten Teil des Gehirns. Man hat dieses körpereigene Morphium *Endorphin* genannt.

Die Wirkung der Akupunktur muß man sich nun so vorstellen, daß die Nadeln jeweils Nerven so weit reizen, bis diese dem Hirn das Signal erteilen, Endorphin zu produzieren. Solcherart werden Schmerzzustände ohne Medikamente bekämpft, so können manche Körperteile gefühllos gemacht werden (lokale Narkose!).

Jetzt aber eilig zurück zur Akupressur. Sie drücken genau dieselben Punkte, die der Arzt mit Nadeln stechen würde. Akupunktur wirkt besser und länger, aber auch mit Fingerdruck lassen sich gute Resultate erzielen, wenn man den richtigen Punkt auch tatsächlich »erwischt«. Jeder Reiz, der einen Punkt trifft, löst eine bestimmte Reaktion des Körpers aus.

Am Anfang jeder Selbstbehandlung muß unbedingt eine richtige Diagnose stehen! Wenn Sie der Schmerz nicht gerade im Urwald oder auf einer einsamen Almhütte überfällt, kommen Sie um wenigstens einen Arztbesuch nicht herum. Das Argument »Mein Nachbar hat auch das gleiche gehabt …« kann Sie in Lebensgefahr bringen. 40.000 bekannte Krankheiten haben letztlich nur rund 20 verschiedene Syndrome, wie Schmerz, Fieber, Schwellung, Einschränkung der Bewegung. Sie haben also mehr als reichlich Gelegenheit, sich gründlich zu irren.

Schmerzzustände werden nämlich mit Hilfe der Akupressur meistens sehr gut beeinflußt. Die Wurzel der Krankheit bleibt aber unversehrt. Wer ohne ärztliche Kontrolle Schmerz immer wieder betäubt, übersieht das Signal, das ihm der Schmerz geben will. Dr. Bischko erzählt einen konkreten Fall: »Eine an Gallenkoliken leidende Frau hat den Schmerz mit Akupressur ›weggedrückt‹, ohne ärztliche Hilfe in Anspruch zu nehmen. Das funktionierte bis zu dem Augenblick, wo sie einen Gallendurchbruch erlitt und nicht mehr gerettet werden konnte.«

Fassen Sie daher unsere Akupressur-Tips vor allem als Überbrückungshilfe im Akutfall auf, und versäumen Sie bitte nicht die spätere ärztliche Kontrolle. Bei chronischen Leiden – wo die Diagnose zweifelsfrei feststeht – stellt Akupressur allerdings eine ideale Möglichkeit dar, einer Medikamentenvergiftung zu entrinnen.

So drücken Sie richtig

Benützen Sie bitte immer die Fingerkuppe. Wer lange Fingernägel besitzt, möge sie vorher kürzen. Sie können auch geeignete Gegenstände, wie Bleistifte, Akupressurstäbchen oder batteriebetriebene Akupressurapparate, verwenden. Der Finger reicht

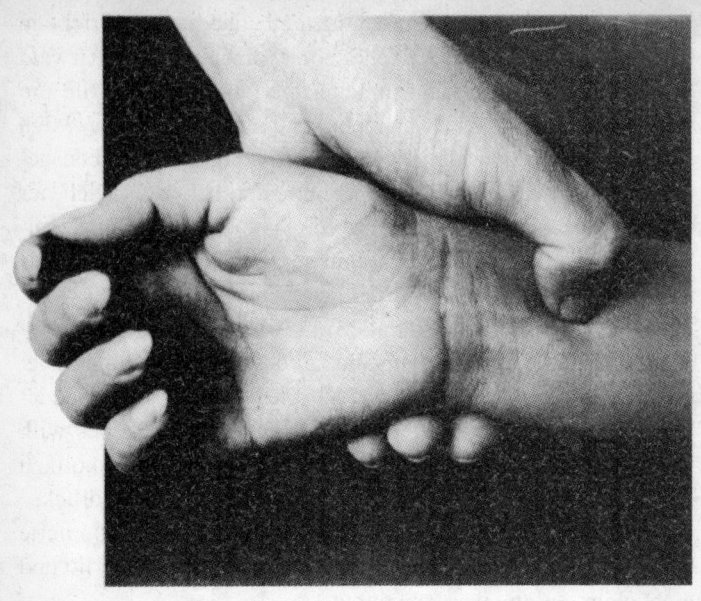

So sollen Sie drücken: Nicht den Nagel, sondern die Fingerkuppe einsetzen. Nur bei kleinen Punkten kann der Nagel zu Hilfe genommen werden. Besser wäre in solchen Fällen allerdings die Verwendung eines Bleistiftes oder eines Akupressurstäbchens. Drücken Sie, bitte, leicht vibrierend, eine Minute lang.

jedoch bei den meisten Punkten auch. *Einschränkung*: Manche Punkte sind sehr klein (etwa der gegen Zahnschmerz), der Finger würde eine zu große Auflagefläche bilden. In diesen Fällen hilft eben irgendein Gegenstand mit kleinerer Fläche (Bleistift). Sie setzen nun den Daumen, den Zeige- oder Mittelfinger am entsprechenden Punkt an und drücken fest zu. Beginnen Sie nun, etwa eine Minute lang im Uhrzeigersinn zu vibrieren (kleine Kreisbewegungen).

Falls die gedrückte Stelle richtig war, können Sie schon nach sehr kurzer Zeit mit Erleichterung rechnen. Manchmal dauert der schmerzfreie Zustand länger, manchmal nur eine Stunde. Das hängt von der Art Ihrer Krankheit ab. Seien Sie bitte nicht enttäuscht, wenn die Schmerzen bald wiederkehren: Sie müssen die Behandlung dann erneut durchführen. Jeder Punkt kann beliebig oft mit gleichem Erfolg gereizt werden.

Sie werden anfangs nicht umhinkönnen, mehrmals zu probieren.

Zwei Hinweise, die Ihnen die Suche nach der richtigen Stelle erleichtern:
- Akupressurpunkte sind deutlich schmerzempfindlicher als ihre Umgebung;
- durch Akupressur steigt die Hauttemperatur um 1 bis 2 Grad an – Wärmegefühl signalisiert, daß Sie richtig drücken.

Die Fußreflexzonenmassage

Der ganze Körper spiegelt sich gleichsam in den Fußsohlen wider. Über das »Warum« herrscht noch nicht restlos Klarheit. Jedenfalls hat der amerikanische Arzt Dr. William Henry Fitzgerald mit dieser Theorie schon um die Jahrhundertwende den Grundstein zu einer sehr erfolgreichen Schmerzbekämpfungsmethode gelegt. Dr. Fitzgerald entwickelte die Fußreflexzonenmassage übrigens in Wien, wo er unter dem berühmten Professor Chiari arbeitete.

Wie die Akupunktur, so stammt auch diese so schwer erklärbare Heilmethode ursprünglich aus dem Fernen Osten. Schon vor 4000 Jahren war die Technik in ähnlicher Form in Thailand bekannt. Fitzgerald beschäftigte sich allerdings streng wissenschaftlich mit den Fußzonen. Wie es genialen Menschen leider oft ergeht, fand auch der US-Arzt vorerst wenig Gegenliebe – man glaubte ihm nicht und hielt seine Theorie für Unfug.

In den Vereinigten Staaten nahm sich eine Frau, Eunice D. Ingham, der Geschichte mit den Fußreflexzonen an. Sie schrieb ein Buch mit dem Titel »Stories, the feet can tell« (Geschichten, die die Füße erzählen). Bald wurden erste Behandlungserfolge bekannt, und die einst verschmähte Behandlungsmethode kehrte knapp nach dem Zweiten Weltkrieg wieder nach Europa zurück. Fußzonenmassage funktioniert nicht auf Basis der Akupunktur und hat auch mit anderen, oberflächlich betrachtet ähnlichen Techniken (Headsche Zonen) nichts zu tun. Wohl aber kann es zu Überschneidungen kommen, wenn zufällig Akupunkturpunkte massiert werden.

Stark vereinfacht gehen Fußzonenmasseure davon aus, daß jedes

Organ des menschlichen Körpers (Magen, Leber, Nieren, Darm usw.) eine entsprechende Stelle auf der Fußsohle besitzt, wo es durch Druck beeinflußt werden kann. Sicherlich spielt dabei das Nervensystem des Menschen die Hauptrolle. Auf welche Weise, darüber gibt es bisher nur Vermutungen.

Für Kranke ist nur eines entscheidend: daß eine Behandlungsmethode hilft. Das »Warum« interessiert Wissenschafter, nicht aber den Leidenden, der Linderung sucht.

Willi Dungl, der für dieses Buch viele Fußzonentips zusammengestellt hat, erinnert sich noch genau, wie er erstmals mit diesem Thema in Berührung kam: »Ich las vor vielen Jahren eher zufällig das Originalbuch von Eunice D. Ingham über die Reflexzonenbehandlung. Selbst daran zweifelnd, ging ich zu dem prominenten Neurochirurgen Prof. Kraus und fragte ihn um seine Meinung. Das Ergebnis: Prof. Kraus hielt gar nichts davon, er lehnte die Fußzonenmassage grundsätzlich ab. Später begann er nach einer schweren Operation an schier unerträglichen Kopfschmerzen zu leiden. Kein Mittel half, so viele Medikamente man auch in ihn hineinstopfte. Da besuchte ich ihn nochmals.

›Ich weiß, Sie glauben nicht daran, aber lassen Sie mich wenigstens einmal probieren‹, bat ich den Professor. Da ihm wohl schon alles egal war, stimmte er resigniert zu. Ich mußte seine Fußzonen nicht lange bearbeiten – schon nach ziemlich kurzer Zeit fühlte Professor Kraus keinen Schmerz mehr. Er meinte erstaunt: ›Ich hätte nie gedacht, daß so etwas möglich ist. Es tut mir sehr leid, schon zu alt zu sein, um diese Sache noch genauer erforschen zu können. Die Erkenntnis kommt für mich zu spät.‹ Tatsächlich starb Professor Kraus kurze Zeit später. Durch die Fußzonenmassage blieben ihm aber zumindest die Schmerzen erspart.«

Dungl behandelt auch »seine« Sportler häufig mit Massagen der Fußsohlen. Einer, dem er damit geholfen hat, ist Autorennfahrer Niki Lauda. Viele Leser werden sich noch daran erinnern, daß

Lauda bei einem Traktorunfall (!) in Salzburg mehrere Rippenbrüche davontrug. Mit argen Schmerzen wandte sich der Grand-Prix-Star an seinen Freund Willi Dungl. Und dieser half. Die Linderung dauerte jeweils nur ein bis zwei Stunden, aber immerhin, der Schmerz konnte immer wieder »wegmassiert« werden.

So massieren Sie richtig

Man unterscheidet zwei Arten der Fußreflexzonenmassage:
– Die *schmerzstillende Methode*, bei der der Daumen in einem Winkel von etwa 75 Grad (nicht ganz senkrecht) angesetzt wird. Sie üben nun ein bis zwei Minuten einen ruhigen Druck aus. Das heißt, die Bezeichnung »Massage« trifft in diesem Fall eigentlich gar nicht zu.
– Die *aufbauende Methode*, bei der auf kurzen Strecken immer hin und her massiert wird. Hier erfolgt keine plötzliche Reaktion, die Wirkung dauert aber dann länger an.

Nicht jeder Mensch reagiert auf Fußzonenbehandlung gleich. Etwa 65 bis 70 Prozent der Patienten sprechen gut darauf an. Wieder stellt der wesentlich stärkere Schmerz an der richtigen Stelle einen guten Hinweis dar. Dr. Fitzgerald bezeichnete seine Erfindung ja auch so: »Durch einen kleineren Schmerz einen größeren bekämpfen …«
Je geschädigter das kranke Organ ist, desto heftiger schmerzt die zugeordnete Massagestelle auf der Fußsohle. Empfindet man überhaupt keinen Schmerz, bleibt auch die Wirkung aus. Wie stark der mit dem Daumen ausgeübte Druck sein soll, ist von Fall zu Fall verschieden. Wir werden jeweils entsprechende Anleitungen geben. Wenn Sie sich selbst behandeln, müssen Sie so gelenkig sein, daß Sie die Fußsohlen mühelos erreichen können. Besser wäre es, ein anderer (ein Familienmitglied) würde die

Massage durchführen. Die Füße werden dann für den »Masseur« gut erreichbar hingelegt. Dieser führt zuerst einige sanftere Streichungen über die ganze Fußsohle durch, um Sie an den Kontakt mit seiner Hand zu gewöhnen. Wichtig ist nämlich, möglichst locker zu bleiben und sich nicht zu verkrampfen. Sie helfen mit, indem Sie dem Behandler Auskunft über Ihr Schmerzempfinden geben. Daran kann sich der Helfer orientieren. Meist wird die eingangs erwähnte aufbauende Methode angewandt. Massiert sollte so lange werden, bis der Schmerz auf der Fußsohle stark nachläßt. Das kann nach 10, aber oft auch erst nach 20 bis 30 Minuten sein.

Nach der Behandlung sollten Sie sich unbedingt einige Zeit

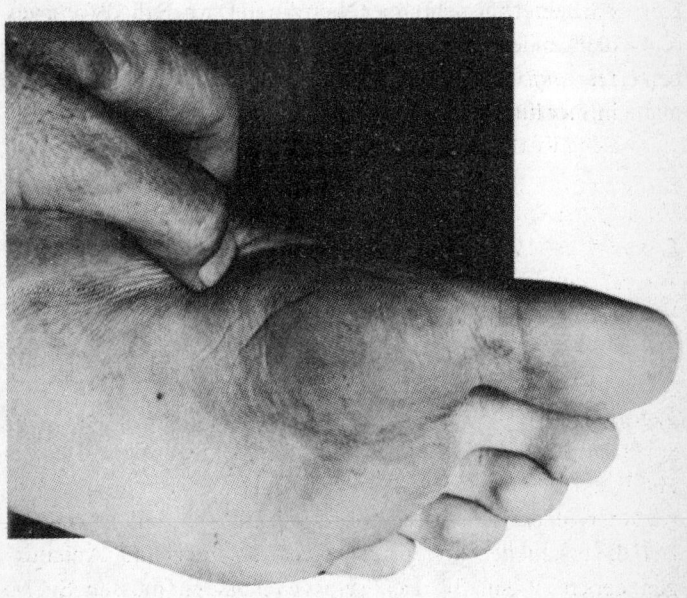

So wird der Daumen richtig angesetzt. Dann auf der jeweils bezeichneten Zone hin und her massieren oder auch fest drücken.

ausruhen, da die Prozedur mehr anstrengt, als Sie vielleicht wahrhaben wollen. Sie geben durch Ausruhen außerdem dem Körper bessere Chancen, die empfangenen Reize zu verarbeiten. Jeder Fußzonenpatient macht sogenannte Reaktionsphasen durch. Darüber muß Klarheit herrschen, weil sonst irrtümlich angenommen wird, daß man die alte Krankheit gegen eine neue eingetauscht hat – was ja nicht im Sinn der Behandlung liegt. Meist tritt Schweißbildung an den Händen und eventuell am ganzen Körper auf. Auch Kältegefühl muß nicht beunruhigen. Defekte Zähne oder Narben können sich durch Schmerzen bemerkbar machen.

In erster Linie sind aber die Folgen der Behandlung (abgesehen von der Schmerzlinderung) positiv: Man fühlt sich entspannt, der Körper scheidet vermehrt über Nieren und Darm Schadstoffe aus (entschlackende Wirkung). Massierende Wirkung auf die Fußzonen erreicht man auch durch Laufen auf Willi Dungls »Spezialmatte« (Sportfachhandel).

Die Wasseranwendungen

Der legendäre Pfarrer Sebastian Kneipp hat die vielseitig heilende Wirkung des Wassers erkannt und mit seinen Ratschlägen Millionen Menschen geholfen. Wir wollen Ihnen drei Arten von Wasseranwendungen erst einmal grundsätzlich vorstellen: Waschung, Guß und Wickel.

Vorerst aber einige grundsätzliche Bemerkungen: Kaltanwendungen dürfen nur auf den vorgewärmten Körper erfolgen! Das heißt, wer sich fröstelnd ins Badezimmer begibt, um sein Kneipp-Programm hinter sich zu bringen, riskiert höchstens eine Erkältung, hat aber keinen Nutzeffekt zu erwarten.

Daher: Entweder mit einer Bürste richtig warm reiben oder einfach heiß abduschen. Dann mit der Kaltbehandlung beginnen. Diese darf nur ganz kurz sein – höchstens einige Sekunden. Anschließend immer erwärmen: laufen auf dem Stand, warm duschen, abreiben oder noch eine Viertelstunde ins Bett legen und gut zudecken.

Kneipp-Neulinge mögen mit »kleinen« Anwendungen beginnen. Also nicht sofort mit einem Ganzkörperguß, sondern mit der Waschung. Später wird dann ein kleiner Guß (Armguß, Unterschenkelguß) vorgenommen; erst bei entsprechender Gewöhnung an die Umstellung wagt man sich an Ganzkörperguß oder Blitzguß heran. Das menschliche Nervensystem braucht eine faire Chance, sich anzupassen – sonst gerät es völlig durcheinander. Dauerschlaf oder Schlaflosigkeit und Gereiztheit sind die möglichen Auswirkungen.

Waschung

Nehmen Sie bitte ein Leinentuch, und tauchen Sie es in kaltes Wasser. Führen Sie das nasse Tuch nun an der Außenseite des rechten Armes aufwärts bis zur Schulter, dann wieder abwärts. Nun beginnen Sie innen, waschen aber weiter oben über die Brust, um den Vorgang entlang der anderen Hand zu beenden. Jetzt beginnen Sie mit der Waschung bei der linken Hand in derselben Weise wie eben geschildert.

Schließlich streichen Sie noch kurz über den Nacken. Die ganze Behandlung soll überhaupt sehr schnell vor sich gehen, da das Wasser nicht durch zu lange Reibung warm werden darf. Das Tuch bitte mehrmals eintauchen. Nach dieser Prozedur streifen Sie das Wasser nur ab (nicht trockenreiben!). Ziehen Sie sich warm an (Sie sollten richtig dunsten), oder legen Sie sich einfach zehn Minuten ins Bett. Waschungen helfen gegen Nervosität, nervöses Schwitzen und stellen eine gute Vorbeugung gegen Erkältungskrankheiten dar (Abhärtung).

Guß

Das oberste Gebot dieser Technik lautet: Nie kaltes Wasser auf den kalten Körper gießen! Achten Sie darauf, daß vor jeder Kaltwasserbehandlung dieser Art der Körper warm ist. Wenn Sie beispielsweise aus der Kälte nach Hause kommen und einen Fußguß vornehmen wollen, gönnen Sie Ihren Gehwerkzeugen vorerst ein warmes Bad. Dieses schließen Sie mit dem kalten Guß ab. Die Güsse sollen generell nur wenige Sekunden (maximal 30 bis 40) dauern. Nachher immer wieder erwärmen. Entweder durch Reiben oder auch warme Bekleidung. Am besten gleich ins Bett gehen.

Sie werden den Armguß und den Körperguß im Zusammenhang

mit Kreislaufstörungen noch kennenlernen. Jetzt wollen wir Ihnen den kurzen Schenkelguß erklären, der in erster Linie der Abhärtung dient. Schrauben Sie den Brauseteil Ihrer Dusche ab, und drehen Sie kaltes Wasser gerade so stark auf, daß sich das Wasser richtig »anlegt«. Das heißt, es soll keinesfalls spritzen!

Beginnen Sie nun, den Strahl außen am Fuß über den Knöchel bis zum Knie zu führen. Dort beschreiben Sie rund um das Knie einen Kreis und kehren innen am Unterschenkel wieder zum Fuß zurück. Schließlich richten Sie den Strahl noch über die Wade nach oben und wieder zurück.

Noch ein Tip für jüngere Frauen, die Hängebrüsten vorbeugen wollen. Falls das Gewebe noch halbwegs elastisch ist, kann mit täglichen Güssen geholfen werden. Unter der Haut wirkt ein flächenhafter Muskel, den man Halsblattmuskel nennt, wie ein natürlicher Büstenhalter. Dieser Muskel kann auf folgende Weise gestrafft werden: Beugen Sie sich mit dem Oberkörper über die Badewanne, und nehmen Sie eine Schale Wasser, halten Sie mit einer Hand eine Brust und begießen Sie diese, vom oberen Hals weg beginnend, zehnmal mit kaltem Wasser. Mit der anderen Seite verfahren Sie ebenso. Wenn Sie diese Behandlung konsequent jeden Tag durchführen, kräftigen Sie Ihren »natürlichen BH« und erzielen Besserung.

Wickel

Das Prinzip der Wickel bleibt immer gleich: Sie müssen drei Tücher bereitlegen. Das erste (möglichst aus Leinen) wird in kaltes (abgestandenes) Wasser getaucht. Sie wickeln es ganz fest um die entsprechende Körperstelle. Der Wickel muß straff anliegen, weil sonst kalte Luft eindringen kann, die die ganze Behandlung sinnlos macht.

In der Folge legen Sie ebenfalls sehr eng ein trockenes Tuch über den nassen Wickel. Darauf kommt abschließend ein möglichst großes Frotteehandtuch. Jeder Wickel sollte etwa anderthalb Stunden einwirken können. Nach der plötzlichen Kälte tritt schon nach rund 20 Minuten ein angenehmes Wärmegefühl auf bis zum richtigen Dunsten – genau das soll mit dem kalten Wickel erreicht werden. Bei Kältegefühl ist die Behandlung abzubrechen!

Eine vielseitig wirksame Anwendungsmöglichkeit ist der Leberwickel. Er hilft bei manchen Beschwerden, die im Magen-, Leber-, Nieren- oder Darmbereich auftreten. Gegen Schwäche der Verdauungsorgane (etwa Verstopfung) können Sie den Leberwickel sehr gut anwenden. Sie müssen dazu größere Tücher benützen, weil Sie sich von der Hüfte bis etwa zur Brustwarze einhüllen müssen. Mit diesem Wickel verbringen Sie unbedingt zwei Stunden im Bett.

Nun greifen wir noch rasch dem Kapitel Kopfschmerzen etwas vor. Es gibt einen Wickel, der besonders gut gegen jene Migräneart hilft, die durch Blutstau im Kopf entsteht. Die Leidenden erkennt man an einer charakteristisch rötlichen Gesichtsfarbe. Anwendungsgebiet ist in diesem Fall nicht der Kopf, sondern die Wade vom Knie bis zum Knöchel. Sie werden von der Wirkung überrascht sein – der Kopfschmerz läßt schon nach ziemlich kurzer Zeit nach.

Die Bürstenmassage

Viele Alltagsbeschwerden hängen damit zusammen, daß der Kreislauf träge geworden ist und nicht mehr richtig funktioniert. Medikamente schaden da in den meisten Fällen nur und bringen Sie in eine Art Abhängigkeit, aus der Sie nur schwer wieder herausfinden. Der Körper gewöhnt sich an die freundliche Unterstützung von außen und wird noch fauler. Nehmen Sie Ihre Tabletten oder Tropfen nicht mehr, bricht der Kreislauf völlig zusammen. Sie müssen sofort wieder in die Pillenschachtel greifen. Bis Magen, Leber und Nieren beleidigt reagieren. Besorgen Sie sich lieber eine gute Borstenbürste (aus natürlichen Borsten) mittlerer Härte. Die Bürste soll gut in der Hand liegen und möglichst mit Halteschlaufe oder Stiel versehen sein.

Was Sie damit machen, erklärt Willi Dungl: Sie können nach seinen Anleitungen Ihren Kreislauf ordentlich aktivieren und wieder leistungsfähig machen. Jeden Morgen, unmittelbar nach dem Wachwerden, sollte Ihr erster Griff der Bürste (oder dem »Rauhwaschel«, was Ihnen lieber ist) gelten.

Beginnen Sie nun, die Haut von außen nach innen – immer herzwärts – zu bürsten. Bei den Armen anfangen, dann die Beine jeweils 10- bis 15mal ziemlich kräftig und auch rasch streichen. Nun bearbeiten Sie bitte in gleicher Weise den Rücken von unten nach oben, wobei Sie die Arme immer abwechseln – das ist gleich eine gute Haltungsübung.

Ein spezieller Bürsttip für jene, die unter träger Verdauung leiden: Legen Sie sich auf den Rücken, und bürsten Sie den

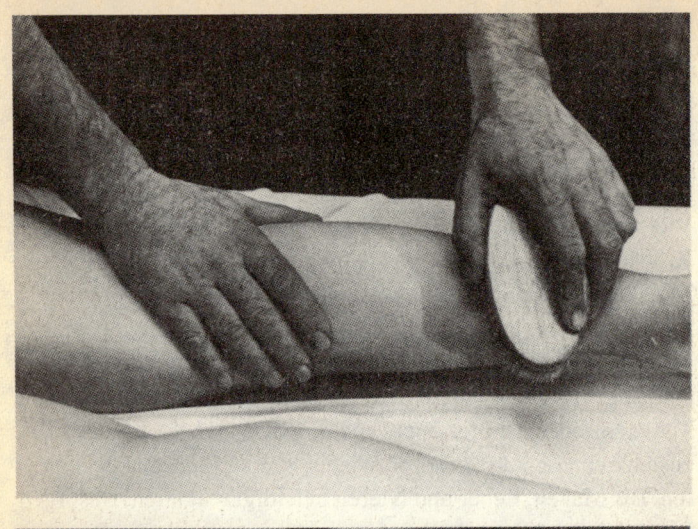

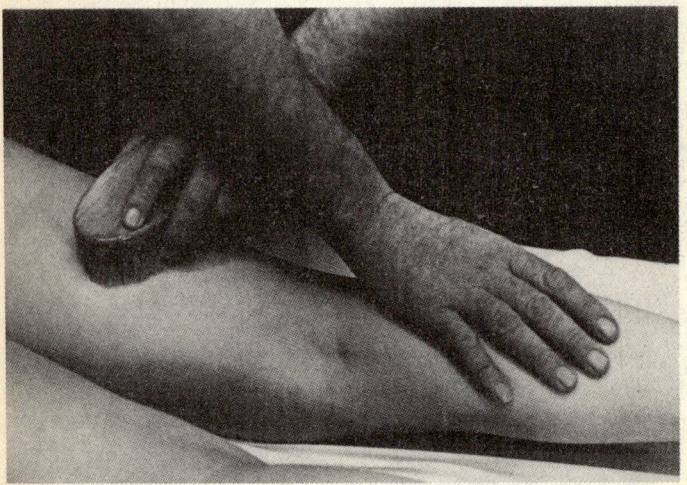

Bauch, rechts beginnend, langsam im Uhrzeigersinn. Dauer der Prozedur: mindestens drei bis vier Minuten. Nach dem erstenmal sind keine Wunder zu erwarten. Aber der Erfolg stellt sich bald ein, weil die Massage Ihre träge Darmmuskulatur zur Arbeit anregt. Schließlich bürsten Sie über das Brustbein hinauf bis zu den Schlüsselbeinen, dann zu der Schulterkante, von dort nach rechts und nach links. Zum Schluß noch ein paar Striche vom hinteren Haaransatz den Nacken entlang abwärts – Sie fühlen sich nach diesem Programm garantiert frisch und leistungsfähig.

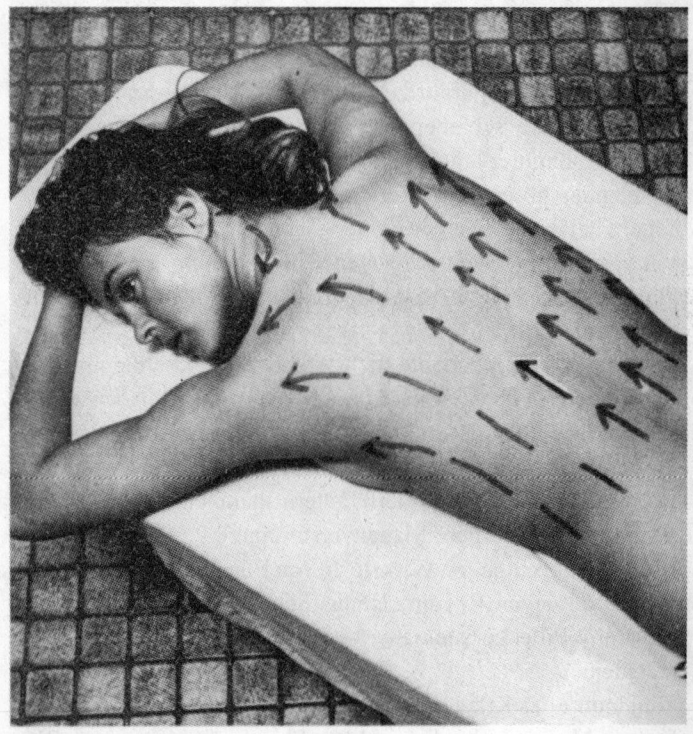

Bürstenmassage: Streichen Sie auf Armen oder Beinen (bzw. auf dem Rücken entlang den Pfeilen) in folgender Weise: Auf einen festeren Bürstenstrich erfolgt ein etwas sanfterer Strich mit der Handfläche. Diese Massage führen Sie abwechselnd durch, bis wohliges Wärmegefühl entsteht.

Heilkräuter

Man nennt sie »Kräfte der Natur« oder auch »Arznei aus Gottes Apotheke« – Kräuter, die oft unbeachtet am Wegesrand wachsen und doch so hilfreich sein könnten. Unsere Zivilisation hat die Heilpflanzen überrollt, als lächerlich abgetan, und kommt jetzt auf einmal wieder darauf zurück. Was Kräuterspezialisten (die aus dem Boden schießen wie Pilze) heute verkünden, haben unsere Großmütter längst gewußt. Aber erst die immer häufiger auftretenden bösen Folgen des allgemeinen Medikamentenmißbrauchs ließen die »weißen Götter« nachdenken. Nun sträubt sich kein vernünftiger Arzt mehr gegen Behandlung mit heilenden Pflanzen, vor allem, wenn Medikamente eine »Giftbombe« darstellen würden.

Dabei sollen Medikamente nicht grundsätzlich verdammt werden. In vielen Fällen ist ihr Einsatz lebensrettend. Aber warum mit Kanonen auf Spatzen schießen? Wußten Sie übrigens, daß etwa die Hälfte aller Arzneimittel, die Sie vom Arzt verschrieben bekommen, ohnedies aus Heilkräutern stammen? Ob gegen Husten, Herzbeschwerden, Magenverstimmung – alle verordneten Medikamente enthalten Wirkstoffe von Pflanzen. Auch Antibiotika, Mittel gegen Rheumatismus, Schmerzstiller, ja sogar die Anti-Baby-Pille konnten nur mit Hilfe der Kräfte der Natur entstehen.

Wohl mußte das Kräuterweiblein dem studierten Fachmann weichen, wohl verwendet die moderne Pharmazie kaum mehr Blüten, Blätter, Samen oder Wurzeln von Pflanzen direkt. Man hat aber chemische Methoden entwickelt, um die Inhaltsstoffe aus den Kräutern herauszulösen. Außerdem werden pflanzliche

Wirksubstanzen auch künstlich erzeugt. Warum den Körper mit chemischen Substanzen belasten, wenn Kamillentee auch genügen würde?

Was Pflanzen können, was man nicht erwarten darf, wie man selbst sammelt, trocknet, aufbewahrt und zubereitet, erfahren Sie in diesem Kapitel. Wollen Sie selbst einen kleinen Kräutergarten anlegen? Auch dafür gibt es Tips.

> Damit unter keinen Umständen Mißverständnisse entstehen: Heilpflanzen sind meistens hochwirksame Arzneien, deren Mißbrauch genauso gefährlich sein kann wie übermäßiges Einnehmen von Medikamenten! Daher kommt der genauen Dosierung Ihres Kräutertees große Bedeutung zu. Verfahren Sie bitte nicht nach dem Prinzip: »Heilpflanzen sind auf jeden Fall gesund – je mehr ich davon einnehme, desto schneller müßten meine Beschwerden verschwinden …«

Behandeln Sie sich daher auch mit Pflanzen nicht hemmungslos selbst, ziehen Sie im Zweifelsfall einen Arzt oder einen Apotheker zu Rate. Die Dosierungen unserer Pflanzenrezepte sind allerdings so gewählt, daß beim Einhalten der angegebenen Mengen keinerlei Gefahr besteht.

Wie Sie Heilpflanzen sammeln sollen

Wer genug Naturverbundenheit (und entsprechende Kenntnisse) besitzt, muß nicht in Apotheken oder Drogerien pilgern und dort bereits gebrauchsfertige Ware erstehen. Viele Pflanzen können selbst von Großstädtern gesammelt werden. Wer beim Wandern im Grünen ein wenig die Augen offenhält, wird bald manche Heilpflanze leicht entdecken. Mehrere Hauptregeln sind dabei zu beachten:

– *Das richtige Wetter:* Sammeln Sie Pflanzen niemals bei Regen oder Nebel. Feuchtigkeit läßt die Blüten und Blätter rasch verderben, wenn sie einmal gepflückt sind. Günstigste Zeit: der frühe Vormittag, wenn der Morgentau bereits aufgetrocknet ist. Voller Sonnenschein bzw. Trockenheit gewährleisten einwandfreie Qualität der Kräuter, wenn Sie auch die folgenden Punkte berücksichtigen.

– *Beschaffenheit und Alter der Pflanzen:* Sammeln Sie bitte nur ganz saubere Pflanzen. Verschmutzt oder verstaubt können die Kräuter nicht ihre ursprüngliche Wirkung entfalten, da man sie keinesfalls waschen soll. Nur ganz junge, aber doch bereits voll entfaltete Blätter mitnehmen! Gleiches gilt für Blüten, die erblüht, aber noch jung und frisch sein müssen.

– *Wahl des Standortes:* Achten Sie bitte darauf, daß Sie nur in Gegenden pflücken, die noch nicht stark umweltbelastet sind. In der Nähe von Straßen bzw. nahe gedüngten Feldern haben die Kräuter bereits so viele Giftstoffe in sich, daß sie mehr schaden als nützen würden. Am günstigsten sind Waldlichtungen, wo der Wind keine Schadstoffe hinwehen kann.

– *Die richtige Jahreszeit:* Darauf werden wir bei jeder Pflanze speziell eingehen. Trotzdem einige allgemeine Richtlinien: Ganze Kräuter sammeln Sie am besten zu Beginn der jeweiligen Blütezeit, Früchte dann, wenn sie reif sind. Wurzeln erst dem Boden entnehmen, wenn sie voll entwickelt und kräftig sind. Rinden schälen Sie von jungen Zweigen ab – am besten natürlich im Frühjahr. Kräuter verlieren meist ihre heilende Wirkung, wenn sie zur falschen Jahreszeit gepflückt werden.

– *Die richtige Menge:* Es wäre völlig sinnlos, gierig alles abzurupfen, was einem zwischen die Finger kommt. Den großen Rucksack können Sie beim Kräutersammeln getrost daheim lassen. Nehmen Sie nur so viel mit, wie Sie in ungefähr einem Jahr – bis zur nächsten Erntemöglichkeit – verbrauchen können. Da das Kraut nicht unbegrenzt haltbar ist, soll kein Vorrat für mehrere Jahre angelegt werden. Die häufigsten Kräuter, wie Brennessel, Löwenzahn, Huflattich, Lindenblüten, Schafgarbe oder Holunder, sind ohnedies mehrere Monate hindurch jeweils frisch zu bekommen. Kiloweises Trocknen von Brennnesseln führt höchstens zu Platzproblemen …

So trocknen Sie Heilpflanzen

Um gesammelte Kräuter vor dem Verderben zu schützen, müssen sie getrocknet werden. Pilze und Bakterien haben dann keine Chance mehr, Schaden anzurichten, weil ihnen im Trockenen die Lebensbedingungen entzogen werden. Außerdem bleiben in der getrockneten Pflanze Wirkstoffe enthalten, die sonst sehr bald abgebaut würden.

Trocknen Sie Ihre Kräuter sehr bald nach dem Sammeln. Der Vorgang muß möglichst schonend geschehen. Am günstigsten wäre als Unterlage ein Holzgitter. Holzbretter genügen aber auch. Legen Sie nun darauf Papier (saugfähiges, wie etwa Löschpapier). Sind die Pflanzen feucht, muß das Papier gewechselt werden. Der Ort des Geschehens sollte luftig und schattig sein. Achten Sie darauf, daß die Blüten, Blätter oder Wurzeln nicht zu eng beisammenliegen, da sonst Gefahr des Schimmelns besteht. Pflanzen mehrmals wenden!

Wer ganze Kräuter geerntet hat, kann diese auch gebündelt an einer luftigen Stelle aufhängen. Vermieden werden müssen nur Feuchtigkeit, aber auch direkte Sonnenbestrahlung. Beides schadet der Qualität. In der prallen Sonne verlieren die Pflanzen wichtige Inhaltsstoffe, die man als ätherische Öle bezeichnet. Getrocknet darf allerdings bei künstlicher Wärme werden. Sie müssen nur die richtige Temperatur berücksichtigen: Höchstens 35 Grad Celsius sind erwünscht, wenn Kräuter ätherische Öle enthalten. Das merken Sie an intensivem, aromatischem Geruch.

Ansonsten kann bis zu 60 Grad Celsius erhitzt werden. Auf jeden Fall muß genügend Luft dazukönnen!

Spezieller Aufbereitung bedürfen Wurzeln. Diese sollen vor dem Trocknen im Gegensatz zu allen anderen Pflanzenteilen gut gewaschen werden. Nicht jedoch längere Zeit einweichen! Dann entweder auf einer Schnur (Zwirn) auffädeln und zum Trocknen aufhängen oder halbieren und auflegen. Zwiebeln (Knollen) zerschneiden Sie bitte in Scheiben. Je kleiner, desto rascher trocknen die Pflanzenteile.

So bewahren Sie die Kräuter auf

Ist Ihnen beim Sammeln kein Fehler unterlaufen und hat auch das Trocknen geklappt, stehen Sie vor einem nicht zu unterschätzenden Problem: Wie und wo soll man die Droge (so nennt man das Resultat Ihrer Bemühungen; Drogen haben also nicht unbedingt mit Rauschgift zu tun) aufbewahren? Zerkleinern Sie vorerst Ihren Kräutertee (mit Messer oder Schere; dürres Kraut kann auch zwischen den Fingern zerrieben werden).

Dann besorgen Sie sich richtige Gefäße. Nicht zu groß, gut verschließbar und möglichst aus getöntem Glas. Licht soll nur spärlich hindurchdringen können. Eine mit Papier ausgekleidete Holzschachtel erfüllt nicht ganz denselben Zweck, kann aber im Bedarfsfall auch verwendet werden. Gänzlich ungeeignet zur Aufbewahrung von getrockneten Heilkräutern sind allerdings Plastiksäckchen oder Blechdosen. Gefäße aus Kunststoff sollten Sie nicht benützen.

Füllen Sie das Kraut oder die Wurzeln in die Behälter, und schließen Sie diese luftdicht ab. Günstig sind Glasbehälter mit Korkstopfen. Nun müssen Sie lediglich einen Ort finden, der zum Aufstellen der Gläser oder Kistchen geeignet ist. Gleichmäßige Temperatur sollte herrschen, daher meiden Sie Standorte in Ofen-

oder Fensternähe. Auch die Küche mit ihren Dämpfen und fallweise starker Dunstentwicklung wäre nicht ideal. Speisekammern oder der Dachboden (so vorhanden) bieten sich eher an. Weniger der Keller.

Allgemeines über die Zubereitung

Bei jedem Teetip werden Sie selbstverständlich das genaue Rezept finden. Aber manches ist zur Kräuterteezubereitung grundsätzlich zu sagen. Manche Pflanzen müssen nur ganz kurz mit siedendem Wasser übergossen werden (überbrühen), andere vertragen die Einwirkung des heißen Wassers länger. Wurzeln wie beispielsweise Baldrian setzt man ebenso kalt an wie Mistel oder Kalmus.

Wenn Sie jene Kräuter, die man eigentlich nur kurz überbrühen sollte, eine Viertelstunde lang ziehen lassen, wird der Tee mit Sicherheit geschmacklich besser sein. Sie sollten aber Heilkräuter nicht zum Genußmittel degradieren und als Kaffee-Ersatz trinken. Die heilende Wirkung geht oft durch zu intensives »Einweichen« verloren, weil die Wirkstoffe einfach zerstört werden. Wenn also der Hinweis »kurz überbrühen« angeführt ist, bitte nie länger als eine halbe Minute zugedeckt ziehen lassen!

Auch bei längerer Einwirkzeit möge man drei bis fünf Minuten nicht überschreiten. Außer es wird ausdrücklich so angegeben. Die Pflanzen, die längere Zeit ziehen müssen, geben ihre Inhaltsstoffe eben nicht so leicht her wie andere.

Etwas komplizierter hört sich die Zubereitungsform des *kalten Ansetzens* an: Weil aber durch Erhitzen bei manchen Kräutern jede Wirkung verlorengehen würde, bleibt nichts anderes übrig, als diese Mühe auf sich zu nehmen. Übergießen Sie abends die entsprechende Pflanze mit kaltem Wasser (bitte gleich die gesamte Tagesmenge nehmen!). Decken Sie den Behälter zu. Am nächsten Morgen wird der »kalte Auszug« abgeseiht und nicht zu stark erwärmt (die Temperatur soll als angenehm warm, aber keinesfalls als heiß empfunden werden).

Nun gibt es noch die Möglichkeit der Kombination. In diesem Fall bereiten Sie den kalten Auszug wie erwähnt zu. Der Absud wird dem übrigen Tee einfach beigemischt.

Wie Sie Tee richtig trinken sollen

Niemand soll Kräutertee gedankenlos in sich hineinleeren und dann auf prompte Wirkung hoffen. Teetrinken will gelernt sein! Dazu einige Hinweise aus dem Schrothschen Kurheim in Obervellach (Kärnten).

Servieren Sie Tee in einer Kanne aus Ton oder ähnlichem Material. So bleibt das Aroma besser erhalten. Um Ihnen die Wichtigkeit des richtigen Trinkens deutlich vor Augen führen zu können, ein negatives Beispiel: Wer Alkohol (Wein usw.) in großen Schlucken hastig austrinkt, kommt bei nicht allzu großer Menge ohne Rausch davon. Löffeln Sie dieselbe Menge jedoch mit einem Teelöffel langsam und gemütlich aus, haben Sie zumindest mit einem »Schwips« zu rechnen. Die Wirkung wurde verstärkt.

Übertragen Sie dieses Prinzip auf das Teetrinken. Langsames, schluckweises Trinken läßt erst die volle Kraft der Droge entfalten, die Heilkraft wird optimal ausgenutzt. Günstig wirkt sich auch aus, wenn Sie Tee vor Mahlzeiten, also sozusagen auf nüchternen Magen, trinken.

Zum Süßen sollten Sie nie Zucker, sondern nur Honig verwenden. Bitteren Teegeschmack durch zwei oder drei Löffel Zucker verbessern zu wollen führt nie zum gewünschten Ziel. Bitter und süß sind völlig verschiedene Geschmacksrichtungen, die einander nicht aufheben. Am besten wäre es, Kräutertee als Arznei zu betrachten. Da Tees vorwiegend gegen chronische Leiden, wie Rheumatismus, Krämpfe, Magenbeschwerden, Husten, angewendet werden, ist von einer einzigen Tasse keine Heilung zu erwarten. Sie müssen sich daher wohl oder übel auf eine längere Kur gefaßt machen.

Wie wär's mit einem Kräutergarten?

Sie haben mehrere Möglichkeiten, Heilpflanzen zu erwerben. Sei es nun käuflich in Apotheken oder Drogerien (die allerdings nicht alle Kräuter führen dürfen) oder durch Sammeln. Manche Pflanzen lassen sich aber recht gut im eigenen Garten anbauen. Wir haben einige jener ausgesucht, die nicht nur als Heilpflanzen, sondern auch als ausgezeichnete Gewürze gebräuchlich sind.

Hier eine Reihe von Anbautips

Dill
Der Aufguß aus den Früchten wird bei Blähungen sowie Magen- und Darmkrämpfen getrunken. Zum Gurkeneinlegen verwendet man frisches Kraut. Die Körner werden geerntet, wenn die Früchte braun sind. Aussaat ab April bis Juni. Reihenabstand etwa 30 Zentimeter. Blattdill erntet man ab 30 Zentimeter Höhe.

Kümmel
Tee hilft gegen Blähungen und Magenbeschwerden. Säen Sie im April aus, und halten Sie einen Reihenabstand von rund 30 Zentimetern ein. Sobald die Früchte braun werden, kann geerntet werden. Die Pflanze ist zweijährig bis ausdauernd.

Lavendel

Wirkt beruhigend und krampflösend. Aussaat im zeitigen Frühjahr ins Mistbeet, auspflanzen im Mai oder Juni. Abstand 30 bis 40 Zentimeter. Die Stöcke bleiben sechs bis acht Jahre am selben Ort stehen. Die Pflanze eignet sich für Steingarten und Wegeinfassungen. Für den Frischverbrauch werden junge Blätter und Triebspitzen geerntet. Für Trocknung bitte Triebspitzen von der Blüte schneiden.

Majoran

Wirkt verdauungsfördernd und schweißtreibend (gut bei Erkältungen). Aussaat ab März ins Mistbeet (frostempfindlich), ab Mitte Mai auspflanzen. 25 Zentimeter Abstand halten. Ernte zwei- bis dreimal jährlich zu Blütebeginn.

Petersilie

Wirkt harntreibend und enthält viel Vitamin C (Vorbeugung gegen Erkältungskrankheiten). Aussaat der Wurzelpetersilie: März oder April ins Freiland. Reihenabstand 25 Zentimeter. Petersilienwurzeln können im Winter aber auch in Töpfen gepflanzt werden. Geerntet wird je nach Bedarf. Die Wurzeln bitte im Spätherbst ernten und einmieten. Petersilie ist zweijährig.

Pfefferminze

Hilft bei Magen- und Darmbeschwerden mit Übelkeit und Erbrechen. Wirkt auch gegen Krämpfe und Gallenleiden. Gepflanzt werden etwa 5 bis 10 Zentimeter lange Stecklinge (keine Jungpflanzenanzucht über Saatgut möglich) Anfang April bis Mitte Mai in feuchtem, humusreichem, sandigem bis lehmigem Boden. Reihenabstand 40 Zentimeter. Auch September bis Oktober kann noch gepflanzt werden. Beste Zeit für die Ernte: Wenn die Blüte das Knospenstadium erreicht hat. Erster Schnitt Juli, zweiter Schnitt September bis Anfang Oktober.

Sonnige Lagen und Humusböden werden von den meisten Pflanzen bevorzugt. Sie sind auch dankbar für Kompost und gut verrotteten Stallmist. Nie frischen Stallmist oder gar Kunstdünger verwenden! Halten Sie die Beete bitte unkrautfrei. Bei starkem Frost empfiehlt sich eine Frostschutzdecke aus Laub oder Torf. Alte Triebe sollten im Frühjahr zurückgeschnitten werden.

Zitronenmelisse

Hilft bei zahlreichen nervösen Beschwerden, aber auch gegen Grippe und Erkältung, Magenverstimmung und Schlaflosigkeit. Verwendet wird nur das Blatt. Setzen Sie Melisse in nicht zu trockene Sand- oder sandige Lehmböden. Aussaat ab Mitte März im Mistbeet. Pflanzung ab Mitte Mai oder im September. Jungpflanzen sind frostempfindlich! Bei rund 40 Zentimeter Wuchshöhe wird abgeschnitten. Nachher die Blätter mit der Hand vom Stengel streifen. Erster Schnitt im ersten Standjahr Anfang bis Mitte Juli, zweiter Schnitt Ende September, Anfang Oktober.

Kleines Heilpflanzenlexikon

Wir wollen Ihnen nun jene Heilpflanzen vorstellen, die in den folgenden Kapiteln vorkommen.

Ackerschachtelhalm

Wirkt bei Rheuma, Gicht und Arthritis. Ackerschachtelhalm (Zinnkraut) von Äckern und Feldwegen verwenden Sie für Tee, den hohen, in sumpfigem Gebiet wachsenden Halm benützen Sie nur für Sitzbäder. Sammelzeit: Juni bis Oktober.

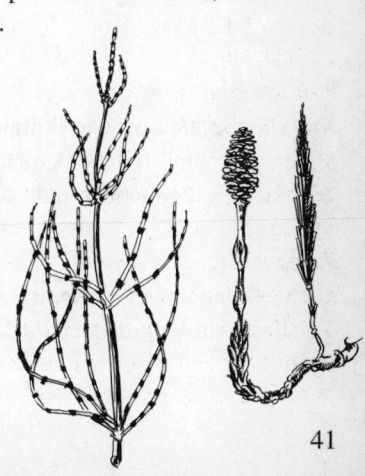

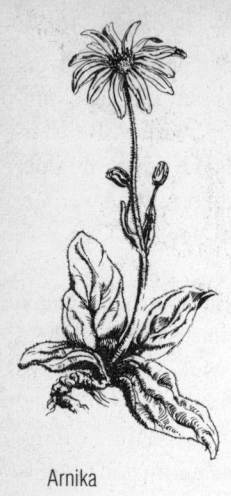

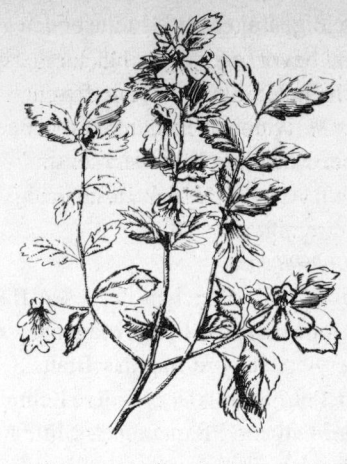

Arnika   Augentrost

Arnika

Kommt auf feuchten Wiesen und Bergwiesen vor. Arnika ist eine
wichtige Heilpflanze in der Sportmedizin. Verwendet werden die
Blüten. Sammelzeit Juni und Juli.

Augentrost

Zu finden auf trockenen Wiesen und in lichten Wäldern. Verwendet wird das ganze Kraut. Sammelzeit: Juli bis September.

Baldrian

Die klassische Beruhigungspflanze. Verwendet wird die Wurzel.
Baldrian kommt in feuchten Gegenden (Flußufer, Wälder) vor.
Sammelzeit: September und Oktober.

Beinwell

Gegen Entzündung, Sportverletzungen. Die Pflanze liebt
Feuchtigkeit. Verwendet wird die Wurzel. Sammelzeit: April und
Mai.

Brennessel

Tee dient der Entschlackung. Pflücken Sie bereits im April die ersten Triebe, die Blätter können aber auch bis Oktober gesammelt werden. Harntreibend und blutreinigend.

Eibisch

Hustenmittel zum Trinken und Gurgeln. Die Wurzeln werden im Frühjahr und im Herbst gesammelt, die Blüten während der Blütezeit und die Blätter nachher.

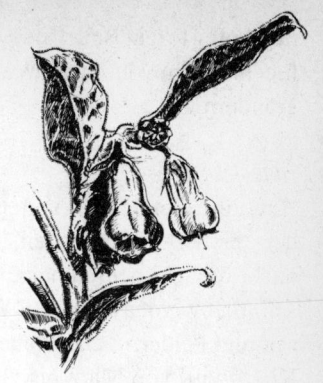

Beinwell

Faulbaum

Tee wirkt als mildes Abführmittel. Verwendet wird nur die Rinde. Kommt in Auwäldern vor. Sammelzeit: April bis Juni. Ein Jahr liegen lassen, sonst giftig!

Fenchel

Beruhigend und krampflösend. Hilft auch bei Durchfall und Verdauungsstörungen. Wird in Gärten angebaut. Verwendet werden die Früchte.

Frauenmantel

Allheilmittel gegen Frauenkrankheiten. Meist in Kombina-

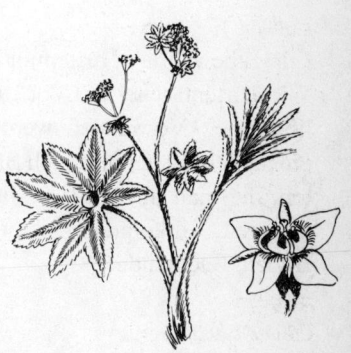

Frauenmantel

tion mit Hirtentäschel und Schafgarbe gebraucht. Kommt auf feuchten Almwiesen, an Waldrändern und Bachufern sowie Wegrändern vor.

Hirtentäschel

Hat blutstillende Wirkung. Eine der ersten Heilpflanzen, die nach der Schneeschmelze gesammelt werden kann (auf Wiesen und Feldern). Das blühende Kraut wird von März bis Oktober gesammelt und in einem dunklen Glas aufbewahrt.

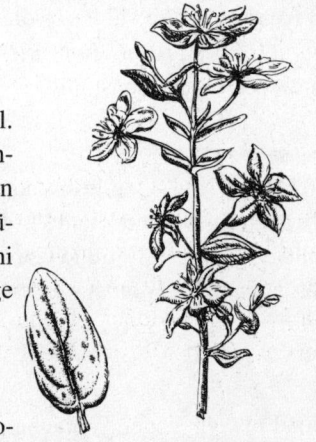

Hirtentäschel

Holunder

Ein weitverbreitetes Volksheilmittel. Hilft gegen Erkältung und Grippe, steigert die Abwehrkräfte des Körpers. Die jungen Blätter und Schößlinge werden im April und Mai gesammelt, die Blüten zur Blütezeit im Sommer.

Huflattich

Ein altbewährtes Hustenmittel. Wie Hirtentäschel ein Vorfrühlingsbote. Verwendet werden die jungen Blätter und auch Blüten, die man im April bis Juni sammelt. Vorkommen: lehmige Böden, Bachränder.

Johanniskraut

Der Tee hilft gegen Depressionen, das Öl eignet sich zur

Johanniskraut

Wundbehandlung. Wächst an sonnigen Hügeln und Hängen. Verwendet kann die ganze Pflanze werden, am besten aber nur die Blüten. Sammelzeit: Juli bis September.

Kalmus

Die Pflanze wird auch Magenwurz genannt. Entsprechend ist ihr Anwendungsgebiet: nervöse Magenbeschwerden und Appetitlosigkeit. Wird schon seit Jahrtausenden verwendet und kommt an Teichrändern und in Sümpfen vor. Der Wurzelstock wird im März sowie Oktober und November gesammelt.

Kamille

Die »echte« Kamille kaufen Sie am besten in Apotheke oder Drogerie. Die bei uns vorkommende sogenannte Hundskamille hat keine Heilwirkung. Die Kamille hilft vor allem bei Magenbeschwerden (Tee) und als Einlauf bei Darmentzündungen.

Linde

Bewährtes Mittel gegen Erkältungskrankheiten. Tee wird aus frischen oder getrockneten Blüten zubereitet und steigert die allgemeine Abwehrkraft des Körpers. Kommt in Parkanlagen und an Waldrändern vor. Sammelzeit: Juni und Juli.

Löwenzahn

Warum wird diese Pflanze so oft als Unkraut betrachtet und »gewaltsam« aus Gärten entfernt? Hilft gegen Rheuma, Gicht, chronische Gelenkerkrankungen und Gallenleiden. Ideale Entschlackungskur mit Löwenzahntee. Verwendet werden Wurzeln (von März bis Oktober), Blätter (vor der Blütezeit) und Blüten (Mai) zu gleichen Teilen. Stengel können gekaut werden.

Melisse

Wurde bereits bei den Anbautips erwähnt (siehe Seite 41).

Mistel

Reguliert den Blutdruck, stärkt Herz und Kreislauf. Sie finden Misteln als Schmarotzer auf Tannen, Kiefern, Eichen oder Birken. Blätter und Stengel sammeln Sie im Frühjahr (März und April) oder von Oktober bis Dezember.

Pfefferminze

Wurde bereits bei Anbautips erwähnt (siehe Seite 40).

Ringelblume

Eignet sich zur Herstellung von Wundsalben und hilft als Tee gegen Magenkrämpfe, Durchfall und manche Leberbeschwerden. Verwendet werden Blüten, Blätter und Stengel. Wird in vielen Gärten angepflanzt.

Salbei

Gegen Entzündungen des Mundes, Rachens und Halses wirksam. Wird auch als schweißhemmendes Mittel (Wechseljahre) angewandt. Wächst im Garten, kommt aber auch wild weit verbreitet vor. Verwendet werden die Blätter, die man vor der Blütezeit im Mai oder Juni sammelt.

Schafgarbe

Gilt als Heilpflanze besonders für Frauen. Beseitigt Krämpfe, Magenbeschwerden und Leberblähungen. Schafgarbe kommt rosa und weiß vor. Welche Art Sie pflücken, ist egal. Blüten und Blätter sammeln Sie von Juni bis September.

Spitzwegerich

Hilft gegen Bronchitis (enthält sogar Antibiotika!) und manchmal auch bei Asthma. Spitzwegerich kommt praktisch überall vor. Das ganze Kraut wird von Mai bis August gesammelt und als Tee verwendet.

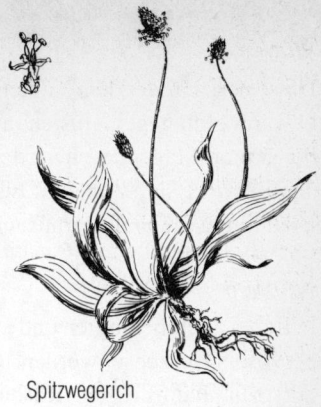

Spitzwegerich

Tausendguldenkraut

Bewährt gegen Magenbeschwerden (aber nicht bei Übersäuerung!). Kann auf feuchten Wiesen und auf Waldlichtungen gefunden werden. Verwendet wird das blühende Kraut, das man von Juni bis August sammeln kann.

Thymian

Kommt im Garten und in der Natur vor und wirkt gegen krampfartigen Husten. Von Mai bis Juni wird das Kraut gesammelt und in kleinen Büscheln getrocknet.

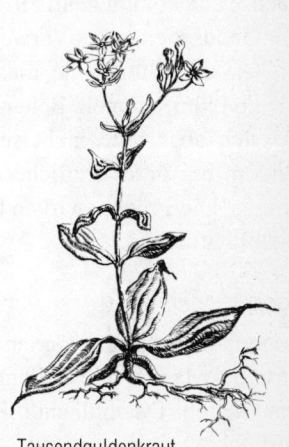

Tausendguldenkraut

Wacholder

Chronische Gelenkerkrankungen, Gicht und rheumatische Beschwerden reagieren hervorragend auf einen Tee, der aus Wacholderbeeren zubereitet wird. Kommt auf Geröllhalden, Heiden und auch Almen vor. Reife, nicht zusammengeschrumpfte Beeren im Oktober, aber auch noch November sammeln und vor dem Aufgießen zerdrücken.

Wegmalve

Diese besser unter dem Namen Käsepappel bekannte Heilpflanze bewährt sich gegen Husten, als Gurgelmittel bei Heiserkeit und bei akuten Magenbeschwerden. Je frischer die Pflanze ist, desto besser wirkt sie. Von Juni bis September sammeln Sie Blüten, Blätter und Stengel. Daraus wird dann die Teemischung bereitet.

Weißdorn

Hilft bei altersbedingten und auch nervösen Herzbeschwerden. Gehört zur Familie der Rosengewächse und kommt häufig in lichten Gebüschen vor. Verwendet werden die Blüten, die man im Mai und Juni sammelt. Behandeln Sie sich aber bitte nicht selbst, sondern nur unter ärztlicher Anleitung! Die Früchte wirken blutdruckregulierend.

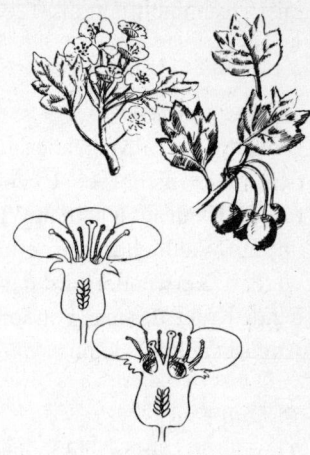

Weißdorn

Wermut

Kommt wild und im Garten vor. Die scharf riechende Pflanze wirkt bei Magen- und Gallenleiden. Beeinflußt auch Erkältungskrankheiten. Das blühende Kraut wird von Juli bis September gepflückt.

Die Ernährung

Quälende Schmerzen in Muskeln und Gelenken werden vom Arzt unweigerlich als »Erkrankung des rheumatischen Formenkreises« diagnostiziert. Schön, aber was nun? Die Krankenkassen geben heute Unsummen aus, um durch Spezialkuren Rheumakranke doch noch ein paar Jahre arbeitsfähig zu halten. Da wird injiziert, schlammgebadet und mit modernsten technischen Geräten behandelt. Der solcherart traktierte Patient kriecht dann an den reichgedeckten Tisch und versucht, durch ein üppiges Mahl wieder zu Kräften zu kommen. Er macht so jede Maßnahme zur Rheumabekämpfung sinnlos.

Damit sind wir auch schon beim Thema Ernährung gelandet. Man kann ruhig sagen, daß fast alle Leiden, alle Schmerzen, im Grunde in falscher Ernährung ihre Ursache haben. Abgesehen von rheumatischen Beschwerden (die bereits als »Volksseuche Nummer eins« bezeichnet werden) lauern hinter ungesunden Eßgewohnheiten Zahnschmerz, Kopfweh, Zuckerkrankheit, Schäden des Magen- und Darmtraktes und natürlich alle Leiden, die mit Funktionsstörungen des Herzens zu tun haben. Etwa Bluthochdruck, Durchblutungsstörungen und letzten Endes Herzinfarkt.

So, nun haben wir genug Panik erzeugt. Sie wollen ja in erster Linie wissen, wie Sie diesem Teufelskreis entrinnen können, was Sie bei der Nahrungswahl beachten sollten. In jedem Kapitel (wo diese Tips dazu passen) werden Sie Ratschläge finden, welche Ernährungsart im speziellen Fall günstig ist. Vorerst bedarf es aber einiger grundsätzlicher Bemerkungen:

Seit rund 50 Jahren weisen Wissenschafter in aller Welt auf die

Wichtigkeit einer Ernährungsumstellung hin (Waerland, Bircher-Benner usw.). In Deutschland tritt Dr. M. Bruker als Warner der Nation auf.

Die Experten kämpfen an einer Front, sie wollen mit geringfügigen Abweichungen dasselbe: den Menschen jene Hauptfeinde nennen, die im Körper so viel Schaden anrichten. Raffinierter Zucker, sogenannte Auszugsmehle (im normalen Handel erhältlich und beim Zubereitungsverfahren »kastriert«), heißgewonnene Fette (Schmalz, alle nicht kaltgepreßten Öle), zuviel Fleisch, Salz und Konservierungsmittel.

Längst ist man davon abgekommen, einfach kategorisch alles zu verbieten, was uns Menschen kulinarische Freude macht. Obwohl diese Härte in vielen Fällen durchaus angebracht wäre. Da aber jeder Rat sinnlos wird, wenn er nicht oder nur »ein bißchen« befolgt wird, begnügen wir uns mit Hinweisen auf die richtige Menge. Das heißt: Sie müssen nicht auf Fleisch verzichten, hin und wieder können Sie auch eine knusprige Semmel essen. Das »Zuviel« schadet! Vernünftigen Ausgleich schaffen Sie durch Vollwertkost, für die Sie in den nächsten Kapiteln genügend Beispiele angeboten bekommen.

Die Fülle der Zivilisationskrankheiten beweist, daß oft belächelte »Gesundheitsapostel« doch recht haben. In früheren Zeiten, als sich die Menschen noch zwangsläufig gesünder ernährten (schließlich gab es noch keine Möglichkeiten, die Nahrungsmittel so zu verfeinern, daß sie völlig wertlos werden), litten sie kaum an Diabetes, Rheuma, Gicht, Karies und Parodontose, Gefäß- und Kreislaufkrankheiten, Leberleiden oder Gallensteinen. Wären diese Krankheiten schon immer so häufig vertreten gewesen wie heute, ich glaube, die Menschheit wäre längst ausgerottet. So aber kennt man »kastriertes« Mehl erst seit wenigen Jahrzehnten, und auch Zucker in der jetzigen Form konnte damals nicht hergestellt werden.

Apropos Zucker. Warum behandeln wir ihn, den alle mögen, weil er unser Leben versüßt, eigentlich gar so böse? Weil er unseren Computer kaputtmacht. Sie haben richtig gelesen – jeder Mensch hat einen Computer eingebaut, der alle Vorgänge im Körper steuert.

Physiologe Prof. Dr. Wilhelm Auerswald, Dekan der medizinischen Fakultät der Wiener Universität, erklärt das so: »Wir verfügen möglicherweise über ein System im Hirn, das den für jeden Körper individuell richtigen Zuckerbedarf eingespeichert hat. Wird mehr Zucker mit der Nahrung zugeführt, drosselt dieser Computer mit Hilfe der Leber die chemische Verwertung. Das heißt, überschüssiger Zucker wird bis zu einem gewissen Grad in der Leber gespeichert. Bekommen wir etwa zuwenig Zucker, sorgt wiederum die Leber für ›Nachschub‹ aus den Reservebeständen. Wenn aber das Zuckerangebot zu groß ist, versagt die innere Steuerung. Auf die Bauchspeicheldrüse wird starker Reiz ausgeübt, sie schüttet nunmehr viel mehr Insulin aus als normal. Es kommt zu einem sogenannten Masteffekt, bei dem ein Teil der Glucose (einfacher Zucker) in Fett umgesetzt wird. Damit ist der Grundstein zum Dickwerden gelegt.«

Viele wissen nicht, warum Zuckerkonsum und Gewichtszunahme miteinander zu tun haben. Wie Sie sehen, wird man nicht von Zucker direkt dick, er läßt nur die Steuersysteme im Organismus außer Kontrolle geraten.

Kohlenhydrate sind aus Zucker, die meist in komplizierter Weise zusammengesetzt vorliegen. Genaugenommen sind auch die wichtigsten Bausteine von Mehl, Reis, Getreide oder Kartoffeln Zucker. Sie bestehen aber aus so großen Teilen (Molekülen), daß die Verarbeitung wesentlich langsamer und nicht so einfach vor sich geht. Es kommt daher nicht zur plötzlichen Überschwemmung, die Organe haben genügend Zeit, sich einzustellen.

Wir wollen Ihnen nun Zucker keinesfalls verbieten (das wäre vermutlich völlig sinnlos). Aber Rheuma, Fettsucht, Durchblutungsstörungen und eine ganze Reihe anderer Zivilisationsleiden lassen sich nur durch starke Reduktion des Zuckerkonsums wirkungsvoll bekämpfen. Betrachten Sie bitte Zucker künftig als Gewürz wie Salz oder meinetwegen Paprika – eine Prise in Kaffee oder Tee genügt.

Wer Zucker mit Torten und anderen Mehlspeisen in Unmengen in sich hineinschaufelt, darf nicht hoffen, durch Medikamente, Bäder und Injektionen gesund zu werden. Für die Tortentiger hat Willi Dungl übrigens Rezepte parat. Auch ohne Zucker können nämlich wahre Köstlichkeiten fabriziert werden. Lassen Sie sich überraschen. Zucker kann vielfach recht gut durch Honig oder Trockenfrüchte ersetzt werden.

Zum Thema Fett: Es ist kein »Feind« des Menschen, sondern im Gegenteil ein sehr notwendiger Bestandteil vernünftiger Ernährung. Rund 40 bis 60 Gramm Fett sollen wir täglich essen. Aber nicht mehr und vor allem in einem ausgewogenen Verhältnis zwischen tierischem und pflanzlichem Fett. Zuviel tierisches Fett führt zur Erhöhung einer fettähnlichen Substanz im Blut – Cholesterin. Auch Cholesterin ist wichtig: für die Bildung mehrerer Hormone und als Bestandteil der Gallenflüssigkeit. Ein Zuviel jedoch führt zu Gefäßverengungen (»Verkalkung«) und anderen Leiden. Wichtig ist in diesem Zusammenhang die Verwendung sogenannter mehrfach ungesättigter Fettsäuren, die der Körper nicht selbst erzeugen kann, die ihm daher mit der Nahrung beigegeben werden müssen. Sie sind in kaltgepreßten Fetten (Distelöl, Leinöl usw.) enthalten. Professor Auerswald empfiehlt folgendes Verhältnis: etwas mehr Pflanzenfett als sichtbares tierisches Fett (Butter, Schmalz usw.). Da die Mischung 50 zu 50 betragen soll, muß man nämlich auch das unsichtbare tierische Fett (etwa im Fleisch) berücksichtigen. Fett hat schließlich auch Bedeutung bei der Verwertung fettlöslicher Vitamine durch den Körper (Vitamine A, D, E und K).

Da bei vielen Krankheiten die eben erwähnten Grundsätze nicht gelten, werden wir jeweils darauf hinweisen, wo der Fettkonsum drastisch herabgesetzt werden sollte.

Während Kohlenhydrate für den Körper Treibstoff – sozusagen »Sprit« – darstellen und die Maschine Mensch in Gang halten, hat *Eiweiß* eine noch grundsätzlichere Bedeutung: Eiweiß ist überhaupt der Baustein unseres Körpers. Es gibt kaum ein Stück an uns, das nicht hauptsächlich aus Eiweiß zusammengesetzt wäre.

Diese Tatsache veranlaßte auch bis vor wenigen Jahren die Betreuer amerikanischer Sportler, ihre Schützlinge mit Eiweiß förmlich vollzupumpen. Da Eiweiß reichlich in Fleisch enthalten ist, lag es nahe, die Athleten vor allem damit zu füttern. Bald litten viele an der sogenannten Steak-Krankheit. Die Gelenke gingen kaputt, deutlich vermehrte Verletzungsanfälligkeit war eine weitere Folge. Baustein hin oder her – wenn ein Bauplatz bereits mit Steinen überfüllt ist, kann darauf nicht mehr gearbeitet werden. Der Durchschnittsmensch benötigt etwa 70 Gramm Eiweiß täglich. Diese Menge nimmt er mit vernünftig ausgewogener Ernährung zu sich. Wir werden Ihnen als Beispiel einen ganzen Wochenmenüplan zusammenstellen.

Damit haben wir die drei Grundpfeiler der Nahrung, Kohlenhydrate, Fett und Eiweiß, besprochen. Doch das reicht nicht – es fehlen die *Vitamine*. Ohne Vitamin E gäbe es kein Muskelwachstum, Vitamin A nützt den Augen (enthalten in Karotten), Vitamin C stärkt die Abwehrkraft und steigert auch die körperliche Leistungsfähigkeit (enthalten in Zitrusfrüchten oder Hagebutte). Die Aufzählung ist längst nicht vollständig, wir haben nur Beispiele erwähnt.

Jetzt fehlt uns aber nichts mehr, oder? Doch: Sogenannte *Mineralstoffe* haben ebenfalls eine lebenswichtige Funktion. Entscheidende Bedeutung kommt in erster Linie Kalium, Calcium, Magnesium und Natrium zu. Geht zuviel von einem dieser Stoffe, die man »Elektrolyte« nennt, verloren, leiden wir an unangenehmen Zuständen: Schwindel, Migräne, Muskelschwäche, Herzrhythmusstörungen, Müdigkeit, um nur einige zu nennen. Besonders Sportler spüren diese Symptome, ohne die Ursachen zu kennen.

Dazu weiß Willi Dungl eine Geschichte, die sich bei der Sommerolympiade 1976 in Montreal zugetragen hat: Der deutsche Weltklassestemmer und Favorit in seiner Gewichtsklasse, Rolf Milser, mußte relativ knapp vor dem Wettkampf noch rasch drei Kilogramm Körpergewicht »abkochen«, um nicht in die nächsthöhere Gewichtsklasse gereiht zu werden. Milser schaffte zwar das Gewichtslimit, litt aber durch den Mangel an Mineralstoffen (Elektrolyten) derart unter Krämpfen, daß er die Hantel kaum halten konnte. Die Fehlversuche kosteten ihn den sicher scheinenden Olympiasieg. Als man ihm einen »Elektrolyt-Trunk« mit jenen Mineralien, die er herausgeschwitzt hatte, zubereitete, stemmte er eine halbe Stunde später Weltrekord. Leider außer Konkurrenz …

Warum Sie all diese Zusammenhänge wissen sollen: Viele Schmerzen entstehen durch Übergewicht und falsche Ernährung. Meist wird Zuflucht bei sinnlosen »Spezialdiäten« gesucht, die einseitig sind und trügerischen Erfolg bescheren. Das heißt, man nimmt zwar gewaltig ab, aber ebenso rasch wieder zu. Weshalb dann die ganze Tortur? Ich könnte Ihnen empfehlen, vier Wochen hindurch nur Weintrauben und Kaviar zu essen. Natürlich würden Sie dadurch abnehmen. Aber gesund wäre es nicht, und Sie hätten keine Chance, das Wunschgewicht zu halten. Wer sich jedoch von vornherein vernünftig ernährt, bleibt schlank (und gesund) auch ohne Diät. Wir wollen versuchen, Ihnen in diesem Sinne zu helfen. Am besten geht das mit Beispielen. Willi Dungl wird Ihnen daher nun eine Geschichte erzählen:

Wenn man jahrelang im Spitzensport tätig und um das Wohlergehen zahlreicher Sportler besorgt ist, versucht man immer neue Methoden, um die Helden stark und leistungsfähig zu machen. Ob kiloweise Steaks oder die sogenannte Traubenzuckerbombe – meine Erfahrungen damit und die endlosen Enttäuschungen würden allein schon ein Buch füllen. Ich halte mich darum mit dieser traurigen Vorgeschichte gar nicht erst auf, sondern schildere Ihnen, wieso Professor Baldur Preiml (bis vor kurzem noch Chefbetreuer der österreichischen Skispringer, steht aber nach wie vor mit Rat und Tat zur Seite) und ich so überzeugte Verfechter der Vollwertkost geworden sind.

Wir hatten mit unseren Skispringern, scherzhaft »Adler« genannt, folgende Probleme: relativ häufige Verletzungen der Sehnen und des Beinapparates, ständige Nachmittagsmüdigkeit beim Training, häufige Übersäuerung der Muskulatur (»Muskelkater«, daher war das Krafttraining nur begrenzt möglich) und schließlich Anfälligkeit für Erkältungen. »Baldi« und ich entschlossen uns deshalb im Hinblick auf die Olympischen Spiele in Lake Placid, den Versuch einer Ernährungsumstellung zu wagen. Natürlich durfte man die Ziele nicht allzu hoch stecken.

Erster Schritt war das Vermeiden von raffiniertem, weißem Zucker und von sogenannten Auszugsmehlen (jenes Mehl, das Sie im Laden zu kaufen bekommen und das sämtlicher gesunder Wirkstoffe entkleidet ist). Dann sollte *soviel natürliche Frischkost wie nur möglich auf den Tisch kommen.* Dritte Maßnahme: *Nur sehr wenig Fleisch in der Wettkampfnahrung.*

Baldur Preiml ermöglichte den Start dieser Aktion, indem er eine Elsässer Getreidemühle mitbrachte. Wir konnten damit jeden Morgen unser eigenes Müsli anfertigen. Wir schroteten Weizen, Hafer und Fünfkornschrot, weichten das so vorbereitete Getreide mit Rosinen oder Feigen eine Stunde in Wasser ein und fügten schließlich Zitronensaft, Honig, Leinsamen, Nüsse, manchmal auch andere Trockenfrüchte bei.

Dieses *Müsli* kam auf den Tisch, dazu gab es Joghurt und Äpfel, die unsere Burschen selbst in das Müsli reiben mußten. Schon nach ganz kurzer Gewöhnungszeit nahm unser Müsli einen festen Platz im Frühstückskalender ein.

Das ermutigte uns, den beschrittenen Weg weiterzugehen. Wo immer wir auch mit unserer Truppe hinkamen, überall lieferten wir selbstgemahlenes Mehl an die jeweilige Gasthausküche. Wir wollten Mehlspeisen nur mehr damit zubereitet wissen. Rasch hatten wir auch Zucker vom Speisezettel weggebracht. Honig bildete den idealen »Ersatz«. Außerdem läßt sich Geschmack trainieren, niemand ging der Zucker mehr ab.

Nun begannen wir, Keimlinge anzusetzen. Sojabohnen lieferten jeden dritten Tag frische Keime, die dem *Salat* beigemengt wurden. Während der Busfahrten stellten die Sojakeimlinge eine begehrte Nascherei dar.

Hatten wir früher Salat nur zur Hauptspeise gegessen, servierten wir ihn jetzt vor der Hauptmahlzeit als *Rohkost*. Dann erst kam die Suppe bzw. alles andere dran.

Mit dem Müsli machten wir schon vorher eine interessante Erfahrung: Wenn unsere Sportler morgens Müsli zu sich nahmen und genügend kauten (sehr wichtig!), verspürten sie den ganzen Vormittag kaum Hunger, blieben aber ungebrochen leistungsfähig. Als Toni Innauer und Co. noch mit normalem Brotfrühstück sowie Ham and Eggs gefüttert wurden, verlangten sie schon um zehn Uhr während des Trainings eine zweite Frühstückspause.

Apropos Toni Innauer. Dieser Pechvogel lieferte mit seiner Anfälligkeit für Bänderrisse den entscheidenden Anstoß in Richtung Vollwertkost für das Springerteam. Er hatte sich wieder einmal bei einer harmlosen Übung überknöchelt und mußte mit gerissenen Bändern zu Primarius Baumgartl ins Krankenhaus nach Oberndorf eingeliefert werden. Ich besuchte ihn nach der Operation und fragte nach eventuellen Wünschen. Da antwortete Toni: »Bitte, bring mir beim nächsten Besuch ein Reibeisen und eine große Schüssel mit – ich möchte ab jetzt nur mit Vollwertkost leben. Ich habe genug von den vielen Verletzungen, vielleicht macht mich euer Essen widerstandsfähiger. Die Zeit bis zur Olympiade ist nicht mehr so lange, ich möchte sie nützen.«

Im Vertrauen, ich habe damals nicht geglaubt, daß Innauer durchhalten würde. Doch er bekam sein Reibeisen, begann die Karotten und andere Nahrungsmittel selbst zuzubereiten und stellte sich tatsächlich auf Vollwertkost um. Praktisch von einem Tag zum anderen hörte er mit Fleischkonsum auf.

Noch dachten Baldur Preiml und ich: »Wenn er wieder zum Training kommt, wird sich das schon ändern.« Doch Toni blieb seiner Kost treu und machte nach seiner Genesung beim vorsichtigen Training die Erfahrung, daß seine Kondition wesentlich schneller wiederkehrte, als dies bei all seinen bisher erlittenen Verletzungen der Fall gewesen war.

Zur Probeolympiade mußten wir noch ohne Toni Innauer nach Lake Placid fliegen. Unseren Leuten blieb nichts anderes übrig, als mit der amerikanischen Kost vorliebzunehmen. Diese war zwar reichlich, den Springern schmeckte sie aber doch nicht so richtig. Wieder daheim, überlegten wir einen Plan, wie wir die Burschen doch wieder selbst verpflegen könnten. Denn daß wir mit diesem Essen die Wettkämpfe nicht ideal überstehen würden, war allen klar.

»Wir müssen eigene Verpflegung mitnehmen!« Das war ein Vorschlag, der natürlich auch Schattenseiten hatte. Nach kurzer Beratung mit dem Olympischen Komitee erklärte ich mich bereit, während der Olympiade zu kochen. Sosehr sich die Mannschaftsführung darüber freute – erst mußte diese Tatsache auch den Sportlern beigebracht werden. Denn diese kannten mich ja doch in erster Linie als Masseur und nicht als Koch. Ein Müsli trauten sie mir wohl zu. Aber richtig kochen?

Es ergab sich, daß das Internat in Stams (Tirol), wo die Athleten auf die Wettkämpfe vorbereitet wurden, eine Woche zusperrte und wir in ein Gasthaus essen gehen mußten. Da unterbreitete ich meinen Schützlingen den Vorschlag, einmal selbst zu kochen. Die Burschen waren einverstanden, haben aber doch mehr oder weniger offen darüber gelächelt.

Ich kochte daraufhin Reisauflauf. Vorspeise Salat, Nachspeise Fruchtsalat aus frischem Obst. Dann wartete ich mit einigem Herzklopfen auf die Reaktion. Die war überwältigend! Jeder äußerte sich so begeistert, daß ich nicht befürchten mußte, nur Komplimente gehört zu haben. Die insgeheim erhoffte Frage tauchte prompt auf: »Warum gehen wir überhaupt in ein Gasthaus essen, wenn der Willi so gut kochen kann?«

Ich ließ mich natürlich nicht lange bitten, wies aber sofort auf den Pferdefuß der ganzen Angelegenheit hin: »Wenn ich auch koche – wer wird Geschirr abwaschen und die Küche in Ordnung bringen? Das kann ich sicher nicht allein schaffen. Schließlich soll ich euch ja auch noch massieren.« Kaum hatte ich ausgesprochen, erklärten sich alle bereit, beim Küchendienst mitzuhelfen, wenn sie nur nicht ins Gasthaus gehen müßten.

Der Erfolg stellte sich schon nach kurzer Zeit ein: Durch die veränderte Kost blieben trotz scharfen Trainings die üblichen Muskelschmerzen aus, niemand fühlte sich beim Nachmittagstraining mehr müde und zerschlagen. Wir kamen mit dem Vorbereitungsprogramm für die Spiele gut voran. Baldur Preiml und ich waren über diese Erkenntnis sehr glücklich. Schließlich war das Nahrungsexperiment so knapp vor den Wettspielen ein doch nicht zu unterschätzendes Risiko gewesen.

Von nun an traten an die Stelle des handelsüblichen »degenerierten« Mehls Vollkornmehl, Vollkornnudeln und Vollkorngebäck. Nach Möglichkeit fertigten wir auch das Brot selbst an oder versuchten, einen Bäcker davon zu überzeugen, nach unseren Rezepten zu backen.

Zum *Frühstück* verwenden wir kein Fertigmüsli, wir stellen es nur mit frisch gemahlenem oder gekeimtem Getreide (dafür reicht notfalls sogar eine kleine Kaffeereibmaschine) und frischem Obst her. Kein Zucker oder damit versetzte Lebensmittel wie Kuchen, Torten und andere Süßigkeiten kommen mehr auf den Tisch. Zum Süßen nehmen wir ausschließlich Honig oder auch Trockenfrüchte. Salate, Obst und Gemüse werden großenteils roh zubereitet (mit kaltgepreßten Ölen, wie Distelöl, Sonnenblumenöl usw., oder unsterilisiertem Rahm). Milch wird nach Möglichkeit direkt von der Alm bezogen (Sie, liebe Leser, haben diesen Vorteil leider kaum). Wenn genügend Zeit herrscht, setzen wir sogar Joghurt selbst an. Bei Obst, Gemüse, Eiern und Getreide achten wir auf biologische Erzeugung und sehen den liefernden Bauern genau auf die Finger.

Zwar gab es anfangs Schwierigkeiten bei der Beschaffung wirklich biologisch erzeugter Produkte, aber mit der Zeit knüpften wir immer bessere Kontakte an und kamen zu günstigen Bezugsquellen. Ich hatte mir eine zusätzliche Arbeit aufgehalst. Neben der Tätigkeit als Masseur mußte ich nun auch mit Wirten wegen der Speisenzubereitung verhandeln oder eben selbst kochen. Mein an sich schon umfangreiches Gepäck erweiterte sich um eine große Tasche mit Lebensmitteln.

Nach und nach gelang es, alle Probleme um die Ernährung zu lösen. Nur einmal gerieten wir noch in Schwierigkeiten. Das war bereits in den Vereinigten Staaten, in Iron Mountain, wo wir unsere letzten Olympiavorbereitungen trafen. Eine Woche dauerte es noch bis zum großen Augenblick, dann kam der Tag der Wahrheit. Hatten unsere Maßnahmen genützt?

Als wir jedenfalls in Iron Mountain eintrafen, stand in der Unterkunft schon das Frühstück bereit: natürlich ein Berg Ham and Eggs. Die erste Aufregung entstand, als wir diese Speisen unangetastet wieder zurückschickten.

Wie staunten aber Personal und andere Olympiateilnehmer erst, als wir begannen, unsere Müsli auszupacken, und Suppenteller verlangten. Dann aßen wir in aller Ruhe unsere eigene Mahlzeit. Was nicht leicht war, denn mittlerweile hatte sich um uns eine Menschentraube gebildet. Alle wollten sehen, was die verrückten Österreicher da eigentlich zu sich nahmen.

Schließlich eilte der Tourneemanager herbei und erklärte, er sei schon mehrmals in Europa gewesen, aber solche Barbaren wie uns hätte er dort nie getroffen. Es dauerte eine Weile, ehe wir den guten Mann beschwichtigen konnten. Er wollte einfach nicht glauben, daß unsere Ernährung für Leistungssportler gut sein sollte. Er fühlte sich zum Narren gehalten.

Als aber die Österreicher beim Training sehr weit sprangen, mußte man unsere Argumente wohl oder übel gelten lassen. Es gelang schließlich, den Koch auf unsere Seite zu bekommen. Ich freundete mich mit ihm an, und er half, wo er nur konnte. Er blieb allerdings unser einziger Verbündeter. Niemand wollte so richtig mit uns zu tun haben, wir hatten keinen besonderen Service in Iron Mountain.

Durch diese Erfahrung schlau geworden, brachten wir nach Lake Placid alles mit, was wir zur Zubereitung unserer Speisen benötigten. Von erforderlichen Küchenmaschinen über sämtliche Gewürze bis zu biologischem Hafer, Hirse und Weizen, was bestimmt nicht leicht aufzutreiben war. So bauten wir im Olympiahaus eine eigene Küche auf und kochten selbst.

Ich hatte dabei alle Hände voll zu tun. Unsere 14köpfige Delegation verspeiste beispielsweise bis zu 40 Grahambrötchen pro Tag. Dazu kamen zwei Wecken Brot, die Hauptmahlzeiten, Gemüse, Dessert und, nicht zu vergessen, das Frühstücksmüsli.

Um bei der Auswahl nicht in Schwierigkeiten zu kommen, hatte mir Frau Lösch von der »Bio-Quelle« in Steyr (Oberösterreich) eine Unmenge an Biorezepten zur Verfügung gestellt. Frau Lösch hat auf dem Gebiet der Vollwertkost reichlich Erfahrung, die von ihr empfohlenen Speisen kamen bei allen Sportlern hervorragend an.

Wie die Olympiade ausging, wissen Sie ja ohnedies. Gold für Toni Innauer. Silber für »Hupo« Neuper. Weil auch Sie mit Vollwertkost leistungsfähiger und gesünder werden können, gebe ich Ihnen nun einen kleinen Querschnitt durch die »Olympia-Speisekarte« von Lake Placid.

Lassen Sie mich nur vorher ein wenig über Grundumsatz und Kalorienbedarf des menschlichen Organismus erzählen: Jenen Energieverbrauch, der ausschließlich für die Aufrechterhaltung der Körperfunktionen stattfindet, nennt man den *Grundumsatz.* Er beträgt pro Tag im Durchschnitt 1.600 Kalorien. Der Gesamtumsatz an Energie hängt von der beruflichen und sportlichen Tätigkeit des einzelnen ab. Büromenschen verbrauchen am Tag selten mehr als 2.000 bis 2.400 Kalorien. Leistungssportler und schwer körperlich Arbeitende (Holzfäller zum Beispiel) können einen Tagesbedarf von mehr als 7.000 Kalorien erreichen. Dem muß natürlich auch die Ernährung angepaßt sein.

Jedenfalls ist es ein Trugschluß, anzunehmen, daß gesunde Vollwertkost auf keinen Fall dick macht! Auch bei »biologischer« Ernährung muß genau darauf geachtet werden, daß die Energiebilanz stimmt. Wer ständig mehr Energie zuführt, als er eigentlich benötigt, wird unweigerlich auch durch Vollwertkost dick …

Kochrezepte aus der Olympia-Speisekarte

Im folgenden haben wir einige Rezepte nach Kaloriengehalt, Eiweiß-, Fett- und Kohlenhydratanteil sowie Purin- (Abbauprodukt ist die Harnsäure!) und Cholesteringehalt aufgeschlüsselt, um Vergleichsmöglichkeiten zu bieten.

Müslirezepte

Jeweils für eine Person

Quark-/Topfenmüsli
100 g Quark (Topfen)
1 EL Weizenkeimöl
1 KL Honig
2 EL Leinsamen, gemahlen
3 EL Joghurt, 1 %
100 g Brombeeren oder sonstige Beeren
2 EL Sonnenblumenkerne

Die geschroteten Leinsamen und Beeren in eine Schüssel geben,
dann Honig, Quark (Topfen), Joghurt und Keimöl gut verrühren
und über das Obst geben. Sonnenblumenkerne darüberstreuen.
Zum Müsli trinken Sie Kräutertee.
300 g = 1 Portion = 389 kcal. 28 g Eiweiß, 24 g Fett, 16 g
Kohlenhydrate

Haferflockenmüsli
4 EL Haferflocken
1/4 l Milch
1/2 Birne
1/2 Banane
1 EL Hirseflocken

Die Haferflocken mit Milch übergießen und einige Minuten
stehen lassen. Die Birne so reiben, daß nur die Schale übrigbleibt.
Nun die zerdrückte Banane mit einem Löffel gekeimten Weizen
unter die geweichten Haferflocken mischen.
400 g = 1 Portion = 360 kcal. 12 g Eiweiß, 10 g Fett, 51 g
Kohlenhydrate, 12 mg Cholesterin

Weizenmüsli

2 EL Weizen
Saft einer Zitrone oder einer Grapefruit
1 TL Honig oder rund 20 g Trockenfrüchte
1 EL Leinsamen
1 Apfel
1/2 Mandarine
1 EL Nüsse
4 EL Joghurt

Alle Zutaten miteinander vermischen und mit Obststücken garnieren.
216 g = 1 Portion = 355 kcal. 8 g Eiweiß, 7 g Fett, 57 g Kohlenhydrate

Salate

Sauerkrautsalat

150 g Sauerkraut
1 kleiner roter Apfel
1 Gurke
1 EL Sonnenblumenöl
Zitronensaft
1 TL Honig
1 kleine Zwiebel
etwas Basilikum
1 KL Kümmel
1 Messerspitze gehackte Petersilie

Sauerkraut schneiden, Apfel und Gurke würfeln und unter das Sauerkraut ziehen. Sonnenblumenöl mit Zitronensaft und Honig verrühren. Kleingeschnittene Zwiebel, Basilikum und Kümmel darunterziehen und das Ganze 30 Minuten lang ziehen lassen. Mit gehackter Petersilie bestreuen und servieren.

330 g = 1 Portion = 225 kcal. 3,5 g Eiweiß, 10 g Fett, 28 g Kohlenhydrate, 22 mg Purine

Selleriesalat

100 g Sellerieknolle
100 g Buttermilch
1 EL Sonnenblumenöl
1 Messerspitze Dill
1 kleiner Apfel
1 KL Meerrettich
Salz

Aus Buttermilch, Öl, Dill, Salz und Meerrettich wird eine Marinade zubereitet. Sellerie und Apfel hineinreiben und sofort vermischen.

290 g = 1 Portion = 220 kcal. 6 g Eiweiß, 10 g Fett, 22 g Kohlenhydrate, 30 mg Purine

Löwenzahnsalat

15 g Löwenzahnblätter
1 EL Sauerkrautsaft
1 EL Sonnenblumenöl
Basilikum
Petersilie
1 Prise Bierhefe
1 Messerspitze Estragonpulver

Sauerkrautsaft mit Öl, Kräutern, Hefe, Estragonpulver zu einer Marinade verrühren, fünf bis zehn Minuten ziehen lassen. Löwenzahnblätter fein schneiden und mit der Soße vermischen.

1 Portion = 96 kcal. 0 Eiweiß, 9 g Fett, 1 g Kohlenhydrate

Möhren-/Karottenrohkost

100 g Möhren/Karotten
1 kleiner Apfel
1 EL Sonnenblumenöl
1 Prise Salz
1 EL Buttermilch

Die Möhren/Karotten reiben, den Apfel ebenfalls reiben oder in kleine Stücke schneiden. Möhren/Karotten und Apfel mit den übrigen Zutaten vermischen.

Salatsauce für Dressing

1 EL Sonnenblumenöl
3 EL Buttermilch
Dill, Kerbel, Petersilie, Borretsch und andere Kräuter, etwa Rosmarin, Liebstöckel
30 g Zwiebel
etwas Knoblauch
1 Prise Bierhefe
einige Tropfen Sojasoße

Kräuter und Zwiebel klein schneiden, mit Buttermilch, Öl, Hefe und Würze vermengen (Hefe und Würze vorher gut verquirlen). Kann für fast alle Arten von Salaten verwendet werden und schmeckt ausgezeichnet.
112 g = 1 Portion = 145 kcal. 5 g Eiweiß, 10 g Fett, 10 g Kohlenhydrate

Suppen

Jeweils für vier Personen

Reiscremesuppe
5 EL Reismehl (aus Vollreis)
1 EL Weizenvollmehl
rund 1 l Gemüse- oder Kartoffelabsud (in einem Liter Wasser
Gemüse oder Kartoffeln kurz aufkochen lassen, das Gemüse
abseihen und den Absud als Suppenbasis verwenden)
3 EL Öl oder saure Sahne

Mehl mit etwas Flüssigkeit anrühren und in die kochende Gemüsebrühe geben. Rund 15 Minuten kochen lassen, würzen. In
die Teller abfüllen, dort Öl oder Sahne und eventuell frischge-
preßten Gemüsesaft einrühren und mit Schnittlauch bestreuen.
Als Würze kann auch abwechselnd Kerbel, Liebstöckel, Basilikum, Estragon, Löwenzahn oder sogar Brennessel verwendet
werden.
300 g = 1 Portion = 115 kcal. 2,5 g Eiweiß, 1,5 g Fett, 24 g
Kohlenhydrate

Selleriecremesuppe
300 g Sellerie
1 l Wasser
30 g Weizenvollkornmehl
2 TL Vitam-Würze
1 gestr. KL Vollmeersalz
1 Eidotter
4 EL saure Sahne
15 g Butter
2 EL gehackte Petersilie

Die geputzte Sellerie klein schneiden und mit Wasser 20 bis 30 Minuten kochen. Das frischgemahlene Weizenvollkornmehl mit Wasser anrühren und in die kochende Suppe einrühren, einige Minuten ziehen lassen, dann von der Feuerstelle nehmen. Vitamin- und Vollmeersalz dazugeben, Eidotter, saure Sahne und Butter darunterrühren, mit Petersilie servieren.

300 g = 1 Portion = 241 kcal. 7 g Eiweiß, 16 g Fett, 98 g Kohlenhydrate, 448 mg Cholesterin

Hauptspeisen

Gefüllte Zucchini
500 g Zucchini
150 g Vollreis
1/2 l Wasser
1 Prise Vitam-Würze
1 große rote Peperoni
1 kleingeschnittene Zwiebel
2 zerkleinerte Knoblauchzehen
versch. Küchenkräuter, wie Bohnenkraut, Salbei, Basilikum, Liebstöckel, Petersilie

Der Reis wird in das gesalzene, kochende Wasser eingerührt. Kurz aufkochen lassen, die Vitam-Würze dazugeben und zugedeckt bei 90 bis 100 Grad Celsius rund eine Stunde im Rohr nachquellen lassen. Man kann den Reis auch auf kleiner Flamme auf dem Herd eine halbe Stunde weich dünsten lassen. Aber Achtung, daß der Reis nicht anbrennt, weil mehr Wasser verbraucht wird. Sobald der Reis fertig ist, werden die Zucchini der Länge nach halbiert und ausgehöhlt. Füllen Sie mit Reisfülle (Reis mit restlichen Zutaten vermischen). Das Ausgehöhlte in einer Auflaufform andünsten und etwas würzen. Die gefüllten

Zucchini hineingeben, mit Butterflöckchen bestreuen und rund 30 Minuten bei mittlerer Hitze backen.

300 g = 1 Portion = 189 kcal. 5 g Eiweiß, 1 g Fett, 36 g Kohlenhydrate

Hirsenudeln

4 Portionen

220 g Hirsenudeln

60 g Butter

80 g Reibkäse

Muskat

Salz

Pfeffer

3 EL Sonnenblumenöl

1 Knoblauchzehe

10 große Champignons

Petersilie

Die Hirsenudeln vier Minuten sprudelnd kochen lassen, beiseite stellen und noch ein bis zwei Minuten ziehen lassen. Währenddessen 60 g Butter, 80 g geriebenen Käse, etwas Pfeffer und Muskatnuß in ein Soßenpfännchen geben. Butter schmelzen und mit Käse, Muskat sowie Pfeffer zu einer Creme rühren. Nun drei Eßlöffel Sonnenblumenöl und eine zerdrückte Knoblauchzehe auf mittleres Feuer stellen, zehn große Champignons in feine Scheiben schneiden und dazugeben. Würzen mit Salz, Pfeffer, Muskat und feingewiegter Petersilie, drei Minuten dünsten lassen. Die Nudeln abseihen, in einer heißgemachten Schüssel anrichten und mit der Buttersoße übergießen, mit Champignons garnieren, mit Petersilie überstreuen und servieren.

1 Portion = 320 kcal. 15 g Eiweiß, 30 g Fett, 43 g Kohlenhydrate, 33 mg Purin, 56 mg Cholesterin

Fenchel pikant

800 g Fenchelknollen
4 EL Sonnenblumenöl
4 EL Tomatenmark
8 EL geriebener Käse
etwas Gemüseabsud
Salz
Sojasoße

Fenchel putzen und die harten Teile entfernen. Nun in jeweils
vier Teile schneiden, in etwas Wasser, Salz und eventuell Zitronensaft weich dünsten. Aus Öl, Tomatenmark, Gemüseabsud und
Salz eine Soße rühren. Diese über die Fenchelknollen gießen,
dann mit geriebenem Käse und feingeschnittenem Fenchelgrün
bestreuen.
1 Portion = 300 kcal. 10 g Eiweiß, 8 g Fett, 20 g Kohlenhydrate,
21 mg Cholesterin

Bircher-Benner-Kartoffeln

800 g Kartoffeln
ganzer Kümmel
Salz
30 g Butter
Paprika und andere Gewürze nach Wahl (Liebstöckel, Majoran
usw.)

Die Kartoffeln sauber waschen und gut abbürsten. Der Länge
nach halbieren. Die Schnittflächen mit Kümmel, Salz und anderen Gewürzen bestreuen, mit dieser Seite auf ein befettetes Backblech legen. Im Rohr etwa 20 Minuten bei 220 Grad Celsius
backen. Dann mit Butterflocken und Paprika belegen und servieren.

1 Portion = 150 kcal. 4 g Eiweiß, 7 g Fett, 32 g Kohlenhydrate, 20 mg Cholesterin

Reisauflauf
5 Portionen
1 l Milch
6 EL Margarine
200 g Naturreis
4 EL Honig
4 Eier
2 Äpfel
50 g Rosinen
Paniermehl (Brösel)
Fett zum Backen

Einen Liter Milch mit zwei Eßlöffeln Margarine zum Kochen bringen. 200 g Naturreis (verwenden Sie besser den runden) weich kochen und kalt stellen. Vier Eßlöffel Honig und vier Eßlöffel Margarine mit dem Mixer verrühren, vier Dotter cremig schlagen. Nun schneiden Sie zwei Äpfel blättrig. Den ausgekühlten Reis in die geschlagene Masse unterheben. 50 g ungeschwefelte Rosinen dazugeben, dann den Schnee von vier Eiweiß darunterziehen. Eine Auflaufform mit Margarine und Paniermehl (Bröseln) vorbereiten, die halbe Masse draufgießen. Zugedeckt in ein vorgeheiztes Backrohr schieben und auf Stufe 3 eine Stunde backen lassen.
300 g = 1 Portion = 450 kcal. 16 g Eiweiß, 35 g Fett, 61 g Kohlenhydrate, 304 mg Cholesterin

Nachspeisen

Heidelbeermilch
4 Portionen
200 g Heidelbeeren, 3/4 Liter Milch, zwei Eßlöffel Honig im
Mixer gut vermixen. Sie können natürlich wahlweise andere
Früchte verwenden.
1/4 l = 1 Portion = 173 kcal. 7 g Eiweiß, 7 g Fett, 22 g Kohlenhydrate

Quark-/Topfencreme
250 g Quark (Topfen) mit sechs Eßlöffeln Milch, 200 g Beeren
(Himbeeren, Brombeeren usw.), einem Eßlöffel Honig und einem Eßlöffel Weizenkeimöl gut durchrühren und im Mixer zu
einer Creme mixen.
1 Portion = 118 kcal. 24 g Eiweiß, 4 g Fett, 8 g Kohlenhydrate

Hirsefruchtpudding
250 g Hirseflocken mit etwas Fruchtsaft übergießen, frische
Beeren oder geriebene Äpfel darüber verteilen, zwei Joghurt oder
1/4 Liter Sauermilch mit drei Eßlöffeln Honig schaumig schlagen
und ebenfalls darübergeben, mit geriebenen Nüssen bestreuen.
1 Portion = 300 kcal. 9 g Eiweiß, 6 g Fett, 54 g Kohlenhydrate

Traubenkuchen
Zirka 10 Schnitten
Zwei ganze Eier, zusätzlich zwei Dotter, 150 g Honig, ein Päck-
chen Vanillezucker mit einem Eßlöffel heißem Wasser cremig
schlagen. 150 g Weizenvollkornmehl und etwas Backpulver darunterrühren. Bereiten Sie eine Pfanne mit Margarine und Paniermehl (Bröseln) vor, gießen Sie die Masse darauf. Mit ganzen
Weintrauben (100 g) belegen und backen.

1 Schnitte = 150 kcal. 4 g Eiweiß, 6 g Fett, 19 g Kohlenhydrate, 106 mg Cholesterin

Eine Nachspeise verdient es, ganz besonders erwähnt zu werden. Bei der Olympiade riefen nämlich unsere sogenannten *»Kraftkugeln«* einiges Aufsehen hervor. Wir mußten damit rechnen, daß die Sprungwettbewerbe sehr lange dauern. Da unsere Leute aber mit vollem Magen keine volle Leistung erbringen können, wäre der zeitliche Abstand zwischen der letzten Mahlzeit und dem Wettbewerb einfach zu groß gewesen. Also mußte ich trachten, daß die Sportler Kalorien in kleinen Dosen zu sich nahmen, um einerseits bei Kräften zu bleiben, den Magen aber andererseits nicht allzu voll zu füllen. Ich habe mir daher folgendes Rezept ausgedacht, das ich Ihnen verraten will:

Kraftkugeln
Zirka 30 Kugeln à 30 g
100 g Datteln, 100 g Feigen, 50 g Rosinen, 150 g über Nacht eingeweichte Aprikosen (Marillen), alles durch die Fleischmaschine drehen, mit 100 g Haferflocken und 100 g geriebenen Haselnüssen sowie Honig zu einem festen Teig kneten. Daraus Kugeln formen und in geriebenen Nüssen und Sesam rollen. An der Luft trocknen.
Toni Innauer, Hubert Neuper, Armin Kogler und vielen anderen Supersportlern haben die Kraftkugeln sicher gutgetan. Ohne eisernes Training wären die Springer selbstverständlich nicht mit Medaillen heimgekommen. Aber die Ernährung war ein Baustein zum Erfolg.
1 Kugel = 74 kcal. 1 g Eiweiß, 3 g Fett, 10 g Kohlenhydrate

Abschließend noch Rezepte für Grahamweckerl und Brot:

Grahamweckerl

200 g Hefe
3/8 l Mineralwasser
1/8 l Buttermilch
10 g Salz
450 g Weizenvollmehl
50 g Haferflocken

Die Hefe wird in etwas Wasser aufgelöst, dann mit Mehl, Salz und Haferflocken vermischt. Das Mineralwasser nun gut untermengen, den Teig glattschlagen und 20 bis 30 Minuten gehen lassen. Auf einem mehlbestreuten Brett den Teig zu einem Wecken formen, diesen in 20 Schnitten teilen. Jede Schnitte formen Sie jetzt zu einem kleinen Weckerl. Ein zweites Mal 20 Minuten lang gehen lassen. Dann auf befettetem Blech im vorgeheizten Rohr bei rund 220 Grad Celsius eine knappe halbe Stunde backen lassen.

1 Weckerl = 84 kcal. 3 g Eiweiß, 0,7 g Fett, 16 g Kohlenhydrate

Vollkornbrot

1 Kilogramm
1 kg Mehl (halb Vollweizen, halb Roggen)
50 g Sauerteig
1 gehäufter TL Backferment
3/4 l Wasser oder Molke
Brotgewürz je nach Geschmack
Salz

Zuerst bereiten Sie einen Tag vorher einen Vorteig aus Sauerteig, Backferment, 400 g Mehl und knapp einem halben Liter Wasser zu. Sie lösen dabei Sauerteig und Backferment in etwas Wasser klümpchenfrei auf, geben Mehl und das restliche Wasser dazu und vermischen gut. Der Vorteig wird über Nacht (mindestens

12 Stunden) in einer großen Schüssel gut zugedeckt bei rund 20 Grad Celsius Raumtemperatur stehen gelassen. Der Teig darf oben nicht abtrocknen, er muß gären. Sie erkennen ausgereiften Teig daran, daß er nicht mehr steigt, sondern etwas zurückfällt.

Von diesem Vorteig nehmen Sie am nächsten Tag rund 50 g weg für die nächste Brotzubereitung (Sauerteig!). Heben Sie den Sauerteig in einem verschraubbaren Glas im Kühlschrank auf.

Zum restlichen Vorteig mengen Sie nun die übriggebliebene Menge Mehl (rund 600 g), das Brotgewürz, etwas Salz und gut handwarmes Wasser. So viel, daß Sie daraus einen geschmeidigen Teig fertigen können. Diesen Teig gut durchkneten und an einem warmen Ort 30 bis 50 Minuten aufgehen lassen.

Dann nochmals leicht kneten. Nun können Sie entweder formen oder den Teig in eine Brotbackform geben. Wieder 30 bis 50 Minuten aufgehen lassen. Achten Sie darauf, daß die Oberfläche auch jetzt nicht austrocknet. Anschließend 20 Minuten bei 230 Grad, in der Folge eine Stunde bei 200 Grad backen. Schließlich abschalten und noch 20 Minuten im Rohr ziehen lassen – Ihr eigenes Brot ist fertig.

1 Brotwecken = 3.643 kcal. 142 g Eiweiß, 38 g Fett, 653 g Kohlenhydrate, 200 mg Purine

Ich verwende für die Brotzubereitung eine Küchenmaschine mit Knetwerk, weil ich viel größere Mengen zubereiten muß, als Sie das vermutlich tun werden. Noch ein kleiner Trick: Stellen Sie ins Backrohr ein Gefäß mit Wasser, damit die Rinde nicht so hart wird.

1 Schnitte Brot = zirka 60 g = 160 kcal. 6 g Eiweiß, 0,6 g Fett, 28 g Kohlenhydrate, 9 mg Purine

Für jene, die Geschmack an der Vollwertkost finden, einige Hinweise, wie sie zu weiteren Rezepten kommen können:

Bio-Quelle, Klaus Lösch, 4400 Steyr, Leopold-Werndl-Straße 11, Österreich. Rezepte in Drogerien, Reformhäusern oder direkt bei der Bio-Quelle anfordern.

Kohlenhydrate – Fette – Eiweiß: Verhältnisse

Wir haben von Eiweiß, Kohlenhydraten und Fett gehört: Wie hält man das richtige Verhältnis von 58 Prozent Kohlenhydraten, 30 Prozent Fett und 12 Prozent Eiweiß ein? Wir wollen Ihnen ein wenig helfen. Nachstehende Liste der gebräuchlichsten Speisen und Getränke zeigt Ihnen deren jeweiligen Gehalt an den drei Grundnährstoffen:

	kcal	Eiweiß	Fett	Kohlen-hydrate g	Purin mg	Choleste-rin mg
Fleisch (je 100 g)						
mageres Rind-fleisch	122	21	4	1	130	70
fettes Rindfleisch	148	19	25	0	110	70
Kalbsschnitzel	100	22	3	0	125	90
mageres Schwei-nefleisch	114	20	6	0	154	70
fettes Schweine-fleisch	274	10	35	0	118	70
Brathuhn	133	20	6	0	170	75
Rindsleber	137	18	3	6	336	250
Rollschinken	260	17	24	0	118	70
Hirn	123	11	9	0	100	3150
Wurst (je 100 g)						
Augsburger	351	11	8	5	je nach Rezept 100–17085	90
Blutwurst	452	14	32	6		85
Braunschweiger	511	10	36	2		85

	kcal	Eiweiß	Fett	Kohlen-hydrate g	Purin mg	Choleste-rin mg
Extrawurst	240	11	24	1	je nach Rezept 100–17085	100
Frankfurter	240	12	25	1		100
Krakauer	314	17	13	0		,
Leberkäse	255	10	17	6		85
Salami	518	27	47	0	250	–
Fisch (je 100 g)						
Karpfen	115	19	7	0	150	70
Zander, Schill	86	19	1	0	140	50
Bückling	246	22	14	0	318	70
Scholle	76	16	2	0	156	50
Dorschfilet	76	18	0	0	150	30
Milch, Milchprodukte (je 100 g)						
Vollmilch, 3,5%	64	3,4	3,6	4,8	–	12
Buttermilch	41	3,4	0	3,2	–	–
Süße Sahne	309	2,7	36	3	–	102
Saure Sahne	114	3,5	10	3,2	–	34
Quark (Topfen)	81	18	3	0		–
Gervais, 20%	108	14	4,5	0	–	196
Emmentaler, 45%	398	27	32	0	–	105
Doppelrahmkäse, 60%	341	15	30	0	–	105
Butter	754	1	82	1	–	240
Margarine	724	1	81	0	–	–
Schmalz	898	0	99	0	–	100
Speiseöl	898	0	100	0	–	–

	kcal	Eiweiß	Fett	Kohlen- hydrate g	Purin mg	Choleste- rin mg
Getreideprodukte (je 100 g)						
Weizenmehl, Voll- mehl	323	11	2	62	20	–
Weizenstärke	350	0	0	90	0	–
Semmelbrösel (Paniermehl)	349	13	1	72	98	–
Eierteigwaren	367	12	2	76	38	94
Vollkornbrot	213	8	1	52	40	–
Weißbrot	265	7	0	53	15	–
Semmeln	265	7	1	58	15	–
Zwieback	380	10	4	76	29	–
Knäckebrot	355	10	2	78	60	–
Süßigkeiten (je 100 g)						
Keks	290–550	10	15	70	15–20	–
Bonbons	390–500	0	0	96	–	–
Kuchen	150–500	8	9	47	15–20	–
Honig	324	0	0	81	–	–
Zucker	400	0	0	100	–	–
Schokolade	526	8	27	62	–	–
Gemüse (je 100 g)						
Bohnen, weiß, ge- trocknet	321	20	1	56	130	
Bohnen, grün	35	26	2	47	50	
Broccoli	33	3	0	4	25	
grüne Salate	16–21	2	0	2	10–45	
Kartoffeln	72	2	0	20	25	
Kohl	30	3	0	5	30	
Möhren/Karotten	41	1	0	7	25	

	kcal	Eiweiß	Fett	Kohlen-hydrate g	Purin mg	Choleste-rin mg
Erbsen, grün	79	6	0	12	145	
Erbsen, getrocknet	300	23	2	53	140	
Blumenkohl	27	2	0	5	25	
Kraut	30	1	0	4	25	
Radieschen	20	1	0	4	15	
Gurken	13	1	0	1	8	
Sauerkraut	25	2	0	4	12	
Knollensellerie	40	2	0	7	30	
Tomaten	21	1	0	4	10	
Zwiebeln	40	1	0	9	9	
Champignons	27	5	0	5	20	

Der Mensch braucht täglich ein Gramm Eiweiß pro Kilogramm Körpergewicht und vier Gramm Kohlenhydrate pro ein Kilo Körpergewicht. Den Fettanteil können Sie aus der Gesamtmenge berechnen. Wer auf dieses Verhältnis achtet, wird schlank werden, ohne mühsame Diäten durchmachen zu müssen – und das »Traumgewicht« auch halten!

Kopfschmerz und Migräne

Der Schädel brummt gleich einem Bienenkorb. Jede Erschütterung schmerzt, jede Bewegung der Augen. Man darf Sie nicht ansprechen, muß Sie völlig in Ruhe lassen. Kopfweh gehört sicher zu den unangenehmsten Leiden. Obwohl schon jeder mehr oder weniger oft daran gelitten hat, besteht für Kopfwehgepeinigte nur geringe Chance auf Verständnis durch die lieben Mitmenschen. »Soll nicht so wehleidig sein, basta!« heißt es.

Wir wollen in diesem Kapitel jene Kopfschmerzen besprechen, die Sie ohne Einsatz der Chemie selbst beseitigen können. Auch die schlimmste Form davon – Migräne. Bevor Sie jedoch nachlesen, was Sie konkret gegen Kopfweh unternehmen können, überblättern Sie bitte nicht die folgenden grundsätzlichen Bemerkungen zum Thema Kopfweh.

Kopfschmerz kann sehr viele Ursachen haben. Seelische und körperliche, die jeweils grundlegend anders behandelt gehören. Dieser Mühe unterziehen sich leider viele Ärzte nicht. Da wird Kopfwehpulver verschrieben, und damit hat sich's. Wußten Sie, daß Kopfwehtabletten in aller Welt an erster Stelle der Verbrauchsstatistiken stehen? Sogar in Entwicklungsländern, wo kaum genügend Nahrungsmittel vorhanden sind, erreicht der Absatz von Schmerzstillern gewaltige Ausmaße.

Das Pillenschlucken wurde in unserer Zeit geradezu zur Sucht. Wie bei Rauschgift kommt man bald mit der Anfangsdosis nicht mehr aus, die Wirkung fällt ab. Was tun? Eben noch ein paar Tabletten mehr in sich hineinschaufeln. Erst zwei täglich, dann fünf, zehn, bis zu 30! Klar, daß sich der Körper das nach einiger Zeit nicht mehr gefallen läßt. Zuerst beginnen die Nieren zu rebellieren. Entzündungen und eine Verschlechterung des Blutbildes sind die Folgen. Aber auch der Kreislauf kann verrückt spielen. Das schlimmste: Sie kommen von den Medikamenten nicht mehr los. Sobald Sie einen Versuch unternehmen, endlich damit aufzuhören, werden die Schmerzen schier unerträglich. Sie leiden dann unter Entzugserscheinungen, die jenen des Alkoholikers oder des Rauschgiftsüchtigen nahestehen.

Bringen Sie sich nicht in diese Abhängigkeit! Denn Tabletten bekämpfen nur das äußere Erscheinungsbild der Krankheit, niemals jedoch die eigentliche Ursache. Bei dieser müssen Sie aber den Hebel ansetzen!

Und so können Kopfschmerzen entstehen:

- *Muskelverspannungen im Nackenbereich.* Dadurch werden jene Blutgefäße, die Blut und damit dringend benötigten Sauerstoff zum Hirn transportieren, so eingeengt, daß nur mehr wenig Flüssigkeit passieren kann. Es kommt zur Unterversorgung des Gehirns mit Sauerstoff und zum Druck auf Nerven – Schmerzen treten auf, die manche Leute bis zum Selbstmord treiben.

- *Rauchen.* Langjährige Raucher müssen mit Durchblutungsstörungen in Armen und Beinen, aber auch im Hirn rechnen, weil die Blutgefäße ebenfalls eingeengt werden. Allerdings auf andere Weise: Teerstoffe lagern sich im Inneren des mit einem dünnen Schlauch vergleichbaren Gefäßes ab. Der Schlauch wird immer enger und enger, bis kleine Gefäße völlig undurchlässig für Blut werden. Außerdem treten Gefäßkrämpfe auf. Eine Weile übernehmen größere Arterien (Gefäße, die vom Herzen weggehen) die Funktion ihrer lahmgelegten Kollegen. Bis die Verstopfung auch auf die größeren »Schläuche« übergreift. Nun werden wiederum bestimmte Körperteile – bei Kopfweh eben das Gehirn – nicht mehr richtig versorgt.

- *Falsche Ernährung.* Fettreiche Kost und allzu ausgiebiges »Naschen« führen wiederum zu ähnlichen Folgen wie oben erwähnt. Der Zusammenhang: Die Blutgefäße werden durch Cholesterinablagerungen (Fett) in zunehmendem Maße verstopft. Im Volksmund nennt man diesen Vorgang »Verkalkung«, obwohl Kalk da bestimmt keine Rolle spielt.
- *Zugluft (beim Autofahren oder durch Klimaanlagen).* Hier beginnt der unheilvolle Kreislauf bei Muskelverkrampfungen. Wieder wird die Blutzufuhr zum Hirn dadurch gedrosselt.
- *Augenfehler. Überanstrengung der Augen.* Büromenschen leiden oft an starken Kopfschmerzen. Meist sind die Augen »schuld«. Licht, Dunkel, Farben – all diese Empfindungen nehmen im Auge ihren Anfang. Wie mit Hilfe von Telefonkabeln werden diese Eindrücke weitergeleitet – Sie wissen, nun ist die Rede vom Nervensystem. Sind die Botschaften im Hirn angelangt, werden sie dort auf bestimmte Weise verarbeitet und nutzbar gemacht. Wenn es in diesem System zu Pannen kommt, büßen Sie das mit Schmerzen, deren Ursprung Sie nicht erklären können. Arbeit unter schlechten Lichtverhältnissen führt ebenso dazu wie zu lange Einwirkung der Sehreize. Das bedeutet: Wenn Sie zu lange lesen oder arbeiten, machen im übertragenen Sinne Ihre Nerven schlapp, sie sind einfach überlastet. Folge: Kopfweh. Rascher leistungsschwach werden die Augen natürlich durch eine Reihe von Krankheiten, wie beispielsweise Kurz- oder Weitsichtigkeit. Hier können Augenarzt und Optiker Abhilfe schaffen.

Viele Arten von Kopfschmerz haben ihre Ursache in Krankheiten, die einen Arztbesuch unerläßlich machen. Sie können den »Onkel Doktor« ja sanft darauf hinweisen, daß Sie nicht mit Medikamenten vergiftet werden wollen, damit er sich andere Heilmethoden einfallen läßt. Aber die richtige ärztliche Diagnose ist von lebenswichtiger Bedeutung. Etwa bei

- *Lebererkrankungen und Gallenblasenentzündungen*, die heftigen Kopfschmerz auslösen können.
- *Nierenleiden.* Wenn Sie Kopfweh, das davon herrührt, nur mit schmerzstillenden Mitteln behandeln, schweben Sie in akuter Lebensgefahr.
- *entzündlichen Prozessen.* Seien es die Nebenhöhlen (Stirn und Kiefer) oder Entzündungen im Bereich der Ohren, der Zähne oder der Kiefergelenke. Auch entzündete Mandeln können Kopfweh hervorrufen.
- *zu hohem oder zu niedrigem Blutdruck.* Wobei Kopfschmerz häufiger bei Unterdruck auftritt. Eine Beseitigung dieser Ursachen durch geeignete Behandlung läßt immer auch den Kopfschmerz verschwinden.
- *Einnahme der Anti-Baby-Pille.* Viele Frauen halten das nicht für möglich, aber die »Pille« bewirkt Umstellungen im Hormonhaushalt des Körpers, die sehr oft zu Kopfweh führen. Manchmal genügt ein Wechsel des Präparates, manchmal kann nur der völlige Verzicht auf dieses Verhütungsmittel Heilung bringen.

Nun kommen wir zum großen Kreis der *psychisch-nervlichen Ursachen* von Kopfweh. Hier liegt hauptsächlich die Wurzel für Migräne. Migräne entsteht in erster Linie aus sogenannten seelischen Gründen, rein körperliche Ausgangssituationen entstehen selten.

Der typische Schmerz des Migränekranken wird hinter den Augen wahrgenommen. »Ich habe das Gefühl, als ob mir jemand die Augen aus dem Kopf drücken würde«, schildern Patienten ihren Eindruck. Bei Migräne unterscheidet der erfahrene Arzt drei verschiedene Phasen, die jeweils unterschiedlicher Behandlung bedürfen.

Am leichtesten kann natürlich im ersten Stadium geholfen werden, das sich durch kurzzeitiges Auftreten auszeichnet. Neben dem Schmerz entstehen häufig Brechreiz, Übelkeit, Schwindel. Vielfach leidet man bei einem Migräneanfall auch unter Sehstörungen. Teile des Gesichtsfeldes fallen aus, man sieht nur Bruchstücke. Am ehesten wäre dieses Phänomen mit einem Puzzle zu vergleichen, aus dem Teile fehlen.

Stadium zwei tritt nicht plötzlich ein. Meist beginnt morgens ein dumpfer Schmerz, der sich im Verlauf des Vormittags bis zur Unerträglichkeit steigert. Die Kopfschmerzen sind hauptsächlich einseitig. Begleiterscheinungen können krampfartige Bauchschmerzen sein. Der Anfall dauert mehrere Stunden.

Stadium drei peinigt bis zu einigen Tagen. Die Leidenden sind dann unansprechbar, äußerst geräusch- und lichtempfindlich. Der Schmerz ist nicht mehr pulsierend, sondern gleichbleibend.

Oft löst ein Wetterumschwung den Migräneanfall aus, meist hat er aber seelische Hintergründe. Migräniker werden als aktive, hektische Menschen geschildert, die nicht abschalten können. Das heißt, Spannungszustände werden nie abgebaut, es kommt zu Muskelkrämpfen (Nacken!), die dann den eigentlichen Anfall verschulden. Migräne dürfte eine unbewußte Abwehrreaktion sein, ein Ausdruck seelischer Konflikte. Aber auch erbliche Belastung ist möglich.

Migränekranken kann ebenso geholfen werden wie Menschen, die unter anderen Arten von Kopfschmerzen leiden. Aber die Behandlung ist komplizierter, weil Lebensumstände geändert werden müssen. Die Beseitigung der Symptome bringt in diesem Fall besonders wenig Erfolg.

Migräniker haben nur dann eine Chance, wenn sie jene Situationen meiden, die zur Krankheit geführt haben. Beispiel: Manager X geht in seiner Arbeit auf, hetzt von Termin zu Termin und ist daheim nicht in der Lage, auszuruhen. Hektisch organisiert er auch seine Freizeit, er »muß« Tennis spielen (obwohl er heute gar keine Lust hat), weil die Halle gemietet ist, er »muß« ausgehen, weil er am Samstag immer ausgeht. Wenn er sich körperlich ermattet in den Sessel sinken läßt, arbeitet sein Hirn weiter. Er plant neue Aktionen, überlegt neue Ideen, die ihm beruflichen Vorteil bringen sollen. Immer wieder überfallen ihn rasende Kopfschmerzen, die er mit Medikamenten bekämpft.

Wenn dieser Mann die richtigen Akupressurpunkte drückt, die richtigen Fußzonen massiert, sich richtig ernährt und den richtigen Tee trinkt, wird er trotzdem nur kurzfristig Linderung finden. Hier helfen besser gezielte Entspannungsübungen (wir werden im Kapitel »Streß« auch dafür Anleitungen geben) und Abbau der inneren Spannung – die sich äußerlich auf die Muskulatur auswirkt durch Änderung der Arbeitsgewohnheiten. Dr. Johannes Bischko, der ebenfalls ein enormes Arbeitspensum zu erledigen hat, erzog sich selbst zur richtigen Einstellung: »Ich bin einmal knapp vor einem – wie ich glaubte – ungeheuer wichtigen Kongreß krank geworden. Ich hätte dort einen Vortrag halten sollen, den ich für unersetzlich wichtig hielt. Nun, der Kongreß mußte ohne mich stattfinden. Die Welt drehte sich dennoch weiter, und ich sah ein, daß nichts und niemand unersetzlich ist. Seither lebe ich ruhiger und arbeite nicht mehr unter dem früheren, selbstzerstörenden Druck.«

Auslösendes Moment für Migräne können auch eheliche Streitigkeiten, überhaupt Probleme mit dem Partner sein. Schon ein klärendes Gespräch kann da wahre Wunder wirken.

Psychologen haben sogar die Theorie von einem Typ entwickelt, der besonders zu Migräne neigt. Keine Angst, der Migräniker wird keineswegs als unsympathisch geschildert. Im Gegenteil, er ist angeblich höflich, gewissenhaft und ordnungsliebend. Sein Kardinalfehler: Er überschätzt gerne sein Leistungsvermögen. Schafft er das vorgegebene Arbeitspensum nicht, erleidet er Migräneanfälle infolge der inneren Verkrampfung, die sich dann einstellt. Manchmal findet man bei Migräneanfälligen Angstzustände und Depressionen. Hier sollte unbedingt ein Fachmann zu Rate gezogen werden. Man bedenke: Ein Psychiater ist auch nichts anderes als ein Arzt, der helfen will. Ein Besuch bei ihm stempelt niemanden zum »armen Irren«. Oft sind es lächerlich einfache Ratschläge, die nach Jahren des Leidens plötzlich völlige Heilung bringen können.

Wie wissen Sie, ob Sie ein Migräniker sind? Die Wahrscheinlichkeit ist sehr groß, wenn Sie

– morgens mühsam aufstehen und sich zerschlagen fühlen;
– morgens schlecht aufgelegt sind;
– abends und nachts leistungsfähiger sind als in der Früh;
– oft das Gefühl haben, etwas tun zu müssen, obwohl Sie es eigentlich selbst für unvernünftig halten;
– gegen Gerüche und grelles bzw. flackerndes Licht überempfindlich sind;
– unter Sinnestäuschungen leiden (zum Telefon laufen, obwohl es gar nicht geläutet hat);
– Konzentrationsschwierigkeiten haben;
– unter Gedächtnislücken leiden (Sie lesen ein Buch und wissen plötzlich nicht mehr, was Sie gerade gelesen haben);
– in der Familie bereits Migränefälle vorkamen;
– bei Sonne und auch im Winter bei Schnee Sonnenbrillen tragen müssen;
– manchmal unter unerklärlichen Schwindelanfällen leiden;
– unter Alpträumen leiden;
– mit bestimmten Gerüchen ganz bestimmte Erinnerungen, die schon weit zurückliegen können, verbinden;
– durch Alkohol Ihre Kopfschmerzen nicht verstärken, sondern zumindest kurzzeitig lindern können;
– unter Angstzuständen leiden.

Beginnen wir nun mit einigen simplen Tips, die ganz allgemein gegen Kopfschmerz und Migräne helfen. Rasche Erleichterung bringt in vielen Fällen schon ein in abgestandenes Wasser getauchtes Tuch, das Sie feucht in einem dunklen Raum über die Augen legen. Vermeiden Sie grelles Licht, laute Geräusche sowie unbedingt Alkohol und Nikotin. Auch schwere Kost verschärft die Situation nur unnötig. Der Zusammenhang ist eindeutig geklärt: Durch unvernünftige Ernährungsweise wird die Leber zu stark belastet. Dieses wichtige Organ (»chemische Fabrik« des menschlichen Körpers) kann seiner Aufgabe (unter anderem die Entgiftung des Organismus) nicht mehr ausreichend nachkommen. Stoffwechselabfallprodukte (»Schlacken«) führen zu einer schleichenden Vergiftung, die sich unter anderem eben auch in Kopfschmerz äußert. Hinweis darauf ist bleierne Müdigkeit, besonders morgens beim Aufstehen. Charakteristisch sind auch dunkle Ringe unter den Augen. Vermeiden Sie daher vor allem abends fette, schwerverdauliche Speisen, aber auch Obst und Rohkost, so gesund diese grundsätzlich sind. Obst und rohes Gemüse gären über Nacht im Darm und belasten die Leber durch eine Form von Alkohol!

Bevor wir zu den Spezialmethoden, wie Akupressur, Fußzonenmassage, Bürstenmassage, Kneipp-Anwendungen, Bädern, Kompressen und Teemischungen, kommen, noch *eine Reihe kleiner Tricks, die oft ohne großen Aufwand Linderung der Schmerzen bringen.* Wußten Sie etwa, wie früher die Bauern auf dem Lande Kopfschmerzen »wegzauberten«?

Damals waren die Leute noch viel naturverbundener als heute und kannten sich gut in der Welt der Heilpflanzen aus. Sie pflückten den gewöhnlichen *Feldthymian* (vielleicht besser bekannt unter dem Namen Quendel) und steckten ihn einfach unter das Kopftuch. Die Wirkung stellte sich bald ein.

Kaum jemand von uns würde *Quendel* erkennen. Aber Ihr Apotheker oder Drogist weiß Bescheid. Wer Gelegenheit hat, die Wirkung des Quendels auszuprobieren, wird vom Erfolg verblüfft sein. Besteht nur die Möglichkeit, Feldthymian in der Apotheke zu erwerben, ein Rezept: Teilen Sie eine Handvoll des

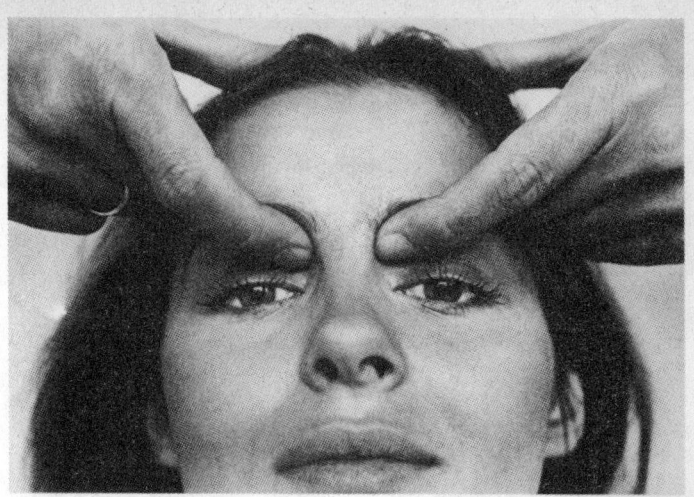

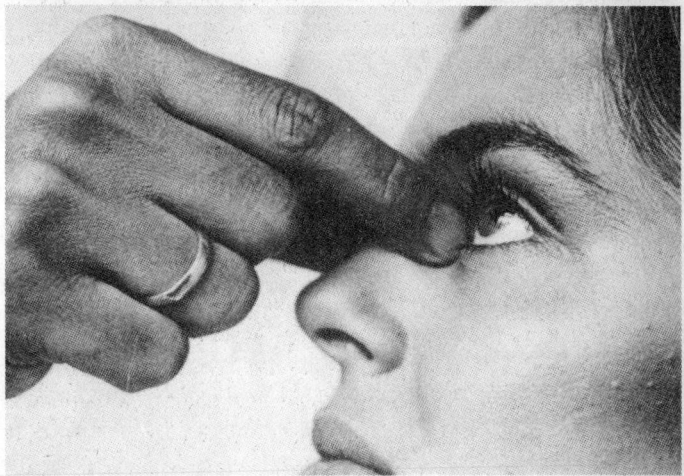

Oben: *Akupressur gegen Kopfweh, Migräne:* Drücken Sie mit Daumen und Zeigefinger am Nasenbein in den inneren Augenwinkeln.
Unten: Pressen Sie beide Zeigefinger unter den Augenbrauen nach oben, bis Sie eine besonders schmerzempfindliche Stelle finden.

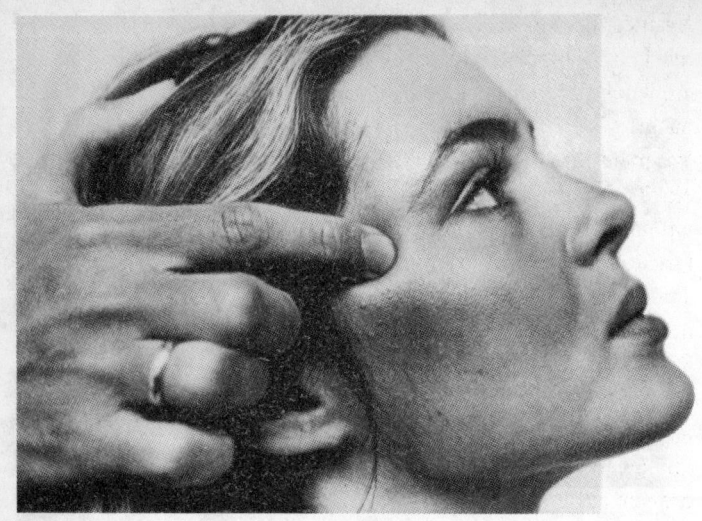

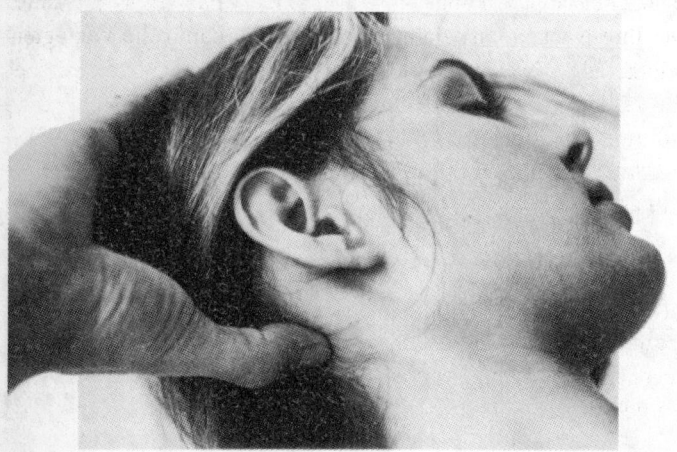

Sie drücken dort, wo Augenbraue und gerade Fortsetzung des äußeren Augenwinkels einander schneiden. Massieren Sie das an dieser Stelle befindliche kleine Grübchen. Hinter den Ohren finden Sie einen deutlich fühlbaren, nach unten zeigenden Knochen – den sogenannten Warzenfortsatz. Hier am unteren Ende, nach innen gerichtet

Krautes in zwei kleine Leinensäckchen auf. Diese »Bauscherl« machen Sie bitte über Dunst heiß. Dann auf beide Schläfen geben, ein Tuch darüber, sich selbst hinlegen – der Schmerz läßt bald nach.

Wenn an Ihren Kopfschmerzen die Nerven schuld sind, hilft oft ein Tropfen *Majoranöl*, der in die schmerzende Stelle leicht einmassiert wird. Vor allem Beschwerden im Stirn- und Schläfenbereich reagieren darauf positiv. Willi Dungl wendet diesen Trick bei kopfwehgeplagten Sportlern an, um deren Start doch noch zu ermöglichen.

Sie werden jetzt vielleicht sagen: »Das gibt es nicht! So einfache Dinge können doch nicht helfen!« Gegen Migräne hilft nämlich in vielen Fällen nichts anderes als *heißes Wasser*. Ob Sie dieses nun aus der Dusche auf den Nacken prasseln lassen oder Kompressen auflegen (siehe auch Anti-Migräne-Kompressen), bleibt egal. Die Hauptwirkung geht von der gleichmäßigen Wärme aus, die Ihre Nackenmuskulatur entspannt und damit die verengten Blutgefäße wieder freilegt. Das Blut kann nun ungehindert ins Hirn gelangen – der Kopfschmerz vergeht in diesem Augenblick. Sollte der Schmerz in manchen Fällen doch hartnäckiger sein, hilft als Begleitmaßnahme besonders zuverlässig Akupressur.

Bei Büromenschen nimmt der Kopfschmerz seinen Ausgang hauptsächlich von den Augen. Wenn Sie zu dieser Gruppe gehören, haben Sie sicherlich schon diese leidvolle Erfahrung gemacht. Mit Tabletten läßt sich die Pein zwar oberflächlich bekämpfen, Sie bekommen aber einen dumpfen Kopf, der Sie erst recht arbeitsunfähig werden läßt. Hier kann manchmal besser vorgebeugt als geheilt werden.

Trainieren Sie Ihre Augen! Setzen Sie sich vor das Fenster, und blicken Sie einige Minuten in die Ferne. Sie müssen dabei einen bestimmten Punkt fixieren. Dann drehen Sie sich um und starren einen nahe gelegenen Punkt im Zimmer ebenso lange

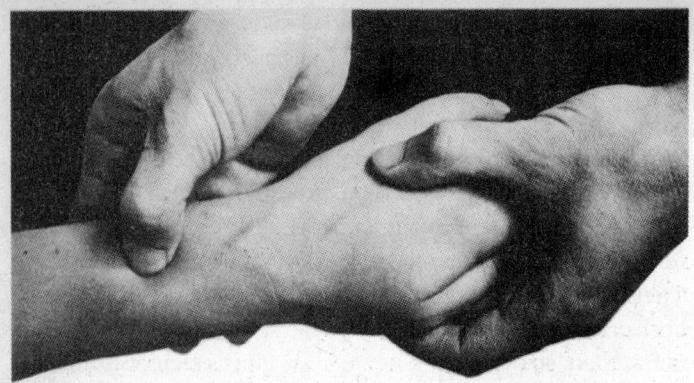

Akupressur gegen Nackenschmerz: Biegen Sie den Handrücken aufwärts. In Höhe des Gelenks bildet sich dann auf der Rückseite des Unterarms eine Hautfalte. Von dort messen Sie bitte drei Fingerbreit nach oben. Mit dem Daumen drücken Sie fest den in dieser Höhe liegenden Punkt zwischen den beiden Unterarmknochen.

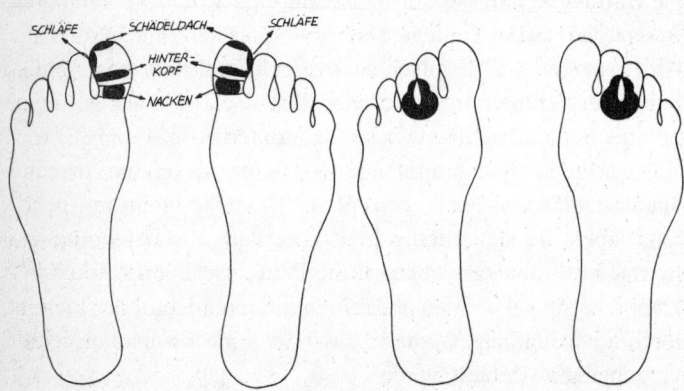

Links: Fußreflexzonen bei Kopfweh: Massieren Sie je nach der Art der Kopfschmerzen die bezeichneten Zonen ein bis zwei Minuten.
Rechts: Fußreflexzonen gegen Augenschmerzen: Eine sehr schmerzhafte Angelegenheit. Sie müssen die angegebenen Zonen ziemlich kräftig mit der Daumenkuppe mindestens 5 Minuten massieren.

an. Diesen Vorgang wiederholen Sie mehrmals. Dadurch machen Sie die Augen wesentlich leistungs- und widerstandsfähiger.

Oft sind die Augen allerdings nach besonders langer Schreibarbeit hoffnungslos überlastet. Wie es der Teufel will, müßten Sie gerade dann unbedingt weiterarbeiten. Sie können aber schon keinen klaren Gedanken mehr fassen, so sehr leiden Sie unter dem Schmerz, der Ihnen die Augen aus den Höhlen zu treiben scheint. Gönnen Sie sich doch wenigstens einige Minuten Pause, die Sie sinnvoll nützen. Stützen Sie die Ellbogen auf dem Tisch auf, bedecken Sie beide Augen mit den Händen. Ganz locker und entspannt dasitzen, nicht an die Arbeit denken. Am Anfang klappt das nicht so richtig. Sie haben Mühe, sich darauf zu konzentrieren. Aber mit der Zeit wächst die Fähigkeit, abzuschalten. Wenn der Geist ein wenig ausruhen konnte, werden auch Ihre Augen wieder mitspielen.

Wir haben das Thema Ernährung ohnedies bereits sehr ausführlich behandelt. Verzeihen Sie bitte, wenn wir nun doch wieder kurz darauf zurückkommen müssen. Willi Dungl erzählt Ihnen eine kleine Geschichte: »Unter meinen Kunden war einmal ein Buchhalter, der über ständige Kopfschmerzen während der Arbeit klagte. Was er auch unternahm, er fand keine Dauerlösung zur Beseitigung der Beschwerden. Für diesen Mann stellte ich daraufhin ein spezielles Menü zusammen, das täglich Weizenkeime und ein bis zwei Möhren/Karotten beinhaltete. Man könnte durchaus von einem ›Vitaminstoß‹ sprechen. Sie werden vielleicht daran zweifeln: Aber innerhalb weniger Wochen war der Buchhalter schmerzfrei. Ich lade Sie ein, diese einfache Maßnahme auch zu versuchen. Hinweise auf Weizenkeimkost finden Sie im Ernährungsteil.«

Mit *Vitaminkost* (wichtig für die Augen ist vor allem das besonders reichlich in Möhren/Karotten enthaltene Vitamin A) können aber beispielsweise auch Autofahrer Sehschwäche und Nacht-blindheit erfolgreich bekämpfen. Verzichten Sie bitte auf die obligaten Bonbons, die während der Fahrt genascht werden! Verstauen Sie im Wagen lieber ein paar Äpfel und Möhren/Ka-rotten. Sie werden sich bald an den Geschmack gewöhnt haben, die Süßigkeiten gehen Ihnen nicht mehr ab. Aber Ihre Augen erweisen sich für diese Umstellung sicher dankbar. Reines Gift für Autofahrer ist übrigens Nikotin. Wer im engen Auto raucht, verbraucht den vorhandenen Sauerstoff innerhalb kürzester Zeit. Die Folge ist eine Unterversorgung des Hirns – dann brummt wieder der Schädel.

Wer seinen Augen Gutes tun will, vertraue ebenfalls den Heil-kräften der Natur. Eine Pflanze ist für kranke Augen geschaffen und trägt auch einen entsprechenden Namen: *Augentrost*. Ge-naueres lesen Sie bitte im kleinen Heilpflanzenlexikon nach. Aber nun ein Rezept für Augenbäder, die Sie dann nehmen, wenn die Bindehaut durch Klimaanlagen oder andersartige Zugluft gereizt ist:

Ein Rezept für Augenbäder

Zwei Teelöffel Augentrost werden mit 1/4 Liter kochendem Wasser aufgegossen. Fünf Minuten ziehen lassen. Dann lassen Sie den Tee auskühlen. Baden Sie anschließend darin die Augen, oder tauchen Sie einen Wattebausch ein, den Sie auf die Augen legen. Den Vorgang sollten Sie bitte mehrmals wiederholen. Sie können aber auch drei- bis viermal das ganze Gesicht in eine Waschschüssel mit kaltem Wasser tauchen und dabei die Augen öfters öffnen und schließen. Auch diese Maßnahme hilft gegen Sehschwäche.

Manche Naturheilkundige haben sich originelle Methoden aus-gedacht, wie sie bei Kopfwehpatienten dringend benötigtes Blut in den Kopf bekommen können. Diese Leute empfehlen etwa zwei bis drei Minuten lang Kopfstand. Für ältere Patienten wird das wohl ein wenig zu anstrengend sein, aber jüngere Leute können diese Maßnahme zumindest einmal testen. Weniger sportlich Talentierte und Betagte mögen als Alternative ein paar Minuten den Kopf tief lagern.

Eine noch nicht besprochene Kopfschmerzart ist die *Neuralgie*. Sie äußert sich in kurzzeitigen, sehr heftigen Schmerzstößen, die meistens durch Berührung bestimmter Teile des Kopfes ausgelöst werden. Ursachen sind hauptsächlich Entzündungen im Kiefer-bereich (Karies, Parodontose) und in den Nebenhöhlen. Hier sollte man unbedingt einen Arzt zu Rate ziehen. Nur der Spezia-list kann die Wurzel dieses Leidens beseitigen. Den jähen Schmerz lindern Sie bis zum Eintreffen des Arztes am besten mit Hilfe der Akupressur.

Zahnschmerzen

So widerstandsfähig unsere Zähne sind – ein Zahn hält einem Kaudruck von mehr als 150 Kilogramm stand! –, so leicht entstehen dennoch Schäden. Unglaublich, wenn man bedenkt, daß etwa der Zahnschmelz (jene Schicht, die außen die Zahnkrone überzieht) sogar härter als Stahl ist. Trotzdem sind die Zähne manchen Säuren schutzlos ausgesetzt und werden von diesen richtiggehend aufgelöst.

Die Folgen sind klar: Bakterien haben nun freien Zugang zum Zahninneren (Mark) und richten dort Verwüstungen an, die wir wohl alle unter dem Namen Karies kennen. Der Zahn geht bei unbehandelter Karies elendiglich zugrunde, an den abgestorbenen Wurzelspitzen bilden sich Eitersäcke.

Neben den Schmerzen, die ein sterbender Zahn bereitet, lauern noch weitere Gefahren. Wußten Sie beispielsweise, daß durch eitrige Zähne arge Herzbeschwerden und zahlreiche rheumatische Erscheinungen auftreten können? Da schmerzen Muskeln, aber auch Gelenke. Wird die Ursache nicht erkannt, behandelt man diese Symptome eben mit Medikamenten oder gar Injektionen. Natürlich besteht keine Chance auf Heilung.

Wir wollen daher dem Zahnarzt unter keinen Umständen ins Handwerk pfuschen. Er ist bei der Behandlung kariöser Zähne nicht zu ersetzen. Aber kommt auch ein »Onkel Doktor« ins Haus, wenn Sie vor Schmerzen die Wände hochklettern? Sollte das Malheur ausgerechnet an Wochenenden oder Feiertagen bzw. nachts passiert sein, steht es mit der ärztlichen Hilfe sehr schlecht. Zahnärzte sind dann nicht erreichbar, und in Kliniken finden Sie nur Aufnahme, wenn Sie bereits den Kopf unter dem

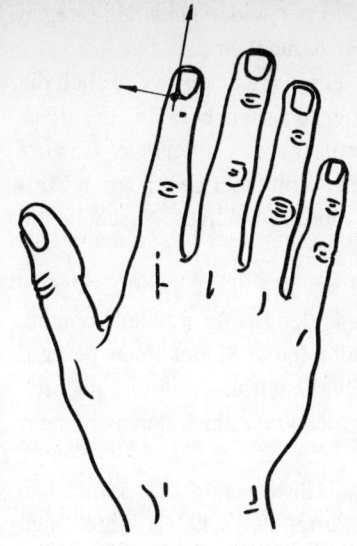

Akupressur gegen Zahnschmerz: Den richtigen Punkt finden Sie an der Seite des Zeigefingers, die in Richtung Daumen zeigt. Verlängern Sie bitte die Seitenkante des Nagels, und schneiden Sie diese gedachte Linie mit der Verlängerungslinie des Nagelursprungs. Die Schnittstelle entspricht dem gesuchten Punkt. Der Punkt ist sehr klein und daher leicht zu verfehlen. Probieren Sie mehrmals.

Arm tragen. In solchen Notsituationen stellen unsere Tips eine Überbrückungshilfe dar – nicht mehr.

Karies galt lange Zeit als »Zahnkiller Nummer eins«. Nun hat ihr aber seit einigen Jahren ein anderes Leiden eindeutig den Rang abgelaufen: Parodontose (Zahnfleischentzündung). Diese Krankheit tritt viermal häufiger auf und mordet Zähne auf andere, aber nicht minder schmerzhafte Weise.

Die Entzündung führt zu einer Rückbildung des Zahnfleisches. Erste Anzeichen sind neben Schmerzen: Die Hälse der Zähne werden scheinbar immer länger. Tatsächlich schwindet aber nur das umgebende Zahnfleisch.

Grundsätzlich bleibt die langfristige Behandlung beider Zahnerkrankungen gleich: richtiges Zähneputzen und eine Umstellung der Ernährung. Ich höre Sie schon murren: »Jetzt reicht's aber bald! Immer will man mir das Essen verleiden.« Leider gibt es keine andere Möglichkeit, den Körper widerstandsfähig gegen böse Eindringlinge wie Bakterien zu machen.

Hauptfeind des Zahnes ist und bleibt der Zucker, wenn auch die einschlägige Industrie zahlreiche Experten bemüht, die diese Tatsache leugnen. Gegen Zucker als mäßig verwendetes Gewürz ist überhaupt nichts einzuwenden. Wohl aber gegen jenen Miß-brauch, den vor allem Kinder durch ständiges Naschen von Süßigkeiten treiben.

Weil weder Lehrer noch Eltern bei Schulkindern mit entspre-chenden Warnungen durchschlagenden Erfolg erzielen konnten, hat man in der Schweiz auf sehr harte Maßnahmen gesetzt. Schulkinder, die regelmäßig Süßigkeiten naschen und dadurch ihre Zähne in Gefahr bringen, werden von Zahnärzten nicht mehr kostenlos behandelt …

Hierzulande wäre eine derartige Härte schon aus politischen Gründen nicht möglich. Welche Partei wird schon riskieren, sich für unpopuläre Maßnahmen stark zu machen, auch wenn es der Volksgesundheit nützen würde?

So entstehen in den Mündern unserer Kinder durch Kohlenhydra-te (Zucker, handelsübliches Mehl, Teigwaren, Schokolade usw.) weiterhin jene Säuren, die den Zahnschmelz ruinieren.

Viel Schaden könnte durch gezieltes Reinigen der Zähne vermie-den werden. Zahnarzt Dozent Dr. Schuh aus Baden bei Wien (er leitet auch das Boltzmann-Institut für Zahnfleischerkrankungen) regte die Einführung von Zahnputzstationen in allen Schulen an. Eine gute Sache, die auch wohlwollend beurteilt wurde. Viel Zeit ist seither vergangen, gehört hat man von solchen Stationen noch nichts. Böse Zungen behaupten, die Mehrarbeit des Vorzeigens sei bei der Mehrheit des Lehrpersonals auf wenig Gegenliebe gestoßen. Statt dessen verteilt man lieber Fluortabletten …

Ziehen Sie bitte bei der Wahl der richtigen Zahnbürste Ihren Zahnarzt zu Rate. Er wird wissen, welcher Härtegrad der

Borsten für Sie ideal ist. Dann führen Sie jeden Morgen und jeden Abend – wenn möglich auch einmal dazwischen – rund zwei Minuten lang kreisende Bewegungen auf Ihren Zähnen durch. Drücken Sie nicht zu stark auf, achten Sie aber darauf, möglichst jede Stelle des Gebisses zu erreichen.

Gegen blutendes, entzündetes Zahnfleisch hilft am ehesten Zufuhr von Vitaminen (Obst, Gemüse). Hauptsächlich Vitamin C fehlt. *Besserung verschafft auch leichtes Massieren des Zahnfleisches mit der Fingerkuppe, dreimal täglich eine Minute.*
Wie oft sind Sie schon achtlos an *Spitzwegerich* vorbeigewandert? Das Kauen des Fruchtzapfens ist ein bewährtes Hausmittel gegen Zahnweh. Bei ausgefallener Plombe lindern Sie den Schmerz mit Nelkenöl. Benützen Sie einen in Öl getauchten Zahnstocher. Salbei- und Kamillentee helfen gegen Kieferentzündungen.

Rückenschmerzen

Der Anruf kam an einem Donnerstag. Marlene Lauda bat Willi Dungl um Hilfe: »Ich glaube, Niki hat sich eine Rippe gebrochen und kann nicht weitertrainieren. Bitte, komm doch rasch nach Monza …«

Willi Dungl ließ sich natürlich nicht lange bitten, er wollte seinem Freund, dem berühmten Autorennfahrer Niki Lauda, helfen. Schließlich sollte Niki in wenigen Tagen beim Grand Prix in Monza (1978) starten. Also flog der Masseur nach Italien.

Die Untersuchung des lädierten Sportlers brachte ein überraschendes Ergebnis: Von gebrochener Rippe keine Spur, dafür hatte sich im Bereich der Brustwirbelsäule ein Wirbel verschoben und bereitete höllische Schmerzen. An Training war unter diesen Umständen nicht zu denken.

Doch der »gute Geist« der österreichischen Sportlerelite wußte Rat. Er bearbeitete den Rücken des Rennfahrers mit einer muskelwärmenden Salbe (die entsprechend auf der Haut brennt), massierte die Wirbelsäule und zeigte Niki Lauda einfache Dreh- und Wendeübungen. Der akute Schmerz wurde zusätzlich mit Akupressur und Fußzonenmassage bekämpft, und schon am folgenden Tag fühlte sich der Grand-Prix-Star wieder wie neugeboren. Das Rennen in Monza ging problemlos über die Bühne, und Willi Dungl durfte dem Sieger gratulieren – Niki Lauda!

Der Rennfahrer erhielt in der Folge ein »maßgeschneidertes« Gymnastikprogramm, das jeden Tag konsequent absolviert werden mußte (siehe Seite 103–107). Jahrelang hielt sich Niki Lauda daran, verfügte über ein starkes Muskelkorsett auf dem Rücken und hatte keine Beschwerden.

Doch ausgerechnet vor dem so wichtigen Monza-Grand-Prix 1984, wo er in Alain Prost den härtesten Gegner seiner Laufbahn zu bekämpfen hatte, wurde Österreichs Supersportler gymnastikfaul. Einige Wochen hindurch begnügte sich Lauda damit, auf Ibiza – seinem Hauptwohnsitz – in der Sonne zu liegen. Prompt wurde das Muskelmieder schwach, und beim Training zum Großen Preis von Italien passierte es dann: In einer der zahlreichen, engen Kurven verschob sich plötzlich ein Brustwirbel, Nerven wurden eingeklemmt und bereiteten so höllische Schmerzen, daß zu diesem Zeitpunkt an eine Rennteilnahme nicht zu denken war. Aber Niki Lauda hatte ja seinen »guten Geist« Willi Dungl mit! Der akute Schmerzzustand konnte mit Reflexzonenmassage ziemlich rasch beseitigt werden. Das reichte vorerst für den schnellen Österreicher, um sich für das Rennen zu qualifizieren. Bis zum Start blieben aber nur knappe zwei Tage Zeit. Über Nacht bekam Lauda eine therapeutische *Magnetfolie* (übrigens in allen Apotheken erhältlich oder zumindest bestellbar) aufgelegt. Am Morgen des Renntages baute Willi Dungl mit Hilfe von Pflasterstreifen ein Mieder.

Das Wunder geschah tatsächlich: Trotz der Verletzung gewann Niki Lauda das Rennen in Monza! Später stellte sich heraus, daß er damit den »Siegesbaustein« gelegt hatte – wäre er in diesem Rennen nicht an den Start gegangen, hätte er die Weltmeisterschaft verloren gehabt!

Sie müssen keine Autorennen gewinnen. Aber »Kreuzschmerzen« bringen auch Nichtsportler zur Verzweiflung. Viele Menschen ahnen nicht, wie sensibel die Wirbelsäule auf geringste Beleidigungen reagiert. Nicht nur mechanische Einflüsse zählen dazu (Unfälle), auch Übergewicht, schlechte Haltung und einseitige Belastung sowie sogar falsche Ernährung stören dieses kunstvolle Gebilde, das unserem Körper Halt verleiht.

Lassen Sie uns vorerst einmal ein wenig über den Aufbau der Wirbelsäule erzählen. Sie werden dann viel besser die Zusam-

menhänge erkennen, die zu Rückgratschmerzen, Ischias, Hexenschuß, aber auch Hüft-, Knie- und Knöchelbeschwerden führen.
Grundsätzlich besteht dieser Stützapparat des Körpers aus knö-
chernen Wirbeln und dazwischengelagerten Bandscheiben sowie
aus widerstandsfähigen Faserknorpeln (es gibt verschiedene
Knorpelarten, wie etwa elastischen Knorpel in der biegsamen
Ohrmuschel). Auf sieben Halswirbel folgen zwölf Brustwirbel
und fünf Lendenwirbel. Nun kommen fünf Kreuzwirbel, die aber
nicht mehr durch Bandscheiben getrennt, sondern zum sogenannten Kreuzbein verwachsen sind. Auch das anschließende Steißbein besteht aus vier bis fünf verschmolzenen Wirbeln.

Ein Wirbel, wenn Sie ihn von oben betrachten, besitzt die Form
eines Ringes. Alle übereinander befindlichen Wirbellöcher bilden den Wirbelkanal, der das Rückenmark aufnimmt. Miteinander verbunden sind die Wirbel durch Gelenkfortsätze. Nach
hinten ragen sogenannte Dornfortsätze (leicht zu tasten), nach der
Seite Querfortsätze. Diese Knochenvorsprünge dienen dem Ansatz von Muskeln.

Das Tragstück des Wirbels nennt man Wirbelkörper. Zwischen
jeweils zwei Wirbelkörpern liegen die Bandscheiben. Entsprechend der unterschiedlichen Belastung werden die Wirbelkörper
von oben nach unten immer größer und mächtiger (weil ja unten
viel mehr Körpergewicht darauf ruht).

Die Band- oder Zwischenwirbelscheiben bilden rund ein Viertel
der Gesamtlänge der Wirbelsäule, die durchschnittlich eine Höhe
von 60 bis 65 Zentimetern erreicht. Sie bestehen aus einem festen
Faserring, der innen mit einer weichen, gallertartigen Masse
angefüllt ist. Diese Masse wirkt wie ein Wasserkissen und paßt
sich Bewegungen der Wirbelsäule an. Sie hat Pufferfunktion.
Damit sie nicht zwischen den Wirbeln hervortreten kann, wird
sie eben von einem Faserring umschlossen. Dem Zusammenhalt
der Wirbel dienen neben den Gelenkfortsätzen auch starke Bänder und natürlich die Rückenmuskulatur. Und die Erschlaffung

dieser Muskulatur trägt auch an den meisten Kreuzbeschwerden Schuld – das sei vorausgeschickt.

In ihrer Gesamtheit ist die menschliche Wirbelsäule kein gerader Stock. Sie zeigt vielmehr ganz charakteristische Krümmungen. Die Halswirbelsäule ist nach vorne durchgebogen, die Brustwirbelsäule nach hinten, die Lendenwirbelsäule nach vorn. Zwischen Lendenwirbelsäule und Kreuzbein besteht außerdem ein deutlicher »Knick«. Das Steißbein krümmt sich nach innen. Zudem sind auch leichte seitliche Verkrümmungen noch nicht als abnormal zu bezeichnen.

Zwischen den Wirbeln treten seitlich Nerven aus dem Rückenmark oder führen hinein. Durch diese Nerven entstehen Ischias und Hexenschuß. Die Nerven haben jeweils unterschiedliche Aufgaben zu bewältigen. Die aus dem Rückenmark ziehenden Stränge nennt man motorisch. Sie geben Befehle des Gehirns an Arme, Beine und Körpermuskeln weiter. Die zum Mark führenden Nerven sind »sensibel«. Sie leiten Empfindungen an das Hirn – Schmerz, Kälte, Hitze, Juckreiz usw. Wenn Sie barfuß gehen und auf eine Glasscherbe steigen, werden Nerven, die bis in die Fußsohlen ziehen, beleidigt. Der Reiz gelangt mittels dieser Nerven über das Rückenmark ins Hirn – das Schmerzgefühl wird von dorther ausgelöst.

Bei Schmerzzuständen sind nun diese Nerven entweder durch verschobene Bandscheiben oder auch verspannte Muskulatur eingeklemmt. Zur Beseitigung des Malheurs haben wir einen ganzen Katalog von Maßnahmen zusammengestellt.

Beginnen wir ganz oben, bei der Halswirbelsäule. Dort empfindet man zwar nicht den klassischen Kreuzschmerz, wir wollen in diesem Kapitel aber alle jene Wirbelsäulenbeschwerden behandeln, die von verspannter Muskulatur herrühren und von dieser Seite her auch gut behandelt werden. Willi Dungl empfiehlt bei *muskelbedingtem Nackenschmerz* (von hier nimmt auch die Migräne ihren Ursprung) in erster Linie Duschgymnastik. Das heißt,

Sie sollten unter dem warmen Wasser der Dusche jeden Morgen und jeden Abend folgende Übungen durchführen:

- Vorerst nur fünf Minuten Wasser in den Nacken prasseln lassen.
- Nun lassen Sie den Kopf ganz locker nach vorn fallen. Jede Anstrengung soll dabei vermieden werden. Nun wieder zurück mit dem Kopf in den Nacken. Die Vermeidung jeder Anstrengung ist deshalb so wichtig, weil andernfalls die Muskeln verkrampfen – genau das soll aber nicht geschehen. Übung jeweils zehn- bis zwanzigmal durchführen.
- Drehen Sie den Kopf leicht zur Seite, und machen Sie eine leichte Verbeugung. Verneigen Sie sich auf diese Art links und rechts je zehnmal.
- Wenn die Muskeln nun bereits gut durchblutet und entsprechend locker geworden sind, beginnen Sie bitte damit, den Kopf zu wenden. Keine ruckartigen Bewegungen! Jeweils zwei Drehungen nach links, zwei Drehungen nach rechts. Die ganze Übung zehnmal.

Nach diesem Lockerungstraining trocknen Sie sich ab und beginnen mit Selbstmassage des Nackens. Greifen Sie dabei mit beiden Händen nach hinten, umfassen Sie den Nacken und streichen mit den Handflächen nach vorne in Richtung Schulter. Dazwischen reiben Sie die Nackenmuskulatur sanft mit den Handflächen, bis ein angenehmes Wärmegefühl entsteht. Alle Übungen dienen der Durchblutung und damit Entspannung der Muskulatur. Gehen die Schmerzen von einer bereits geschädigten Wirbelsäule aus, lindern ebenfalls die erwähnten Maßnahmen. Zusätzlich erzielen Sie noch guten Erfolg mit Fußzonenmassage und Akupressur. Ohne Beseitigung der Ursachen wird aber keine Dauerheilung zu erzielen sein.

Kontrollieren Sie im Büro und daheim vor dem Fernsehapparat

Ihre Sitzhaltung. Sie werden feststellen, daß die dabei schauerlich verbogene Wirbelsäule ganz einfach mit Schmerzen antworten muß. Zwingen Sie sich zu gerader Haltung.

Das wird anfangs ziemlich mühsam sein, weil Ihre Rückenmuskulatur durch meist jahrelange Untätigkeit erschlafft oder durch Fehlbelastung verspannt ist. Stärken Sie die Muskeln durch Gymnastik, zu der Sie nichts als ein längeres Handtuch benötigen. Nehmen Sie das Handtuch mit beiden Händen, und führen Sie auf dem Rücken mehrmals alle auf den Abbildungen angegebenen Frottierbewegungen durch. Ziehen Sie das Handtuch senkrecht zum Rückgrat einmal nach links, dann nach rechts, und wechseln Sie öfters die Höhe (das heißt vom Nacken bis in die Kreuzbeingegend). Dann frottieren Sie in der Längsrichtung leicht diagonal auf und ab.

Schließlich nehmen Sie das Handtuch ganz fest, geben beide Arme ausgestreckt über den Kopf und versuchen nun, das Handtuch auseinanderzureißen. Keine Angst, das gelingt sicherlich nie. Aber die Anstrengung, die Sie bei dieser Übung unternehmen müssen, kräftigt Ihre Muskeln enorm. Wer genug Phantasie hat, kann diese Übung noch weiter ausbauen und verschiedene Bewegungen dazuerfinden. Alles, was die Rückenmuskulatur arbeiten läßt, ist gesund. Achtung nur vor ruckartigen Bewegungen: Dann lauert nämlich die Gefahr einer Zerrung.

Niki-Lauda-Gymnastik

Vorweg: Die folgenden Übungen sind natürlich nicht nur für Spitzensportler wie Niki Lauda geeignet, sondern auch für alle »Normalverbraucher«. Aber gerade Österreichs Formel-1-Star hat von der konsequenten Durchführung besonders viel profitiert. Dem Gymnastikprogramm verdankt er vielleicht sogar die Fortsetzung seiner Karriere nach dem dritten Weltmeistertitel.

Alle Übungen sind daheim oder im Büro durchführbar. Einziger Trainingsbehelf: ein genügend großer Tisch, um sich bäuchlings darauf legen zu können.

Übung 1:

Mit dem Bauch auf einen Tisch legen, die Beine werden von einem Partner festgehalten, der Oberkörper ragt über die Tischkante hinaus. Nun mehrmals den Oberkörper abwärts bewegen und dann schwungvoll, aber nicht zu ruckartig, emporwippen. Die Hände im Genick verschränken. Unbedingt auch bei einmal nach rechts, einmal nach links gedrehtem Oberkörper wippen. Diese Übung kräftigt auf ideale Weise die Rückenmuskulatur und sorgt für ein natürliches Korsett als Schutz der Wirbelsäule.

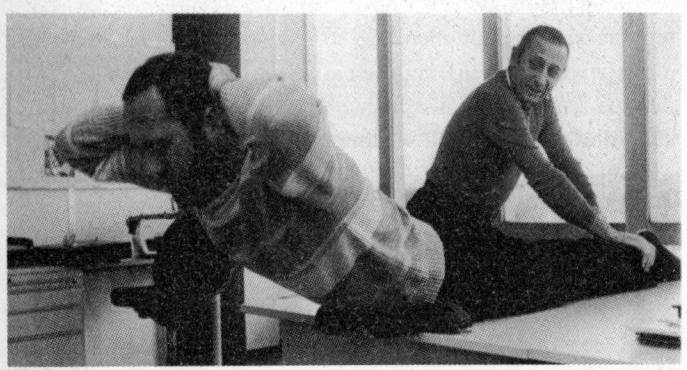

Übung 2:

Nun führen Sie die Gegenbewegung zu Übung 1 durch. Auf den Boden setzen (Langsitz), die Beine wieder von einem Partner fixieren lassen. Die Hände im Genick verschränken, flach hinlegen und dann aufrichten. So weit wie möglich zu den Knien nach

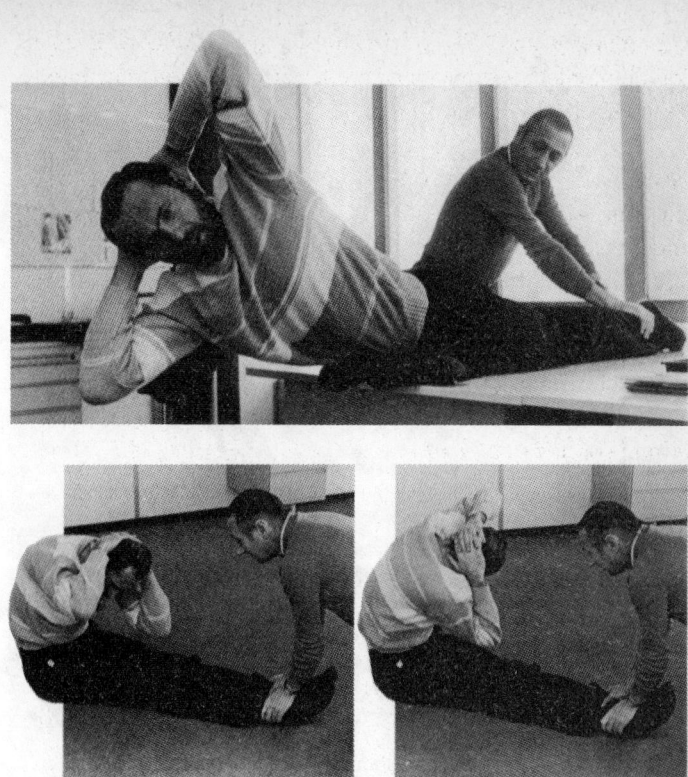

vorn wippen, aber die Schmerzschwellen nicht überschreiten. Auch hier immer wieder auch bei verdrehtem Oberkörper aufrichten.

Übung 3:

Auf den Boden knien, auch die Hände abstützen. Nun einen richtigen »Katzenbuckel« machen und einige Sekunden in dieser Haltung bleiben. Dann das Rückgrat bewußt durchbiegen. Mehrmals wiederholen.

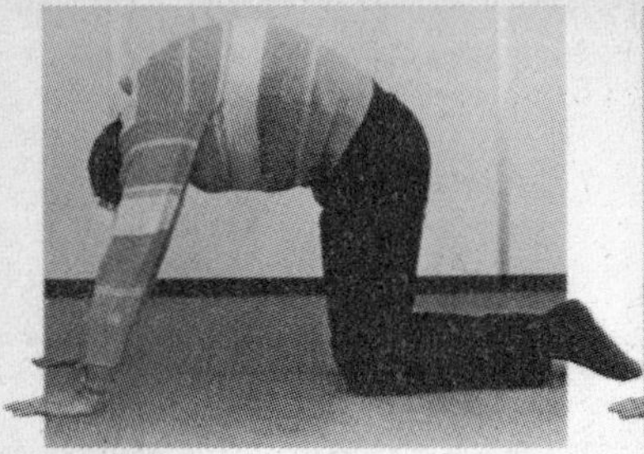

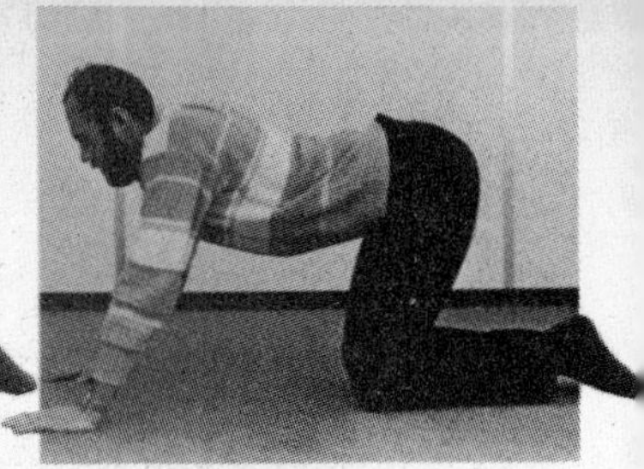

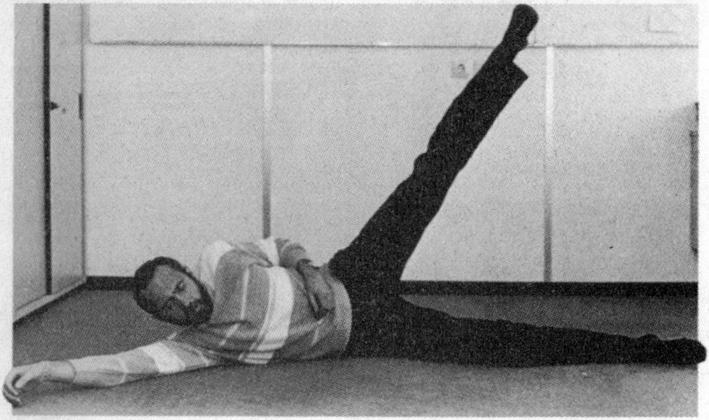

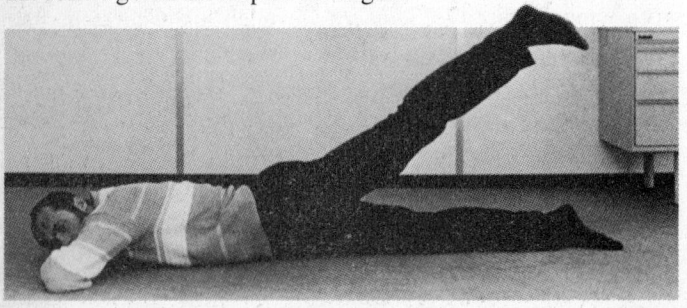

Übung 4:
Seitlich auf den Boden legen und mehrmals das linke Bein, dann das rechte gestreckt emporschwingen.

Übung 5:

Auf den Bauch legen und abwechselnd das linke, dann das rechte Bein nach hinten aufheben.

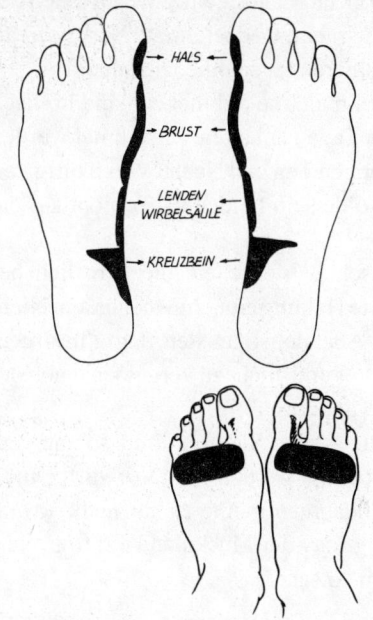

Fußreflexzonen gegen Schmerzen in der Wirbelsäule: Die Wirbelsäule spiegelt sich entlang der eingezeichneten, schmalen Zone am Innenrand der Fußsohle wider. Wie schon bei Schmerzen im Nacken beginnen Sie, von oben (große Zehe) nach unten (bis zur Ferse) zu massieren – Sie behandeln damit in dieser Reihenfolge die Hals-, Brust- und Lendenwirbelsäule. Auf dem Fußrücken liegen die Zonen für den Schultergürtel. Schmerzen, die dort auftreten, entstehen häufig durch Schäden der Halswirbelsäule. Also auch die Wirbelsäulenzone ganz oben massieren!

Hexenschuß

Sie bücken sich nach einem zu Boden gefallenen Gegenstand – plötzlich ein jäher Schmerz! Unfähig, sich aufzurichten, verharren Sie in verkrümmter Haltung. Erst langsam und mühsam gehorcht der Körper wieder Ihren Befehlen. Aber das nur unter großen Schmerzen. Im Volksmund bezeichnet man das als Hexenschuß.

Für dieses Leiden gibt es mehrere Erklärungen, ganz genau kann

107

die Ursache nicht festgelegt werden. Sicher spielt Verspannung der Rückenmuskulatur eine Hauptrolle. Die Verkrampfung kann aber einerseits durch Zerreißungen von Muskelfasern durch eine plötzliche, heftige Bewegung hervorgerufen werden, andererseits auch durch eine verschobene Bandscheibe, die auf einen der seitlich austretenden Nerven drückt. Der beleidigte Nerv befiehlt den Muskeln, sich zu kontrahieren (zusammenzuziehen).

Was auch immer schuld sein mag, die Schmerzen sind höllisch und können bis zu mehreren Tagen anhalten. Manchmal werden sie sogar chronisch – sie peinigen Tag und Nacht. Wer häufig von Hexenschuß geplagt wird, sollte sein Leiden daher nicht auf die leichte Schulter nehmen.

Bevorzugt überfällt Hexenschuß Menschen, die beruflich bedingt gleichbleibend gebückte Haltung einnehmen müssen. Nicht aus Ehrfurcht vor dem Chef. Aber dem Pianisten, dem Chirurgen, der Sekretärin, dem Buchhalter und, nicht zu vergessen, auch der Hausfrau bleibt leider nichts anderes übrig.

Trotzdem, an all diese Leute – falls Sie von Kreuzschmerzen, Hexenschuß oder Ischias gepeinigt werden – ein Vorwurf: Durch geeignete vorbeugende Maßnahmen müßte es gar nicht soweit kommen. Ausgleichstraining, das die Muskulatur kräftigt, verhindert alle Beschwerden im Ansatz.

Ein paar Anleitungen zur Vorbeugung, falls Sie bereits ein leichtes Ziehen in der Kreuzgegend spüren (untrügliches Zeichen dafür, daß bald mit gröberen Schwierigkeiten zu rechnen ist):

– Überwinden Sie die morgendliche Faulheit, und begeben Sie sich sofort nach dem Aufstehen unter die Dusche. Führen Sie unter dem Wasser der Brause Lockerungsübungen durch. Beide Hände in die Hüften stemmen, Becken kreisen lassen. Der Oberkörper sollte möglichst ruhig bleiben.

– Zweite Übung: Hände wieder in die Hüften stemmen, diesmal

aber bewußt mit dem Oberkörper mehrmals nach rechts und nach links kreisen.

- Hinaus aus der Dusche. Nun folgen mit einem geeigneten Handtuch Frottierübungen wie bereits beschrieben.

Ist das Malheur schon passiert, lindert am besten Wärme Ihre Schmerzen. Ob feucht oder trocken – nur warme Behandlung verspricht Erfolg. Wer sonst gerade nichts daheim hat, behilft sich mit heißen Kompressen. Ein saugfähiges Tuch in heißes Wasser tauchen, kurz auswinden und auf die schmerzende Stelle legen. Eine Plastikfolie drüber und noch ein Handtuch. Mehrere Stunden dunsten lassen.

Wenn Sie die Möglichkeit haben, eine Behandlung von langer Hand vorzubereiten, empfiehlt Ihnen Willi Dungl *Packungen mit Lehm oder Weizenschrot*.

Lehm wird gekocht und rund einen Zentimeter dick aufgetragen. Weizenschrot kochen Sie bitte mit Wasser zu Brei und tragen diesen fünf Millimeter dick auf. In beiden Fällen darf die Plastikfolie nicht fehlen. Wieder legen Sie ein Flanelltuch darüber. Behandlungsdauer: zwei Stunden, am besten aber die ganze Nacht. Den gleichen Erfolg erzielen Sie mit Heublumen. Bekommen Sie diese nicht von einem Bauern, kaufen Sie sie in Apotheken oder Drogerien. Die Heublumen füllt man in Leinensäcke (Kissenüberzug), die kurz in heißes Wasser getaucht wurden. Dann vorsichtig auf die betroffene Stelle geben. Sie können sich aber auch darauf legen.

Nach der heißen Behandlung sollten Sie sich von einem Familienmitglied (falls kein geschulter Masseur erreichbar ist) den ganzen Rücken massieren lassen. Sie sehen, die Behandlungsarten für Rückenschmerzen sind gar nicht so verschieden. Immer sind dieselben Bestandteile enthalten: Wärme, Massage und Lockerung der Muskulatur durch Gymnastik.

Auch bei *Wirbelsäulenbeschwerden* wäre eine Umstellung der Ernährungsgewohnheiten empfehlenswert. Nicht zuletzt wegen der oft dringend notwendigen Gewichtsreduktion. Leute mit Hängebauch drücken die Wirbelsäule krankhaft nach vorn. Diese unnatürliche Haltung führt früher oder später zu einer kaum reparablen Verkrümmung, die dann lebenslang Schmerzen bereitet.

Viel Bewegung – wie Schwimmen – ist ein immer wiederkehrender Ratschlag, den Sie nicht belächeln sollten. Wenn auch der legendäre Winston Churchill auf die Frage, warum er so alt geworden sei, antwortete: »No sport«, Menschen wie Sie und ich leben wesentlich gesünder mit Sport. Wobei man natürlich nie übertreiben darf. Das andere Extrem – Streben nach Höchstleistungen – ist genauso schädlich wie völlige Untätigkeit. Zur Akutbehandlung von Hexenschuß dienen wie immer die nun anhand von Abbildungen erklärten Methoden.

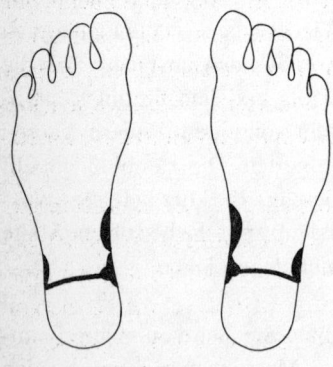

Fußreflexzonen gegen Hexenschuß: Da Hexenschuß in verschiedenen Höhen der Wirbelsäule auftreten kann, haben wir zwei Zonen eingezeichnet. Eine betrifft Schmerzen im Bereich der Lendenwirbel (die obere), die andere Schmerzen ganz unten, schon bei Kreuzbein und Steißbein.

Ischiasschmerz unterscheidet sich wesentlich von den Beschwerden anderer Wirbelsäulenleiden. Er zieht nämlich bis in die Beine, manchmal sogar bis zu den Füßen. Die Wurzel im wahrsten Sinne des Wortes ist der stärkste Nerv des menschlichen Körpers: der Ischiasnerv, in der Medizinersprache »nervus ischiadicus« genannt. Der Ischiasnerv zieht von den letzten Lenden- und einem Teil der Kreuzbeinwirbel aus der Wirbelsäule. Seine Äste laufen durch das Becken in die Beine, wo sie sich weiter verzweigen und, wie erwähnt, mit ganz dünnen Ausläufern auch die Füße erreichen.

Gekränkt wird dieser Nerv erstens durch alle bereits besprochenen Haltungsschäden, Fehlbelastungen und andere mechanische Einwirkungen. Aber neben Wirbel- oder Muskelverletzungen kann Ischias auch durch Infektionskrankheiten wie Grippe, entzündliche Prozesse in Zähnen, Mandeln, Nebenhöhlen usw., Beckengeschwüre sowie Alkohol und Nikotin hervorgerufen werden.

Ischias gehört zur Gruppe der Neuralgien, der nervenbedingten Leiden. Wenn Sie demnach beispielsweise zu lange auf kalten Steinen sitzen, durchnäßt sind und sich dann erkälten, längere Zeit im Wasser arbeiten oder sich durch ausgedehntes Marschieren überanstrengen, kann ebenfalls ein Ischiasanfall die schmerzhafte Folge sein.

Wir sind mit der Aufzählung möglicher Ursachen noch immer nicht am Ende. Bei Frauen tritt Ischias häufig als Folge chronischer Verstopfung oder verlagerter Gebärmutter auf. Die Eingeweide drücken dann auf den Nerv und rufen so Schmerzen hervor. Schließlich sind auch Gicht und Rheuma mögliche Auslöser.

Wir haben in diesem Zusammenhang eine dringende Bitte an Sie: Nehmen Sie unsere Tips zur Beseitigung akuter Schmerzen ernst, lassen Sie aber möglichst bald einen Arzt die genaue Diagnose stellen. Sie selbst können nicht entscheiden, was Ihren Ischiasanfall bewirkt hat. Die Ursachen sind meist harmlos, Sie sollten aber keinesfalls eine Verschleppung ernsterer Erkrankungen riskieren.

Falls der Nerv durch eine verschobene Bandscheibe und verspannte Muskeln eingeklemmt wurde (häufig macht sich in diesem Fall ein taubes Gefühl in den Beinen bemerkbar), hilft Entlastung. Wir haben zwei Liegestellungen ausgewählt, deren Anwendung bald Erleichterung bringt.

Im Alltag haben Sie die Möglichkeit, rasch zwischendurch einige Übungen zu machen, die den Schmerz zum Verschwinden bringen können. Stützen Sie sich etwa mit beiden Armen zwischen zwei Tischen oder stabilen Sesseln ab. Die Beine baumeln dabei locker in der Luft, die Wirbelsäule wird auf sanfte Art gestreckt, der Nerv freigelegt. Vermeiden Sie allerdings gewaltsames Strecken, wie es in manchen Instituten praktiziert wird – wenn man Streckung der Wirbelsäule nicht fachmännisch durchführt, ist der Schaden meist größer als der Nutzen.

Die folgende Anregung betrifft wiederum auch andere Wirbelsäulenbeschwerden, wie etwa *Hexenschuß:* schlechte Haltung. Das falsche Sitzen haben wir bereits erwähnt. Aber auch einseitiges Tragen schwerer Taschen (Achtung, Hausfrauen!) führt zu schmerzhaften Veränderungen der Wirbelsäule und so eventuell zu eingeklemmtem Ischiasnerv. So dumm dieser Rat vielleicht klingen mag: Gehen Sie immer mit zwei Taschen einkaufen, und verteilen Sie die Last gleichmäßig.

Lassen Sie Ihre Bürokollegen ruhig mitleidig lächeln: Wo immer Sie sich aufhalten, machen Sie ein paar simple gymnastische Übungen. Wer Scheu davor hat, öffentlich zu turnen, kann seine wahre Absicht gut verschleiern. Greifen Sie mehrmals nach

Büchern auf hohen Regalen, ohne dafür gleich die Leiter zu holen. Die Wirbelsäule wird dadurch gestreckt.

Wenn Sie sich nach einem zu Boden gefallenen Gegenstand bücken (helfen Sie nach, wenn sich sonst keine Gelegenheit ergibt), bemühen Sie sich, die Beine gestreckt zu halten. Dann wippen Sie mit den Fingern zu dem Gegenstand.

Treten Sie durch Türen – da wird es doch reichlich Möglichkeiten geben –, versäumen Sie nicht, sich kurz am oberen Rand des Türstocks festzuhalten und den Körper durchzubiegen. Vermeiden Sie aber bitte ruckartige Bewegungen.

Schieben Sie die Behandlung eines Ischiasleidens nie auf die lange Bank! Die Schmerzen führen zu einer Fehlhaltung der Wirbelsäule. Erstens wird diese dadurch geschädigt, zweitens werden mit der Wirbelsäule verbundene Muskelgruppen einerseits verspannt, anderseits schwinden sie durch zu geringe Beanspruchung (weil jede Bewegung Schmerz bereitet).

Beginnen Sie die Allgemeinbehandlung mit gründlicher Entleerung des Darmes. Am besten nicht durch Abführmittel, sondern durch schlackenreiche Kost, für die Sie in diesem Buch genügend Beispiele finden (siehe Kapitel Ernährung, Rheuma). Eine Entgiftung des Körpers durch Kostumstellung wirkt oft Wunder.

Vorteilhaft sind wieder heiße Packungen und Schwitzkuren in Form sogenannter ansteigender Halbbäder (siehe Anleitung). Auch regelmäßige Saunabesuche (einmal wöchentlich, aber nur bei kreislaufstarken Personen) wären empfehlenswert.

Im akuten Zustand machen Sie sich überdies die schmerzbekämpfende Wirkung einer therapeutischen Magnetfolie zunutze: Kleben Sie die über Apotheken erhältliche Folie auf den unteren Teil der Wirbelsäule. Man kann den Magneten etwa 14 Tage oben lassen. Nur im Falle von Hautreizungen ist die Behandlung zu unterbrechen (Rötung, Juckreiz). Am besten befestigt man das Pflaster mit Leukoplast. Duschen ist in dieser Zeit problemlos möglich, von längeren Wannenbädern wird abgeraten.

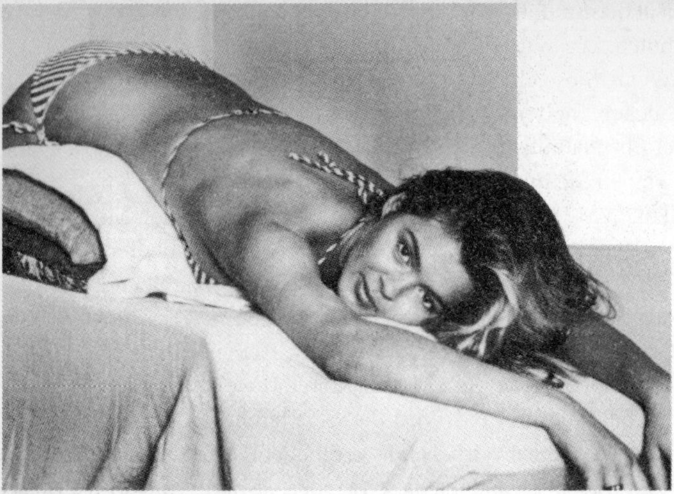

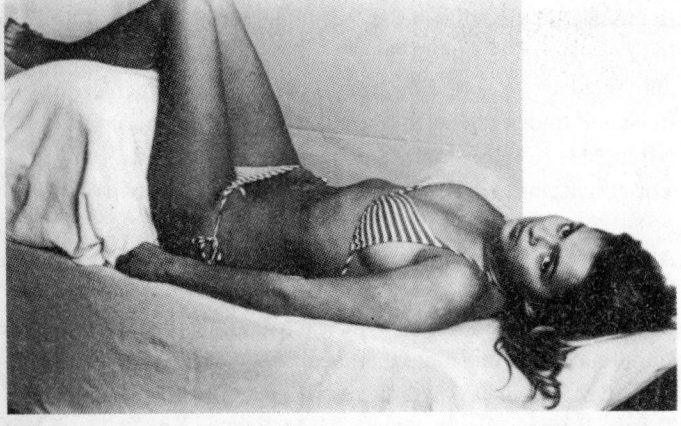

Liegeübung gegen Ischias: Schichten Sie genügend Polster auf und legen Sie sich, wie auf dem oberen Foto ersichtlich, mindestens eine Stunde bäuchlings drauf.

Legen Sie sich auf den Rücken und lagern Sie die Beine so hoch, daß der Körper zwei rechte Winkel bildet: zwischen Ober- und Unterschenkel sowie zwischen Oberschenkel und Rumpf. Sie schauen dann aus wie ein Stühlchen.

114

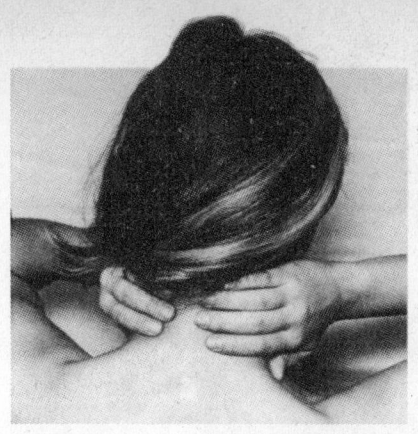

Massage gegen Nackenschmerzen: Hilft auch gegen Migräne. Sie umfassen den Nacken mit beiden Händen und ziehen dann nicht allzu fest nach vorn. Führen Sie diese Massage einige Minuten durch, bis angenehmes Wärmegefühl entsteht. Die Muskulatur wird entspannt.

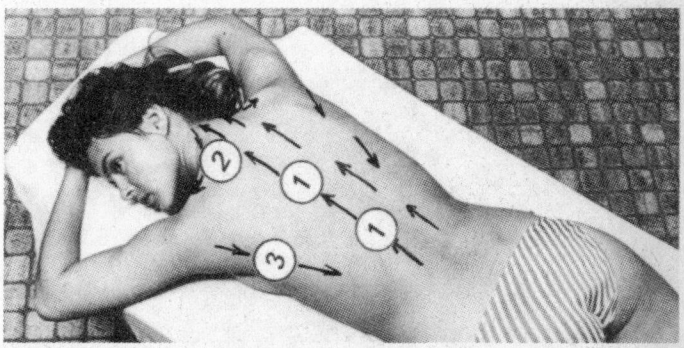

Massage gegen Rückenschmerzen: Streichen Sie vorerst sanft, dann etwas fester entlang den Pfeilen. Die Reihenfolge ist für den Erfolg wichtig, Sie beginnen innen entlang der Wirbelsäule und kehren nach außen zurück. Nach einer mindestens zehnminütigen Massage in der beschriebenen Art führen Sie noch kreisförmige Reibungen entlang der Wirbelsäule auf beiden Seiten durch.

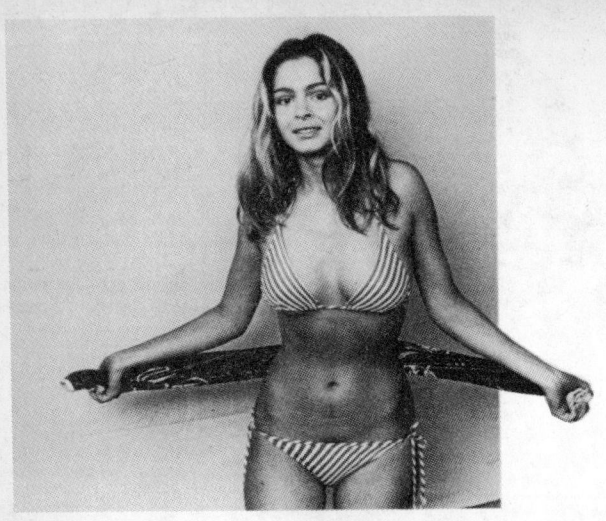

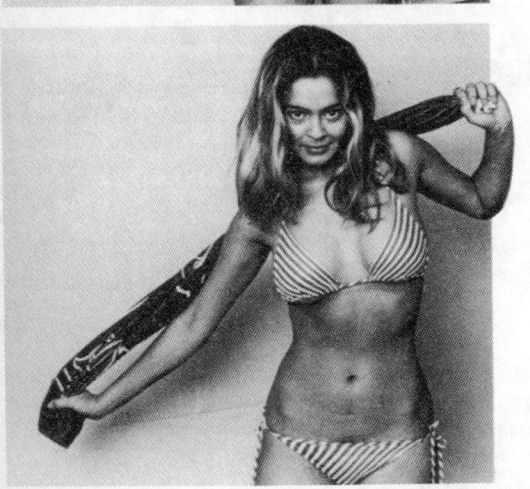

Gymnastik gegen Rückenschmerzen: Alles, was Sie benötigen, ist ein längeres Handtuch. Nehmen Sie beide Enden und reiben Sie mit dem Handtuch – möglichst nach einer warmen Dusche – entlang dem Rücken. Zuerst waagrecht immer weiter von unten nach oben, dann diagonal.

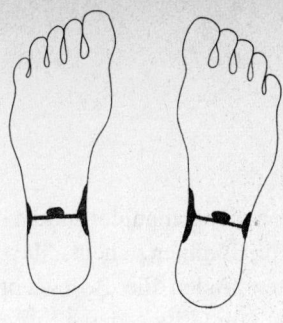

Fußreflexzonen gegen Ischias:
Ischias strahlt oft auf Hüfte und sogar die Knie aus. Massieren Sie daher bei Ischiasbeschwerden möglichst alle angegebenen Zonen. Der Punkt in der Mitte ist der »Ischiaspunkt«. An der Innenseite spiegeln sich Lendenwirbelsäule und Kreuzbein wider, an der Außenseite das Hüftgelenk.

Erkältungskrankheiten

Herbst und Frühling sind die traditionellen Schnupfenzeiten. Im Winter ist es den Bakterien zu kalt, im Sommer zu heiß. Aber in den sogenannten Übergangsmonaten finden die Bösewichter ideale Bedingungen vor. Das gilt auch für Grippe, deren Erreger Viren sind. Wir wollen uns in diesem Kapitel mit eher harmlosen, aber dennoch unangenehmen Erkältungskrankheiten befassen.

An erster Stelle steht wie so oft die Vorbeugung. Wer seinen Körper mit Hilfe von Kneipp-Anwendungen rechtzeitig abhärtet, wird gegen Verkühlungen sehr widerstandsfähig sein. Des weiteren stärkt vitaminreiche Kost die Abwehrkräfte. Schließlich nützt noch Bewegung an der frischen Luft. Auch kreislauffördernde Maßnahmen, wie Bürstenmassagen oder Sauna, können Erkältungen im Ansatz verhindern.

Wenn aber der Hals bereits kratzt, die Nase rinnt und die Stimme wie das Krächzen eines müden Raben klingt, müssen Sie anders handeln. Sorgen Sie in erster Linie für ein gutes Klima. Das ist wörtlich gemeint. In den Räumen, in denen Sie sich häufig aufhalten (Arbeitszimmer oder daheim im Wohn- und Schlafzimmer), sollte die Luftfeuchtigkeit rund 50 Prozent betragen.

Das erreichen Sie auf verschiedene Weise. Stellen Sie etwa flache Schalen mit Wasser auf. In das Wasser können Sie ein wenig Öl (Fichte, Latschenkiefer) tropfen. Verteilen Sie die Schalen im Zimmer. Die Flüssigkeit verdunstet und schafft das angestrebte Klima.

Ebenfalls gute Wirkung wird erzielt, wenn Sie in ein Wasserschaff einen Teil eines langen Handtuchs hineinhängen lassen.

Den noch trockenen Rest befestigen Sie über dem Schaff. Das Wasser steigt nun langsam empor, das Handtuch wirkt wie ein Docht. Es verdunstet immer die richtige Menge Wasser, die dann aus dem Schaff »nachgeliefert« wird.

Auch elektrische Luftbefeuchter können verwendet werden. Manchmal klagen jedoch Leute über Unwohlsein. Die einfache Methode ist in diesem Fall sicher günstiger.

Als Fluch der Zivilisation empfinden viele Menschen Klimaanlagen. Der ständige Zug sorgt für rheumatische Beschwerden, die Luft trocknet aus. Feuchtigkeit allein hilft in vielen Fällen gar nicht mehr. Laut Willi Dungl, der das bei seinen Sportlern in Hotels ausprobierte, bewähren sich Spezialgeräte, Ionisatoren. Angeblich wird dadurch der Spannungszustand der Luft verbessert. Jedenfalls fühlen sich die Leute in »ionisierten« Räumen wohler – und nur das zählt. Man stellte fest, daß in diesem Klima nicht nur besser geschlafen wird, auch geringere Anfälligkeit für Erkältungen machte sich bei Testpersonen bemerkbar.

Wer schon sehr an einer Erkältung leidet – wenn die Schleimhäute in Hals und Nase stark brennen –, möge sich ein »feuchtes Zelt« bauen. Auch bei Kindern bewährt sich diese Maßnahme gut. Nehmen Sie ein Leintuch, feuchten Sie es an, und hängen Sie das Tuch dann wie ein Zelt über Ihr Bett. Man schläft unter einer feuchten Kuppel, die Schmerzen werden rasch gemildert. Sehr günstig wäre die Verwendung von Thymiantee im Wasser – Thymian wirkt reizlindernd.

Erkältung kündigt sich meist durch Frösteln an. Wenn Sie in diesem Stadium noch nicht fiebern, begeben Sie sich in eine Sauna. Diese sollte allerdings speziell vorbereitet werden. Günstig wäre ein Aufguß, bevor Sie den Schwitzraum betreten. Die Luft ist dann schon angenehm feucht, die Hitze »sticht« nicht mehr.

Nach dem Saunabesuch müssen Sie sich unbedingt lange genug ausruhen. Wickeln Sie sich im Ruheraum in eine Decke, schwit-

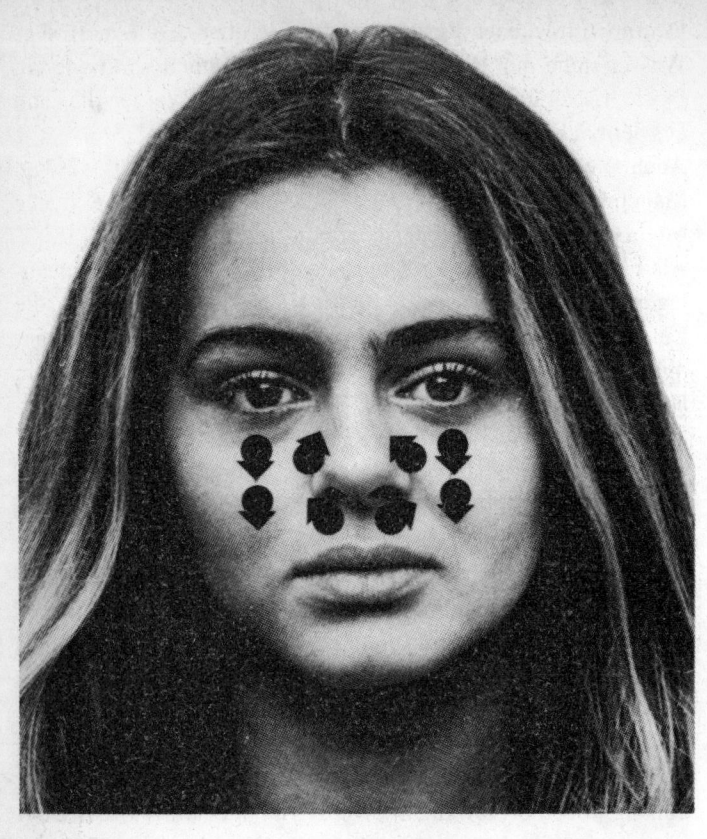

Akupressur gegen Schnupfen und Nebenhöhlenschmerzen: Gleich bei den ersten Anzeichen einer Erkältung drücken Sie bitte mehrmals täglich diese Punkte mindestens eine Minute.

zen Sie noch einmal kräftig. Dann duschen Sie warm, trocknen den Körper gut ab und ziehen sich warm an. Erst dann ins Freie gehen, wenn der Körper »ausgekühlt« ist. Anderenfalls verstärken Sie die beginnende Erkältung.

Nicht jeder hat die Möglichkeit, eine Sauna zu besuchen. Keine

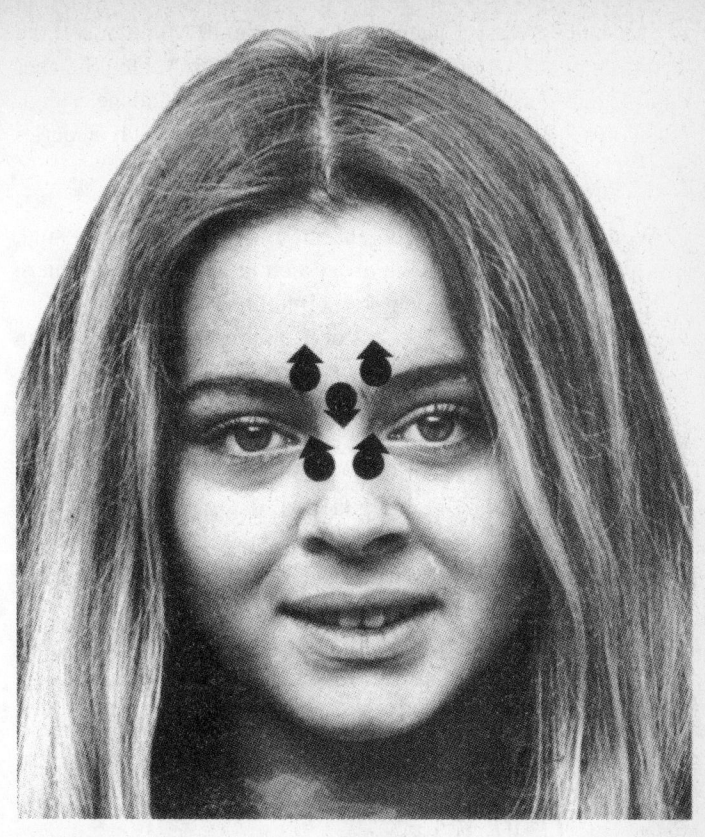

Wenn Ihnen leichtes Klopfen auf das Jochbein Schmerzen bereitet, ist das ein untrügliches Zeichen für Nebenhöhlenentzündung. Den Schmerz lindern Sie durch Druck auf die bezeichneten Punkte.

Angst, auch für Sie gibt es eine gute Heilmethode. Sie versuchen mit ansteigenden Fußbädern zum Erfolg zu kommen. Bereiten Sie ein nicht zu heißes Fußbad (35 Grad Celsius), gerade die Zehen sollten mit Wasser bedeckt sein. In das Wasser geben Sie eine Handvoll Salz oder Thymiantee. Dann gießen Sie immer wieder heißes Wasser nach. Innerhalb von 20 Minuten soll die Temperatur auf 42 Grad Celsius gestiegen sein. Achten Sie aber darauf, daß der Wasserspiegel nicht über den Knöchel steigt. Nach dieser Prozedur abtrocknen und am besten gleich niederlegen.

Wenn der Atem pfeifend geht, die Luftwege »verlegt« sind, hilft Zwiebel. Jawohl, Sie haben richtig gelesen. Zerkleinern Sie eine Zwiebel auf dem Reibeisen, mischen Sie die Stückchen mit Honig. Diese seltsame Kombination, mehrmals ein Eßlöffel eingenommen, befreit Ihre Atemwege im Nu.

Wir sind mit der heilenden Wirkung der Zwiebel noch nicht am Ende. Willi Dungl hat ein weiteres Rezept parat, das ihm eine Klosterschwester in Berchtesgaden (Bundesrepublik Deutschland) verraten hat. Lassen wir Willi Dungl erzählen:
»Ich betreute einmal in Berchtesgaden österreichische Junioren bei einem Skispringerwettkampf. Einer meiner Burschen lag leider schwer darnieder. Ein einheimischer Arzt stellte eine besorgniserregende Diagnose: Verdacht auf Lungenentzündung!

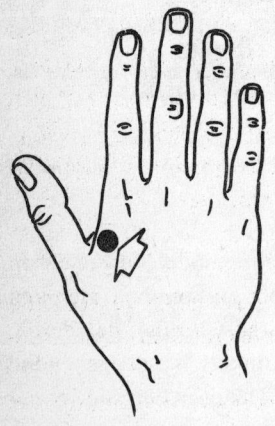

»Meister der Schmerzen«, wie der Punkt »Dickdarm 4« auch genannt wird, kann bei herannahendem Schnupfen gedrückt werden: Mitte des zweiten Mittelhandknochens (Verlängerung des Zeigefingers) mit dem Daumen drücken.

Wir waren in einem Kloster untergebracht und wollten den Sportler sofort in ein Krankenhaus bringen. Doch eine Klosterschwester hielt uns ab. Sie meinte bestimmt: ›Heute nicht mehr, erst morgen früh.‹ Sie gab den Burschen ganz einfach nicht heraus.

Wie wir später erfuhren, machte sie ihm einen Brustwickel mit Zwiebeln. Man schneidet dafür Zwiebeln ganz klein, legt die Stückchen auf ein Tuch und dieses Tuch auf die Brust. Darüber legt man eine Plastikfolie. Doch die Schwester tat mehr: Sie röstete die Zwiebeln in Schweineschmalz glasig an und legte das Ganze mittels Leinenflecks warm auf. Jedenfalls war unser Sportler am nächsten Tag beschwerdefrei. Der Mannschaftsarzt konnte kein Anzeichen einer Lungenentzündung erkennen ...«

Tees gegen Erkältung

Holunderblütentee
Zwei Teelöffel Holunderblüten werden mit 1/4 Liter kochendem Wasser übergossen. Zehn Minuten ziehen lassen.

Der Holunderblütentee wirkt schweißtreibend. Damit er seine volle Wirkung in dieser Hinsicht (er hilft auch gegen Rheuma, Gicht, Hautunreinheiten und schlechten Körpergeruch) entfalten kann, müssen Sie mindestens einen halben Liter heiß trinken. Dann ins Bett legen, sehr gut zudecken und richtig »ausschwitzen«. Nachher warm abduschen und abtrocknen.

Lindenblütentee
Wirkt ähnlich wie Holunderblütentee. Zwei gehäufte Teelöffel Blüten mit 1/4 Liter kochendem Wasser überbrühen, zehn Minuten ziehen lassen, sehr heiß trinken.

Wenn Sie Lindenblütentee in »Grippezeiten« vorbeugend trinken wollen, genügt die halbe Dosis. Außerdem brauchen Sie den Tee dann nicht so heiß zu trinken.

Lindenblüten lassen sich zu gleichen Teilen mit Hagebutten, Heidelbeeren, Huflattich und Kamille kombinieren. Diese Mischung bereiten Sie ebenso zu wie oben. *Eine Warnung vor allzu häufigem Gebrauch des Tees für eine Schwitzkur:* Das kann auf Ihr Herz belastend wirken. Schwitzen Sie daher nur, wenn Sie die Erkältung bereits voll in ihren Krallen hat, und nicht vorbeugend.

Noch eine wirksame *Mischung gegen Erkältungskrankheiten:* zwei Teile Holunderblüten, zwei Teile Hagebutten und je einen Teil Melisse sowie Thymian mischen. Zwei gehäufte Teelöffel davon mit 1/4 Liter kochendem Wasser übergießen, 15 Minuten ziehen lassen. Den Tee mit frischgepreßtem Orangensaft versetzen. Es handelt sich um einen idealen »Grippetee«, der allerdings nur am Beginn der Krankheit (wenn noch kein Fieber vorhanden ist) erfolgversprechend eingesetzt wird.

Im Zusammenhang mit Erkältungskrankheiten allgemein dürfen wir natürlich auch die Möglichkeit von *Inhalationen* nicht vergessen.

So inhaliert man richtig: In einen Topf kochenden Wassers schütten Sie eine Handvoll Salz. Wenn vorhanden, auch frischen Majoran oder frischen Thymian (bei frischen Pflanzen wirken die Inhaltsstoffe, ätherische Öle). Wer die Hitze nicht gut verträgt, kann auf japanisches Heilpflanzenöl ausweichen. Dieses (in Apotheken erhältlich) tropft man auf warmes Wasser. Hinbeugen und einatmen – es hilft. Nach einer Inhalation sollten Sie unbedingt mindestens zwei Stunden in einem geschlossenen Raum bleiben. Wer sich an diese Vorsichtsmaßnahme nicht hält, büßt oft mit Nebenhöhlen- oder gar Stirnhöhlenentzündungen, die arge Schmerzen bereiten.

Halsweh und Heiserkeit

Einige Erkältungssymptome verdienen es, besonders besprochen zu werden. Dazu gehört Halsweh, womit meistens Heiserkeit verbunden ist. Peinlich für einen Sänger oder Fernsehsprecher, wenn ihn knapp vor dem Auftritt plötzlich die Stimme verläßt, weil er verkühlt ist und die Warnungen seines Körpers nicht beachten wollte.

Wenn sich solche Leute an Willi Dungl wenden und von ihm Wunder erwarten – dann wirkt er sie. Spaß beiseite: Gegen Halsweh hilft ein *Halswickel mit Leinsamen.* Man kocht Leinsamen in verdünntem Apfelessig (ein Teil Wasser, ein Teil Essig) zu Brei. Daraus wird der Wickel angefertigt.

Erfolgreich kann man auch den *»Prießnitz«-Wickel* (Prießnitz war ein Naturheiler, der mit seinen Methoden Sebastian Kneipp vielleicht entscheidend beeinflußte) anwenden. Sie nehmen dafür lediglich abgestandenes Wasser.

Saunabesucher, die über Heiserkeit klagen, nehmen in die Schwitzkammer ein nasses Handtuch und Pfefferminzöl mit. Ein paar Tropfen auf das Handtuch, das Tuch etwa zehn Zentimeter vor das Gesicht halten – die Wirkung wird eintreten.

Ganz allgemein gegen immer wiederkehrende Halsentzündungen hilft sehr gut *Bibernelletee* (Pimpernell). So bereiten Sie ihn zu: Ein gehäufter Teelöffel wird mit einer Schale kalten Wassers angesetzt. Langsam zum Kochen bringen, eine Minute lang kochen, dann abseihen. Trinken Sie dreimal täglich eine Schale mit Honig gesüßten Tee. Er nützt auch bei Bronchitis und Asthma. Zum Gurgeln verwenden Sie ebenfalls Bibernelletee – allerdings ungesüßt.

Sänger und Redner pflegen ihre Stimmen mit *Brombeersaft*, den man trinkt und gurgelt. Die strapazierten Stimmbänder danken es mit besserer Leistungsfähigkeit.

Der nette Name müßte eigentlich die Wirkung schon garantieren:

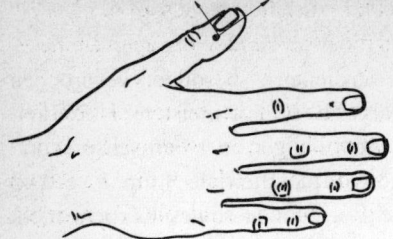

Akupressur gegen Heiserkeit:
Drücken Sie den Schnittpunkt
der Fingernagelkanten an der
Innenseite des Daumens.

Heisere Naturheilkundige schwören auf *Engelsüßtee*. Übergießen Sie zwei Teelöffel Engelsüßwurzel mit kaltem Wasser. Dann bis zum Sieden erhitzen und fünf Minuten lang kochen. Zwei Schalen pro Tag sind zu empfehlen.

Vielseitig ist die Wirkung der schwarzen Johannisbeere. Hier soll nur ihr Zusammenhang mit Heiserkeit erwähnt werden. Wer die Möglichkeit besitzt, möge bei Heiserkeit schwarze Johannisbeeren kauen oder den ungesüßten Saft trinken.

Ein weiterer Tee gegen Halsweh und Heiserkeit wird aus Lungenkraut bereitet. Übergießen Sie zwei Teelöffel Lungenkraut mit 1/4 Liter heißem Wasser. Zehn Minuten ziehen lassen und dann abseihen. Trinken Sie dreimal täglich eine Schale Tee, den sie mit Honig süßen. Ein wirklich wunderbares Mittel gegen Erkältungskrankheiten ist auch Salbeitee.

Schließlich kann auch eine Mischung aus je einem Teil Holunderblüten, Lindenblüten, Lungenkraut und Salbei als Halswehtee dienen. Zehn Minuten ziehen lassen, dann mit etwas Zitronensaft und Honig vermischen. Dreimal täglich schluckweise trinken.

Husten

Husten muß seine Ursache natürlich nicht immer in einer Erkältung haben (denken Sie an den chronischen Husten starker Raucher). Weil aber zu einer »echten« Erkältung auch zumindest ein bißchen Husten gehört, seien die Maßnahmen dagegen an dieser Stelle erwähnt.

Neben *Inhalationen* hilft gegen Husten am besten heißer Tee. Dafür haben Sie eine wahrhaft reichliche Auswahl an Heilkräutern zur Verfügung. Testen Sie durch, welche Pflanze bei Ihnen die beste Wirkung hervorruft. Und das sind die Tees gegen Husten:

Andorntee

Zwei Teelöffel Andornkraut mit 1/4 Liter kochendem Wasser übergießen und nur kurz (3 Minuten) ziehen lassen. Drei Schalen pro Tag trinken.

Anistee

Ein gehäufter Teelöffel Anisfrüchte wird zerdrückt. Dann mit kochendem Wasser (1/4 Liter) übergießen und zehn Minuten ziehen lassen. Abseihen und mit Honig süßen. Trinken Sie täglich bis zu fünf Schalen.

Bohnenkrauttee

Bohnenkraut hat mehrfache Wirkung (Potenz!), gegen Husten hilft folgendes Rezept: zwei Teelöffel Kraut mit 1/4 Liter kochendem Wasser überbrühen, zehn Minuten ziehen lassen, abseihen und mit Honig gesüßt trinken.

Dosttee

Dost hat ähnliche Wirkung wie Salbei. Für Tee übergießen Sie einen Eßlöffel voll mit 1/4 Liter kochendem Wasser. Zehn Minuten ziehen lassen, abseihen, mit Honig süßen und schluckweise nicht zu heiß trinken.

Gegen Bronchialkatarrh und auch Keuchhusten hilft ein Bad mit Dost: 100 g werden mit einem Liter Wasser übergossen und zehn

Minuten gekocht. Der Absud wird dann dem Badewasser zugesetzt.

Eibischtee

Übergießen Sie zwei Teelöffel geschnittene Eibischwurzel mit 1/4 Liter kaltem Wasser. Lassen Sie diese Mischung eine halbe Stunde stehen. Danach abseihen und den Absud erwärmen. Wieder süßen mit Honig.

Gegen Husten wirkt aber besonders gut auch Eibischsirup. Das Rezept: Geben Sie zwei Gramm Wurzeln auf einen Kaffeefilter, und gießen Sie nun stark verdünnten Weingeist (1 Teil Weingeist, 30 bis 40 Teile Wasser) immer wieder eine Stunde lang darüber. Die Flüssigkeit mit 50 g Zucker aufkochen.

Malventee

Das Kraut ist in unseren Breiten vielleicht besser bekannt als Käsepappel. Die Pflanze enthält Schleim, der sich bei Husten positiv auswirkt. Zwei Teelöffel werden mit 1/4 Liter lauwarmem Wasser übergossen. Nun mehrere Stunden (mindestens fünf) ziehen lassen. Abseihen und verwenden (auch zum Gurgeln oder Spülen).

Teemischung aus Sonnentau, Thymian, Fenchel und Spitzwegerich (zu gleichen Teilen)

Zwei Teelöffel von jedem Tee heiß übergießen, zehn Minuten ziehen lassen, abseihen, mit Honig gesüßt schluckweise trinken.

Spitzwegerichtee

Zwei Teelöffel Blätter mit 1/4 Liter kochendem Wasser übergießen und eine Viertelstunde ziehen lassen. Zwei bis drei Schalen täglich mit Honig gesüßt trinken.

Ein sehr gutes Hustenmittel ist der *Spitzwegerichsaft*. Bereiten Sie ihn wie folgt zu: Frische Blätter zerreiben, etwas Wasser hinzugeben und zum Sieden bringen. Viel Honig dazu – der Saft ist fertig. Jede Stunde einen Teelöffel einnehmen.

Thymiantee

Wirkt vor allem gegen krampfartigen Husten. Zubereitung: Einen gehäuften Teelöffel mit einer Schale Wasser übergießen und bis zum Kochen erhitzen. Dann abseihen und mit Honig gesüßt dreimal täglich trinken.

Thymianbad

100 g Thymian mit einem Liter Wasser kurz aufkochen, eine Viertelstunde ziehen lassen und die Flüssigkeit in das Badewasser gießen.

Königskerzentee-Mischung

Mischen Sie zu gleichen Teilen Königskerzenblüten, Spitzwegerichblätter und Huflattich. Zwei Teelöffel davon mit kochendem Wasser übergießen, 10 Minuten ziehen lassen. Abseihen, mit Honig süßen und drei Schalen pro Tag schluckweise trinken.

Veilchentee

Kaum zu glauben, daß diese liebliche Pflanze ein Mittel gegen Bronchitis sein kann. Übergießen Sie zwei Teelöffel Veilchenkraut mit 1/4 Liter kaltem Wasser, und erhitzen Sie es bis zum Sieden. Dann lassen Sie den Tee fünf Minuten ziehen. Abseihen und (Sie erraten es schon) mit Honig gesüßt dreimal täglich trinken. Mit dem ungesüßten Tee können Sie im Bedarfsfall auch gurgeln.

Bockshornkleetee

Hilft gegen chronischen Husten vor allem bei älteren Menschen. Zwei Eßlöffel Samenpulver mit 1/4 Liter kaltem Wasser übergießen, drei Stunden stehen lassen. Dann zum Kochen bringen,

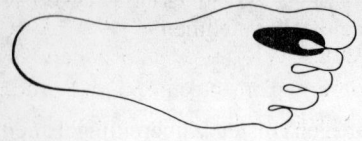

abseihen und eher lauwarm trinken. Honig verstärkt wie immer die heilende Wirkung.

Fencheltee

Ein Teelöffel zerdrückter Früchte mit kochendem Wasser über-gießen, zehn Minuten ziehen lassen. Abseihen und bis zu fünfmal täglich trinken.

Fieber

Gegen Fieber ist grundsätzlich nichts einzuwenden. Ganz im Gegenteil: Fieber stärkt die Abwehrkräfte und macht den Körper gegen viele Feinde (Erreger) widerstandsfähig. Bekämpfen Sie Fieber daher nur, wenn es über 39 Grad hinausgeht und länger anhält. Verwenden Sie dazu die traditionellen »Essigpatschen«: Socken in einer Mischung aus Essig und Wasser (eins zu eins) tränken und kalt anziehen. Anderthalb Stunden auf den Füßen lassen.

Als *fiebersenkendes Mittel* bewährt sich ein Tee, in dem »blühen-des Aspirin« Verwendung findet. Blühendes Aspirin? Die Natur-heilkunde kennt Weidenrinde und Mädesüß (Wiesengeißbart) als Pflanzen, welche die Grundsubstanz des Aspirins enthalten.

Der Fiebertee: Je zwei Teile Holunderblüten und Hagebutten sowie je einen Teil Thymian, Melisse und Mädesüß oder Weidenrinde mischen. Zwei gehäufte Teelöffel der Mischung mit kochendem Wasser (1/4 Liter) übergießen und eine Viertelstunde ziehen lassen. Dann mit Honig gesüßt schluckweise und nicht zu heiß trinken.

Regelbeschwerden

Einmal im Monat sind die Frauen recht arm dran. Die Natur hat es so eingerichtet, daß Frauen einige Tage zum Teil arge Schmerzen auszuhalten haben.

Was ist Menstruation eigentlich? Auch Männern dürfte es nicht schaden, diese Zeilen zu lesen. Schließlich sollen sie für ihre Partnerinnen Verständnis aufbringen, wenn diese »ihre Tage« haben. In den ersten zwei Wochen nach einer Regelblutung reift in einem Eierstock ein Ei heran. Die innere Haut der Gebärmutter (Schleimhaut) wird darauf vorbereitet, daß sich dieses Ei, wenn es befruchtet ist, einnisten kann. Nach etwa 14 Tagen wandert das Ei von einem der beiden Eierstöcke durch den Eileiter in die Gebärmutter. Wurde das Ei tatsächlich befruchtet, kommt es zur Schwangerschaft. Anderenfalls hat die zusätzlich aufgebaute Schleimhaut keinen Zweck mehr und wird daher abgestoßen – das eben ist die monatliche Blutung.

Der Vorgang hat mit Krankheit nichts zu tun, weshalb das Leben für die Frauen auch normal weitergeht. Bei Regelblutung kann kein Krankenstand beansprucht werden. Dennoch überstehen viele Frauen diese Tage nur mühsam. Sie sind oft nervlich am Ende (ein Grund für den Partner, rücksichtsvoll zu sein) und leiden an starken Krämpfen. Der Bauch ist manchmal aufgebläht, weil der Organismus vor der Regel Wasser zurückhält. Nach der Regel normalisiert sich der Zustand wieder.

Zu Krämpfen neigen Raucherinnen, aber auch Frauen, die sich nicht viel Bewegung machen. Von dieser Seite her erfolgen deshalb die ersten Ratschläge! Nicht rauchen, viel wandern, Gymnastik, schwimmen, am besten laufen. Das können Sie zur

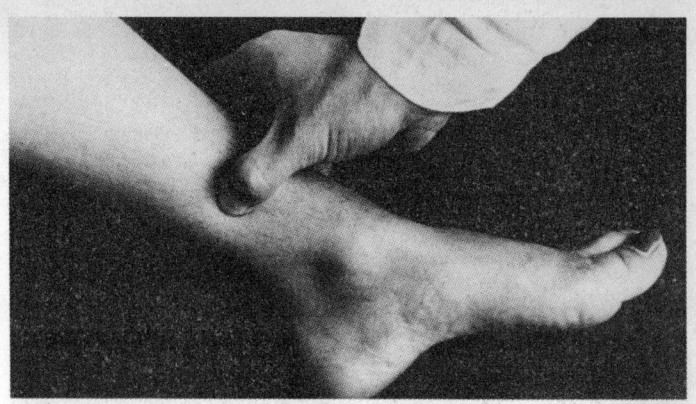

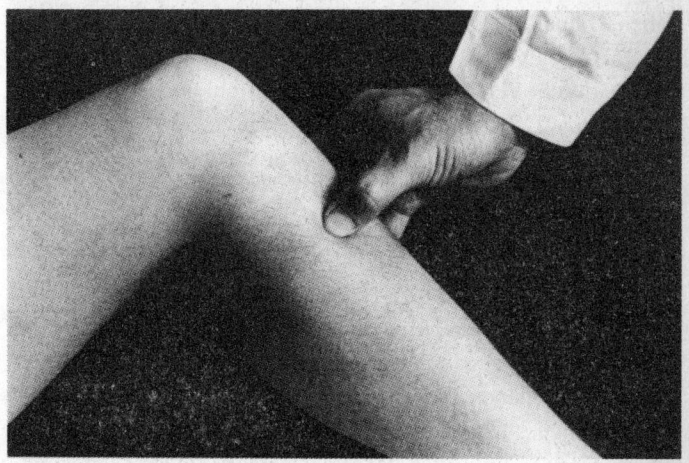

Oben: *Akupressur gegen Regelschmerzen:* 1. Drücken Sie vier Fingerbreit über dem Innenknöchel an die Innenseite des Schienbeins. Mindestens zwei Minuten lang.
Unten: 2. Vier Finger unterhalb der Kniescheibe und einen Finger außen neben dem Schienbein liegt ein zweiter Punkt. Drücken Sie an dieser Stelle nach innen auf das Schienbein.

Vorbeugung tun. Während der Regel sollte der Körper nach Möglichkeit etwas geschont werden.

Neben krampflösenden Tees, Akupressur und Fußzonenmassagen hilft gegen Regelkrämpfe recht gut Streichmassage entlang dem Becken und dann weiter über das Rückgrat. Wie gegen alle krampfartigen Beschwerden wirkt auch in diesem Fall viel Wärme. Sie können heiße Kompressen auf dem Rücken, entlang dem unteren Teil der Wirbelsäule, auflegen. Auch warme Auflagen auf dem Bauch und erträglich heiße Sitzbäder bringen Linderung (wenn die Blutung nicht zu stark ist). Achtung, es kann dann starke Blutung auftreten!

Da übermäßig starke Regelschmerzen auch seelische Ursachen haben können, möge der Partner dazu beitragen, daß die Frau keiner Aufregung ausgesetzt ist. Verstärkt werden die Schmerzen zudem durch Verkühlungen. Gut funktionierende Verdauung wirkt sich auf die Krämpfe sehr positiv aus.

Nicht immer sind Regelbeschwerden als normal anzusehen. Wenn etwa Gebärmutter oder Eierstöcke entzündet sind, treten ärgere Schmerzen auf als üblich. Manchmal sind auch die Geschlechtsorgane nicht ausreichend entwickelt. Die Diagnose überlassen Sie bitte dem Arzt. Helfen können Sie sich vielfach selbst. Beispielsweise durch heiße Fußbäder und Packungen mit Heublumen. Die genannten Methoden fördern die Durchblutung.

Große Angst haben Frauen vor dem unvermuteten Ausbleiben der Blutungen. Man muß allerdings nicht immer Schwangerschaft oder das Einsetzen der Wechseljahre als Ursache annehmen. Durchfall, Unterleibsentzündungen, Überanstrengung – all das und noch mehr kann die Blutung ausbleiben lassen.

Zu geringe Blutung kann ebenfalls mit Fuß- und auch Sitzbädern behandelt werden. Rückenmassage im Kreuzbeinbereich zeigt häufig die gewünschte Wirkung. Bei zu starker Blutung empfehlen manche Mediziner eine Diät aus Vollkornbrot und Müsli. Trinken Sie dazu Hirtentäscheltee.

Rheumatische Erkrankungen

Wenn Sie mit Schmerzen, die fallweise im Schultergelenk, dann wiederum in den Knien oder in der Hüfte auftreten, Ihren Arzt aufsuchen, wird wahrscheinlich das Wort »rheumatisch« fallen. Ärzte, die nicht genau wissen, was ihren Patienten fehlt, sprechen gerne von »Erkrankungen des rheumatischen Formenkreises«. Wir können den Medizinern nicht einmal einen Vorwurf machen – bis jetzt hat die Wissenschaft noch immer keine hieb- und stichfeste Erklärung für jene Volksseuche gefunden, die wir kurz als Rheuma bezeichnen wollen.

Was sagt die »Bibel« der Medizinstudenten und Ärzte, das klinische Wörterbuch von Pschyrembel, zu Rheumatismus?

Der Name leitet sich vom griechischen Wort für Fluß ab. Man will damit ausdrücken, daß die Schmerzen nicht an Ort und Stelle bleiben, sondern oft nach sehr kurzer Zeit in andere Körperregionen abwandern.

Der »Pschyrembel« teilt rheumatische Erkrankungen nach drei Gesichtspunkten ein:

– *Entzündlicher Rheumatismus*. Dazu gehört rheumatisches Fieber, das vornehmlich nach einer Streptokokkeninfektion auftritt. Streptokokken sind kugelförmige Bakterien, die eitrige Entzündungen hervorrufen. Auch Polyarthritis (Gelenkentzündung) und Entzündungen der Wirbelsäule entstehen auf der Basis des entzündlichen Rheumatismus. Eine wichtige Rolle spielen dabei die Eiterherde (Zähne usw.).
– *Degenerativer Rheumatismus*. In diese Gruppe fallen sogenannte Arthrosen. Das sind Gelenkerkrankungen, die zwar

135

nicht mit Entzündungen einhergehen, aber sehr bösartige Folgen haben: Teile des Gelenks werden nicht mehr ernährt und sterben ab – die Erkrankten büßen die Bewegungsfreiheit eines oder mehrerer Gelenke (auch Wirbelsäule!) ein. Arthrosen sind zudem mit sehr starken Schmerzen verbunden.

Die zweite in diese Gruppe fallende Erkrankung heißt *Spondylose* und umfaßt Rückbildungen der Bandscheiben (Sie wissen: jene »Beilagscheiben« zwischen den Wirbeln). Folgen sind Bewegungsunfähigkeit, Verkrümmungen der Wirbelsäule – und Schmerzen.

– *Extraartikulärer Rheumatismus.* Hinter diesem komplizierten Namen verbergen sich Erkrankungen der sogenannten Weichteile (Muskel-, Fettgewebe-, Schleimbeutel- und Sehnenscheidenentzündungen, auch Nervenentzündungen). Sportler werden jetzt aufhorchen: Die gefürchtete Achillessehnenentzündung und der »Tennisellbogen« gehören auch dazu.

Viele Forscher glaubten, der Wurzel des Übels endlich auf die Spur gekommen zu sein. Enttäuschende Behandlungsergebnisse bedeuteten bittere Rückschläge. Amerikanische Wissenschafter sehen die Ursache von Rheuma als Funktionsstörung der Hypophyse und Nebennierenrinde, die bestimmte Hormone absondern. Also behandelt die Schulmedizin Rheuma auch mit einem Nebennierenrindenhormon: Cortison. Sicher kann damit Linderung von ganz argen Beschwerden erzielt werden. Aber kein seriöser Arzt würde es wagen, von Heilung zu sprechen! Zu unangenehm und gefährlich sind die Nebenwirkungen einer länger dauernden Cortisonbehandlung.

Viel bessere Resultate erzielten hingegen die »Spinner«, die Naturheiler. Sie begannen, dem Problem von einer ganz anderen Seite zu Leibe zu rücken – über die Sünden, die wir täglich an unserem Körper begehen.

Rund 20 Prozent aller Menschen in unseren Breiten leiden an

Krankheiten, die man dem Rheuma zuordnen kann. Unsummen werden für nutzlose Behandlung zum Fenster hinausgeworfen, die Volkswirtschaft erleidet durch Krankenstände und Frühpensionierungen Rheumakranker gewaltigen Schaden. Und da taucht plötzlich ein beinharter Vorwurf gegen die Kranken auf – sie tragen in großem Maße selbst an ihrem Leiden Schuld. Nicht Kurpfuscher sind es, die ihre eigenen Kunden anklagen, sondern Ärzte. Mediziner wie der Deutsche Dr. M. O. Bruker, der sich der Naturheilkunde verschrieb und einen guten Weg zwischen Schulmedizin und Naturheilmethoden gefunden hat, behauptet: »Alle rheumatischen Krankheiten sind ernährungsbedingt!« Seiner Ansicht nach ist Rheuma ein typisches Zivilisationsleiden, hervorgerufen durch Zucker, Weißmehl und zuviel Fleisch.

Willi Dungl hat diese Erkenntnisse übernommen und für die von ihm Betreuten nutzbar gemacht. Der Erfolg gibt ihm recht. Dungl hält in seinem Biotrainingszentrum in Gars am Kamp (Niederösterreich) regelmäßig Kurse für Personen ab, die an verschiedenen »Zivilisationsleiden«, eben auch an rheumatischen Beschwerden, leiden. Die »Biotrainer« fühlen sich schon nach wenigen Tagen besser, was neben der gezielten körperlichen Betätigung auch auf die Kostumstellung zurückzuführen ist. Bei manchen Teilnehmern verschwanden die Beschwerden sogar völlig, wenn sie sich nur dazu entschließen konnten, weniger Eiweiß mit der Nahrung aufzunehmen.
Der Tagesbedarf des Menschen an Eiweiß beträgt laut einer Faustregel durchschnittlich 1 Gramm pro 1.000 Gramm Körpergewicht. Bei genauer Rechnung werden viele von uns feststellen müssen, daß sie ihrem Körper deutlich mehr Eiweiß zumuten. Abbauprodukte von Eiweiß lagern sich als »Schlacken« in Sehnen, Sehnenscheiden, Muskeln usw. ab und führen oft zu argen Schmerzen. Wie kann man den Tagesbedarf an Eiweiß nach dem geschilderten Muster einfach ausrechnen? Nun, Käse und Fleisch

enthalten etwa ein Fünftel Eiweiß. Im Klartext: Wer 100 g Fleisch ißt, weiß, daß er nun 20 g Eiweiß aufgenommen hat. Ein Ei hat beispielsweise 7 Gramm Eiweiß. Jeder weiß durch diese simplen Beispiele genau, wo er zu »bremsen« hat ...

Sie, liebe Leser, finden einen von Willi Dungl ausgearbeiteten Menüplan für zwei Wochen im Anschluß an unsere Tips, die wir Ihnen zur Selbsthilfe bei rheumatischen Schmerzen geben. Auf alle Erkrankungen des rheumatischen Formenkreises einzugehen würde zu weit führen. Die wichtigsten Leiden wollen wir aber etwas genauer besprechen.

Arthrosen

Wie schon erwähnt, handelt es sich dabei um Rückbildungen innerhalb der Gelenke. Das kann bis zur völligen Bewegungsunfähigkeit gehen. Nachdem früher immer angenommen wurde, die Arthrose sei eine typische Verschleißkrankheit (die Gelenke werden eben alt, da kann man nichts machen ...), wissen vernünftige Ärzte heute: Bei noch nicht zu weit fortgeschrittenem Krankheitsverlauf hilft einfach eine Umstellung der Ernährung. Vollwertkost und Entschlackungskuren (siehe Rezepte Seite 61 ff. und 155 ff.) brachten hervorragende Ergebnisse.

Oft wird Arthrosepatienten geraten: »Gehen Sie viel, das ist gesund!« Hüten Sie sich davor, diesen Rat zu befolgen. Abgestorbene Gelenkteile werden durch starke Beanspruchung auch nicht mehr heil. Sie müssen sich vorstellen, daß etwa im Kniegelenk der Oberschenkelknochen direkt auf dem oberen Schienbeinteil hin und her reibt, weil die schützende Knorpelschicht durch falsche Ernährung »weggefressen« wurde. Je stärker diese Reibung, desto ärger der Schaden.

Orientieren Sie sich an Ihren Schmerzen. Führen Sie jene Bewegungen durch, die noch am wenigsten weh tun. Nützlich sind

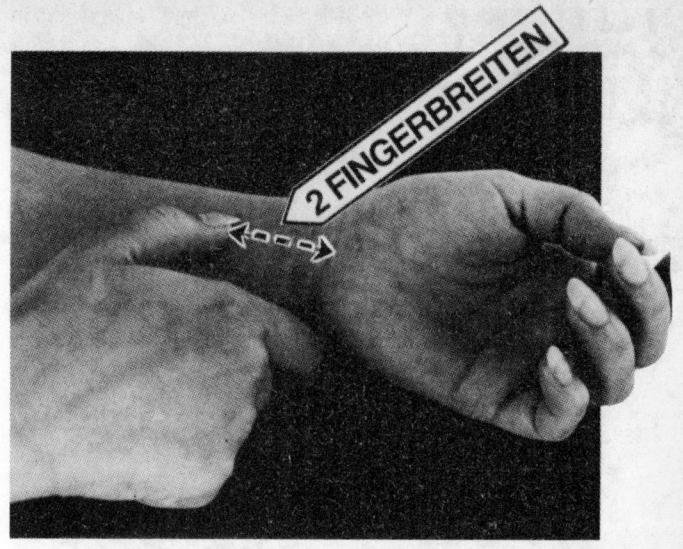

Akupressur gegen rheumatische Beschwerden: 1. Messen Sie von der Innenseite des Handgelenks zwei Fingerbreit nach oben. Dort drücken Sie den Punkt zwischen den beiden Unterarmknochen.

etwa Sportarten wie Radfahren und Schwimmen (Wassertemperatur mindestens 26 Grad Celsius).

Lindern Sie die Schmerzen durch eine der von uns empfohlenen Maßnahmen, zögern Sie aber nicht, sofort mit der einzig heilenden Maßnahme zu beginnen: Anti-Rheuma-Diät.

Arthritis, Polyarthritis

Hier spielen in erster Linie entzündliche Prozesse die Hauptrolle, die sich nicht so leicht durch Ernährung beeinflussen lassen. Bei Arthritis ist ein bestimmtes Gelenk befallen; Polyarthritis heißt

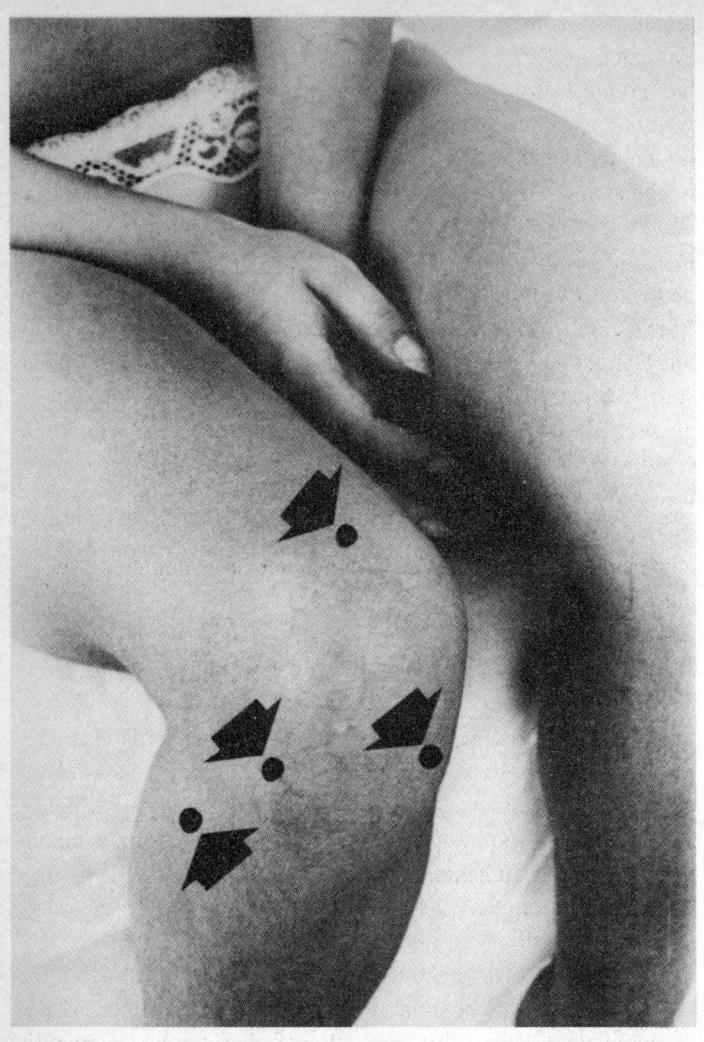

2. Drücken Sie nacheinander die auf dem Foto markierten Punkte auf dem Knie. Probieren Sie mehrmals – die Punkte sind nicht leicht zu finden.

jene Entzündung, die alle Gelenke befällt und im Extremfall den Patienten im Rollstuhl enden läßt. Über die Heilungsaussichten bei Polyarthritis kann leider noch nichts Erfreuliches gesagt werden – sie gilt nach wie vor als unheilbar. Wir können nur helfen, die dabei auftretenden argen Schmerzen zu lindern. Vorwiegend sind Hand- und Fußgelenke betroffen, weniger die großen Gelenke (Hüfte, Schulter, Knie). Allerdings kann die Wirbelsäule befallen sein. Ursache dürfte eine Infektion sein. Genaues weiß man nicht.

Eine nicht unbedeutende Rolle schreibt man allerdings sogenannten Herden zu. Das heißt, daß Eiterherde in den Zähnen oder sonstwo Schadstoffe ins Blut absondern. Das »vergiftete« Blut gelangt in die Gelenke und ruft dort Entzündungen hervor. In diesen Fällen bringt oft die Beseitigung dieser Störfaktoren sofortige Heilung. Lassen Sie sich bei Arthritis jetzt nicht grundsätzlich alle Zähne ziehen und die Mandeln herausnehmen – aber eine genaue Überprüfung (unbedingt auch der Gallenblase) wäre angezeigt.

Auch schlechte Statik (Wirbelsäulenverkrümmung, Beckenschiefstand, einseitig abgenutzte Schuhe usw.) kann schuld sein. Zu den rheumatischen Erkrankungen zählen eigentlich auch, wie bereits besprochen, Ischias und Hexenschuß. Sie werden feststellen, daß das Schmerzlinderungsprogramm in manchen Punkten ziemliche Parallelen aufweist. Auch das Grundprinzip bleibt gleich: Nie hilft Kälte! Vergessen Sie bitte im Zusammenhang mit rheumatischen Erkrankungen die in anderen Fällen so nützlichen Wasserkuren Marke Kneipp. Jede Form von Wärme bringt aber Erleichterung – und sei es eine warme Dusche.

Bewährtes Mittel bei rheumatischen Gelenkschmerzen ist die sogenannte Schrot-Packung. Weizenschrot wird dabei mit einem Gemisch aus Wasser und Essig (Verhältnis eins zu eins) aufgekocht und rund einen halben Zentimeter dick auf einen

Leinenfleck gestrichen. Geben Sie nun das Tuch, so heiß Sie es aushalten, auf die schmerzende Stelle. Darüber kommt eine Plastikfolie, dann ein weiteres Tuch (eventuell Frotteehandtuch). Die Packung lassen Sie zwei bis drei Stunden einwirken. Nachher gut abwaschen und warm anziehen.

Ähnliche Wirkung erzielen Sie mit *Salzwickeln*. Lösen Sie einen Eßlöffel Kochsalz in einem halben Liter sehr heißem Wasser auf, tränken Sie darin ein Leinentuch, und legen Sie dieses nicht allzu naß (auswinden!) auf oder um die schmerzende Stelle. Nun wieder ein Plastikstück darüber, darauf noch ein Wolltuch – den Wickel etwas festziehen und mehrere Stunden einwirken lassen. Günstige Zeit wäre der Abend. Sie haben dann die Möglichkeit, mit dem Wickel die ganze Nacht zu schlafen. Wahrscheinliche Nebenwirkung ist eine Rötung der Haut. Diese ist harmlos, Sie sollten aber vor einer neuerlichen Behandlung das Abklingen der Hautreizung abwarten.

Gut hilft ein *Bad in bestimmten Heilkräutern*. Wußten Sie, daß Mädesüß (auch Wiesengeißbart genannt) wie Aspirin wirkt? Mädesüß nützt auch Rheumatikern. Nehmen Sie eine Handvoll von diesem Kraut, überkochen Sie es mit einem Liter Wasser. Den Absud schütten Sie ins Badewasser. Baden Sie nun mindestens eine Viertelstunde bis 20 Minuten. Achten Sie aber darauf, daß das Wasser nicht auskühlt.

Manche rheumatische Erkrankungen entstehen dadurch, daß bestimmte Stellen des Körpers schlecht durchblutet sind. Blut fördert aber jeden Heilungsprozeß. Sie müssen also versuchen, Blut auch dorthin zu bekommen, wo es nicht mehr so richtig hinfließen will. Verwenden Sie allerdings dafür eher keine handelsüblichen Sporttonika – Sie tragen meistens lediglich gerötete Haut davon, die Schmerzen bleiben aber erhalten. Der Grund liegt darin, daß diese Mittel nicht tief genug ins Gewebe eindringen.

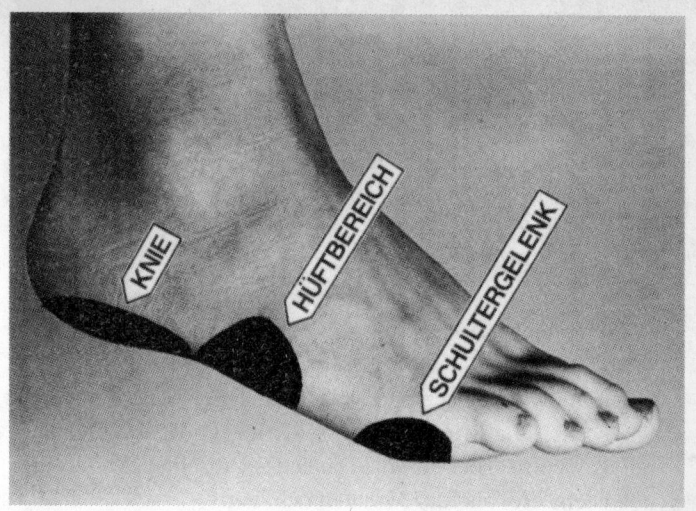

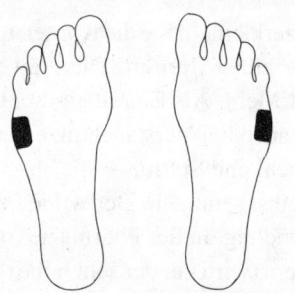

Fußreflexzonen gegen rheumatische Beschwerden: Die Ursache rheumatischer Schmerzen können Sie nicht »wegdrücken«. Aber zur Schmerzlinderung drücken Sie bitte bei Knie-, Hüft- und Schultergelenkbeschwerden die bezeichneten Zonen. Achtung: Die Zone für das Schultergelenk geht auf die Fußsohle über.

Viel besseren Effekt erzielen Sie mit Salben, die aus natürlichen ätherischen Ölen hergestellt sind. Ihr Apotheker wird darüber gerne Auskunft geben. In der Apotheke können Sie auch Öle und Salben kaufen, die Extrakte des *spanischen Pfeffers* enthalten – darauf reagiert Rheuma günstig. Ein mit Vorsicht zu verwendendes Hausmittel ist *Senfmehl.* Umschläge mit Senfmehl lindern zwar ziemlich gut rheumatische Beschwerden, rufen aber nicht selten sehr starke Hautreizung hervor. Daher Vorsicht mit Dosierung und Anwendungsdauer! Nicht jede Haut reagiert gleich – manche Menschen haben zwar ein dickes »Fell«, sie können mehr vertragen. Andere aber zeigen schon bei geringem Reiz Rötung der Haut.

Verwenden Sie daher nie das reine Senföl: Es entwickelt zu starke Reizwirkung. Verdünnen Sie mit Olivenöl, und benützen Sie es als Einreibemittel.

Einen *Senfmehlumschlag* bereiten Sie folgendermaßen: 100 g Senfmehl mit warmem Wasser zu einem ziemlich dicken Brei verrühren, diesen – wie alle Wickel – auf ein Leinentuch auftragen und auf die schmerzende Stelle legen. Aber bitte nicht länger als zehn Minuten! Der Senfwickel hilft auch Kindern bei Bronchitis. Hier darf die Dauer des Umschlages allerdings höchstens drei bis fünf Minuten betragen.

Wenn Sie Senfkörner verwenden: zerkleinern Sie die Körner, und fertigen Sie ebenfalls mit Wasser einen Brei an. Die Anwendungsform ist die gleiche wie mit Mehl. Als Einreibemittel bei Rheuma, Muskelschmerzen, aber auch bei Verstauchungen eignet sich eine Mischung aus Senfmehl und Spiritus.

Senf können Sie übrigens nicht selbst sammeln. Der wilde Senf eignet sich leider nicht zur Verwendung. In der Pharmazie (und auch von den Genußmittelherstellern) wird nur der sehr hohe (bis einen Meter) Kultursenf benützt.

Versuchen Sie auch *warme Umschläge* mit Johanniskrautöl. Wir haben bereits verraten, wie Sie dieses wunderbare Mittel, das gegen vielerlei Beschwerden hilft, selbst herstellen können. Johanniskrautöl erhalten Sie aber auch in Apotheken. Gegen Rheuma bewähren sich überdies Einreibungen mit Arnikatinktur. Schließlich bringt Wurmfarnessig (in Apotheken als »Künzl-Essig« erhältlich) Linderung.

Rheumatiker leiden sehr und machen dadurch auch oft ihren

Mitmenschen das Leben schwer. Unentwegtes Klagen läßt das größte Mitleid irgendwann einmal abstumpfen. Das Verständnis des Partners für die unangenehmen Beschwerden klingt ab, der Kranke beginnt, einsam zu werden. Nichts und niemand lenkt ihn mehr ab, immer mehr konzentriert er sich auf seinen Schmerz und kommt nicht davon los – ein Teufelskreis.

Willi Dungl lernte einen Mann kennen, der es schaffte, diesem Teufelskreis zu entrinnen: »Es handelte sich um einen 49jährigen Angestellten, der wegen rheumatischer Beschwerden frühpensioniert werden mußte. Seine Frau, die anfangs zu helfen versuchte, ließ sich von ihm scheiden, weil sie erstens das Jammern nicht mehr aushielt, zweitens sich noch zu jung fühlte, um an der Seite eines Invaliden zu verkümmern. Vielleicht eine harte, aber doch auch menschlich verständliche Entscheidung.

Schwer niedergeschlagen gab der Kranke seine Stadtwohnung auf und zog aufs Land. ›Zum Sterben‹, wie er vor Freunden theatralisch verkündete. Natürlich begann er auch in seiner neuen Umgebung jedermann von den Beschwerden zu erzählen, die ihm allen Lebensmut raubten. Eine Bäuerin hörte das und riet: ›Stopfen Sie doch einmal Farnwedel in einen Strohsack und legen sich drauf!‹

Der Mann hielt diesen Tip für Spott und war beleidigt. Als ihm jedoch schon schier alles egal war, dachte er an den Rat, pflückte Farnwedel und fertigte damit eine Matratze an. Was er keinesfalls für möglich gehalten hatte, trat wirklich ein – die Schmerzen ließen nach und verschwanden schließlich ganz. Heute ist der Mann wieder verheiratet, er kehrte ins Berufsleben zurück und fühlt sich wie ein neuer Mensch.«

So unwahrscheinlich diese Geschichte klingt – sie ist wahr. Gegen manche Arten von rheumatischen Erkrankungen hilft Wurmfarn, den Sie in allen Wäldern, vor allem aber in Buchenwäldern, häufig finden. Er hat bis über einen Meter lange Blätter mit langem Stiel und einer zentralen Rippe. Die Fiedern sind an der

Unterseite schuppig behaart. Im Boden ist Wurmfarn mit einem dunkelbraunen Wurzelstock verankert. Den Namen trägt diese Pflanze wegen ihrer früheren Bedeutung als angeblich wirksames Mittel gegen Bandwürmer (Tee). Heute verwendet man Wurmfarn außer als Rheumamittel noch fallweise für feuchte Umschläge bei eitrigen Verletzungen.

Häufig treten rheumatische Beschwerden in Form von Schmerzen in Knie- und Schultergelenken auf: meist bei Autofahrern (man könnte rheumatische Schulterschmerzen als »Taxilenker-Syndrom« bezeichnen, weil besonders viele Berufsfahrer daran leiden), aber auch bei anderen Personen, die ständig Zugluft ausgesetzt sind (Klimaanlagen in Büros!). Gegen diese Art von Schmerzen wissen die Chinesen eine einfache Übung, die aber konsequent durchgeführt werden muß, um wirken zu können. Reiben Sie das schmerzende Gelenk mit der Handfläche im Uhrzeigersinn sanft etwa hundertmal. Manche Naturheiler sprechen von magnetischer Wirkung, vielleicht ist es aber auch nur die Reibungswärme, die Schmerzen lindern hilft. Führen Sie diese Massage jeden Tag mindestens einmal durch. Drücken Sie auch die auf Seite 143 beschriebenen Punkte. Und ein weiterer Tip: Kleben Sie oberhalb der Kniescheibe eine Magnetfolie auf. Eine altbekannte und auch daheim durchführbare Behandlungsmethode ist das Baden in Spezialschlamm (»Moorbäder«). Die dazu benötigten Packungen und Rezepte erhalten Sie in jeder Apotheke. Der Vollständigkeit halber soll die Erwähnung dieser Möglichkeit nicht vergessen werden. Auch in diesem Fall ist die heilende Wirkung zweifellos in erster Linie der Wärme zu danken.

Rezepte gegen Rheuma

Teemischung

Nehmen Sie einen Teelöffel Schachtelhalm, Birkenblätter, Weidenblätter und Wacholderbeeren zu gleichen Teilen. Überbrühen Sie diese Mischung mit einer Schale kochendem Wasser. Dann lassen Sie den Tee zehn Minuten ziehen. Schluckweise ungesüßt trinken. Sie sollten diesen Tee zweimal täglich (am besten frühmorgens und abends) zu sich nehmen, wenn möglich zwischendurch sogar noch ein drittes Mal. Eine Kur mit diesem Tee muß mindestens zwei Wochen dauern, sonst stellt sich keine Wirkung ein.

Bohnenkrauttee

Übergießen Sie bitte zwei Teelöffel Bohnenkraut mit einem Viertelliter kochendem Wasser. Lassen Sie den Tee zehn Minuten lang ziehen. Dann abseihen und warm trinken. Wenn gesüßt, dann nur mit Honig, nie mit Zucker! Bohnenkrauttee hilft auch gegen Husten. Das Bohnenkraut selbst wird in Gärten gezogen (versuchen Sie es einmal …) und eignet sich hervorragend als Gewürz.

Ackerstiefmütterchentee

Kaum zu glauben, daß eine so schöne Blume auch Heilpflanze sein kann. Zwei Teelöffel der getrockneten und zerriebenen Pflanze werden mit einem Viertelliter heißem Wasser übergossen. Zehn Minuten ziehen lassen. Trinken Sie drei Schalen täglich. Stiefmütterchentee bewährt sich außer gegen Rheuma auch gegen Akne und andere Hautunreinheiten. Man sagt ihm »blutreinigende« Wirkung nach. Bei verschiedenen Hautleiden kann man Waschungen mit dem Tee vornehmen. Den Tee trinkt man mehrere (vier bis acht) Wochen hindurch. Stiefmütterchen kommen außer im Garten noch auf Äckern und trockenen Wiesen vor.

Das blühende Kraut wird gesammelt und zum Trocknen aufgehängt.

Ackerschachtelhalmtee

Zwei Teelöffel Kraut pro Schale (rund ein Viertelliter) werden einen halben Tag mit kaltem Wasser ausgezogen (angesetzt) oder mit derselben Menge heißem Wasser überbrüht. Bei heißer Zubereitung eine halbe Stunde ziehen lassen, dann abseihen. Der Tee sollte dreimal täglich mindestens vier bis sechs Wochen hindurch getrunken werden. Hilft auch bei Blasen- und Nierenleiden sowie als Blutreinigungsmittel. Erfolge erzielt man auch bei chronischem Husten.

Ackerschachtelhalmbad

Rheumatische Erkrankungen und auch Gicht sind in erster Linie – wie erwähnt – Stoffwechselleiden. Sie sind daher nicht nur über die Ernährung zu beeinflussen, sondern auch über Mittel, die helfen, Schadstoffe (aus falscher Ernährung) abzutransportieren. Wegen seines Gehaltes an Kieselsäure eignet sich dafür besonders gut Ackerschachtelhalm als Bad. Zubereitung: 100 g Kraut mit einem Liter Wasser kochen, eine Stunde ziehen lassen. Dann dem Badewasser zusetzen.

Hasenkleetee

Zwei Teelöffel Klee mit 1/4 Liter kaltem Wasser übergießen und zum Kochen bringen. Rund zwei Minuten ziehen lassen, abseihen und schluckweise ungesüßt trinken. Hasenklee heißt auch Mäuseklee, weil sich die Blütenstände wollig anfühlen. Sie finden diese Kleeart auf fast allen Wiesen, die eher trocken sind. Verwendet wird das Kraut.

Arnika-Spiritus

Ein hervorragendes Umschlag- und Einreibmittel gegen Rheuma,

Gicht, Muskelschmerzen und Hexenschuß. Übergießen Sie frische Arnikablüten im Verhältnis von eins zu eins (ein Teil Blüten, ein Teil Alkohol) mit 70%igem Alkohol. Lassen Sie das Gemisch zwei Wochen stehen. Dann pressen Sie die Flüssigkeit durch ein Tuch, und seihen Sie sie nachher nochmals ab.

Brunnenkressesalat
Blätter der Brunnenkresse gibt man verschiedenen Salaten, eventuell zusammen mit Löwenzahnblättern, bei. Die Pflanze ist sehr vitaminreich und hilft gegen Beschwerden, die von gestörtem Stoffwechsel herrühren. Dazu gehören die meisten rheumatischen Krankheiten. Brunnenkresse kommt in der Nähe von Bächen, Flüssen, aber auch stehenden Gewässern sowie in Gräben vor.

Eschenblättertee
Ein großer Eßlöffel Blätter wird mit 1/4 Liter kaltem Wasser angesetzt, kurz aufgekocht und dann noch zwei bis drei Minuten stehen gelassen. Abseihen und nicht allzu heiß trinken. Gegen Rheuma und Gicht trinken Sie täglich zwei Schalen mindestens zwei Wochen hindurch. Eschen lieben Feuchtigkeit und sind in feuchten Laubwäldern zu finden. Sammeln Sie bitte nur die jungen Blätter.

Holunderblütentee
Zwei gehäufte Teelöffel mit kochendem Wasser übergießen (l/4 Liter), zehn Minuten ziehen lassen. Drei Wochen dreimal täglich eine Schale trinken.

Johanniskrautöl
Verwenden Sie frische Blüten. Für einen Liter Öl nehmen Sie etwa 50 g. Zerreiben und zerquetschen Sie die Blüten, und geben Sie einen Liter Olivenöl dazu. Öl und Blüten werden nun gut

vermischt und in ein großes Glas oder eine geräumige Flasche gegossen. Das Gefäß wird rund eine Woche unverschlossen an einem warmen Ort (Küche) aufbewahrt. Vergessen Sie bitte nicht, hin und wieder umzurühren. Nach der angegebenen Zeit Gefäß verschließen und dem Sonnenlicht aussetzen. Das Öl bekommt nach einigen Wochen eine leuchtendrote Farbe.

Brennesseltee

Zwei Teelöffel Brennesselblätter (frisch oder getrocknet) mit 1/4 Liter kochendem Wasser übergießen und fünf Minuten ziehen lassen. Abseihen und nicht zu heiß schluckweise trinken. Der Tee sollte zweimal täglich rund zwei Monate hindurch regelmäßig getrunken werden. Führen Sie mit Brennesseltee eine Frühjahrs- und Herbstkur durch. Die Pflanze wirkt entschlackend (harntreibend), hat aber keinerlei schädliche Nebenwirkungen. Eventuell mischen Sie Brennesselblätter zu gleichen Teilen (bei gleicher Zubereitung) mit Löwenzahn, Schachtelhalm und Birkenblättern. Frische Brennesseln eignen sich vorzüglich für Salatzubereitung (mit Löwenzahnblättern). Manche Naturheiler glauben auch an die antirheumatische Wirkung der Brennesselgeißelung: Die Haut wird mit frischen Brennesseln gepeitscht. Diese Roßkur bringt angeblich in vielen Fällen zumindest Linderung der Beschwerden.

Löwenzahntee

Zwei Teelöffel der Droge (getrocknete Blätter) werden mit 1/4 Liter kaltem (!) Wasser übergossen. Dann eine Minute lang kochen. Das Wasser muß während dieser Zeit sieden. Zehn Minuten ziehen lassen und schließlich abseihen. Löwenzahntee wirkt stark harntreibend, wenn man größere Mengen innerhalb kurzer Zeit (innerhalb einer Viertelstunde) trinkt. Ansonsten führen Sie gegen rheumatische Leiden eine Kur durch: Zweimal täglich sechs Wochen hindurch eine Schale. Wirkt sich positiv

150

auf das Bindegewebe aus und hilft daher auch gegen Rheumaarten, die das Bindegewebe betreffen. Löwenzahn aktiviert zusätzlich Niere und Leber, er verbessert auch das Allgemeinbefinden geschwächter Menschen.

Wacholderkur nach Kneipp

Zerkauen und schlucken Sie am ersten Tag der Kur dreimal täglich eine Beere. Steigern Sie täglich um eine Beere. Wenn Sie bei dreimal täglich 20 Beeren angelangt sind, vermindern Sie die Menge wiederum um jeweils eine Beere, bis Sie wieder bei der Ausgangsdosis angelangt sind. Wacholderöl wird außerdem für Rheumaeinreibungen verwendet. Verwenden Sie bitte Wacholder nie bei Erkrankungen der Nieren (lassen Sie sich vor einer Kur ärztlich in diesem Sinne untersuchen).

Grundsätzliches zur Rheumadiät

Die Ernährung beeinflußt Rheumabeschwerden auf verschiedene Weise:

1. Das Gewicht: Jedem von uns leuchtet ein, daß weniger Körpergewicht auch die Gelenke weniger belastet. Also: Übergewicht schafft Schmerzen: als ob man ständig eine zweite Person mit sich herumschleppte. Gelenke, Bänder und Muskeln werden dadurch überbeansprucht.

Darum: Gewichtsreduktion! Essen Sie viele Ballaststoffe und wenige Kalorien!

2. Das Eiweiß: Laut Professor Wendt (BRD) hat zuviel Eiweiß beim verschlechterten Zellstoffwechsel einen wesentlichen Anteil. Verschlechterter Zellstoffwechsel kann rheumatische Beschwerden, besonders im Muskel, auslösen.

3. Die Harnsäure: Sie wird aus dem in manchen Nahrungsmitteln enthaltenen Purin gebildet und lagert sich besonders in schlecht durchbluteten Körperregionen – in Gelenken, Sehnen und Bändern – ab. Dadurch entstehen in diesen Bereichen oft heftige Schmerzen: Es kommt zum gefürchteten Gichtanfall!

Purin ist in erster Linie in Fleisch, Innereien, Fisch und Hülsenfrüchten enthalten. Man sollte also prinzipiell weniger Eiweiß (maximal 1 g pro 1.000 g Körpergewicht) essen. Von Vorteil ist es, mehr pflanzliches als tierisches Eiweiß zu verzehren.

Fleisch, Zucker und Weißmehl fördern die Bildung »saurer« Produkte. Rohkost – also Gemüse, Salate und Gemüsesuppen – ist ein Basenbilder. Da im sauren Milieu Schmerzen im Gewebe zunehmen, sollte man darauf achten, bei jeder Mahlzeit (am besten gleich am Anfang) reichlich Basenbilder zu essen.

– *Cholesterin:* Dieses wird im Organismus beim Abbau von Fetten und Kohlenhydraten gebildet und ist – in vernünftigen Mengen – wichtig. In zu hoher Konzentration im Blut wird es für Herz und Gefäße gefährlich. Deshalb sollte man die Zufuhr besonders von Fetten mit hohem Gehalt an gesättigten Fettsäuren, großen Kalorienmengen und cholesterinreichen Nahrungsmitteln vermeiden.

– *Ballaststoffe:* sind – bildlich gesprochen – der Reinigungsbesen für den Darm. Erst in letzter Zeit hat man sie richtig schätzengelernt. In der denaturierten Industrienahrung – etwa im Weißmehl, im Zucker, in Fertiggerichten usw. – fehlen sie oft. Die Folgen: Darmträgheit, chronische Darmkrankheiten, ja sogar Darmkrebs.

Neuerdings bestätigt man ihnen auch eine wichtige Funktion bei der Entgiftung des Körpers. Bei Darmträgheit kommt es zu Stauungen im Körper, was wieder dazu führt, daß das venöse und lymphatische System schlechter funktioniert, was wiederum zu einem verschlechterten Stoffwechsel in den Muskeln führen kann.

– *Vitamine und Mineralstoffe:* Diese sind für den Körper lebenswichtig. Doch zeigt sich: Wer auf vollwertige Nahrung – das heißt mindestens 50% Rohkost sowie die Zufuhr von 30 bis 40 g vegetabiler, kaltgepreßter Öle (Weizenkeimöl, Sonnenblumenöl, Distelöl) täglich achtet, nimmt sowohl genügend fett- und wasserlösliche Vitamine als auch Mineralien zu sich.

Die übertriebene Zufuhr von Mineralien in Form von Elektrolyt-getränken ist eher Unfug und belastet nur den Magen. Ebenso sind hochmineralisierte Wasser nur bei großen Schweißverlusten angebracht.

Der deutsche Intensivmediziner Prof. Dr. Martin hat ein Jahr lang Niki Laudas Mineralverlust gemessen und festgestellt, daß – selbst in der Hitze von Rio oder von Südafrika – bei Gewichts-verlusten von bis zu drei Kilogramm allein durch vernünftige Ernährung ein Manko an Mineralien vermieden werden kann.

Ich bevorzuge aus diesen Gründen zur Zubereitung von Geträn-ken und Suppen geschmacksneutrale Tafelwasser, etwa Vöslau-er. Laut Angabe der Deutschen Gesellschaft für Ernährung soll-ten wir pro Tag 20 bis 45 ml per kg Körpergewicht trinken – das sind bei einem 70 kg schweren Erwachsenen 1,5 bis maximal 3 Liter. Der Durchschnitt liegt bei 1,5 bis 2 Liter.

– *Salze und künstliche Aromastoffe:* 10 g Salz binden 1 l Wasser. Die Folge: erhöhter Blutdruck, Neigung zu Ödemen usw. Der Körper nimmt sowieso genügend verstecktes Salz mit der Nahrung auf. Nachsalzen ist meist überflüssig.

Künstliche Aromastoffe verändern die Speisen in der Rich-tung, daß unser natürlicher Sättigungsmechanismus gestört wird und wir zuviel essen. Die Folge: Übergewicht.

– *Kräuter:* Wir sollten viel mehr mit Kräutern würzen. Dies verbessert nicht nur die Geschmacksqualität, fast jedes Kü-chenkraut ist zugleich auch ein Heilkraut. Der so sehr bewor-bene *Fleischextraktwürfel* etwa enthält

– 700 mg harnsäurebildendes Purin,
– zirka 9 g Kochsalz und
– 55 Kalorien!

Wenn Sie anstatt des Würfels mit *Liebstöckel, Basilikum* und *Bohnenkraut* würzen, haben Sie

– kein Purin,

- kein Salz,
- keine Kalorien. Dafür aber: harntreibende, entschlackende und kreislaufanregende Wirkung.

Damit Sie sich besser orientieren können, haben wir im Kapitel über Ernährung (S. 49–78) jedem Rezept eine Übersicht beigegeben, aus der Sie Kilokalorien, Eiweiß, Fett, Kohlenhydrate, Purin- und Cholesteringehalt ablesen können. Der nachfolgende Speiseplan gilt nicht nur für Rheumakranke, sondern für jedermann, der gesünder leben oder die Belastungen des Alltags leichter ertragen will.

Viele Ernährungsfehler beginnen schon beim Frühstück. Hier unser Vorschlag:

Energiereiches Weizenschrotmüsli
(Hält lange an, z. B. bei Wanderungen)
40 g frischer Weizenschrot (2 gehäufte Eßlöffel)
20 g ungeschwefelte Rosinen
15 g ungeschwefelte Aprikosen, getrocknet (2 Stück)
1 kleiner Apfel, gerieben (80 g)
10 g Honig (1 Teelöffel)
10 g geriebene Walnüsse (1 Teelöffel)
100 g Joghurt 1 % (= 1/2 Becher)
über Nacht in 1/8 l Wasser einweichen. Den eingeweichten Weizenschrot mit den Trockenfrüchten, dem geriebenen Apfel, dem Honig und dem Joghurt vermengen. Die geriebenen Nüsse darüberstreuen.
Diese 300-g-Portion enthält: 500 kcal, 16 g Eiweiß, 11 g Fett, 90 g Kohlenhydrate, kein Cholesterin, nur 15 mg Purin.
Vergleichen Sie hingegen die »Gänge« aus dem traditionellen Frühstück:

1 Wurstsemmel (15 g Butter, 50 g Schinkenwurst)
400 kcal, 14 g Eiweiß, 24 g Fett, 28 g Kohlenhydrate, 70 mg Cholesterin, 89 mg Purin

Schinkenbrot (1 Schnitte Roggenmischbrot, 15 g Butter, 50 g Schinken)
380 kcal, 14 g Eiweiß, 24 g Fett, 28 g Kohlenhydrate, 70 mg Cholesterin, 89 mg Purin

1 Vollkornkäsebrot (1 Schnitte Vollkornbrot, 30 g Gervais 30% F. i. T.)
200 kcal, 12 g Eiweiß, 5 g Fett, 24 g Kohlenhydrate, 15 mg Cholesterin, 24 mg Purin

1 »Wiener Frühstück« (2 Semmeln/Brötchen, 25 g Erdbeerkonfitüre, 20 g Butter, 1 Ei, 30 g Zucker im Kaffee)
700 kcal, 15 g Eiweiß, 24 g Fett, 85 g Kohlenhydrate, 320 mg Cholesterin, 17 mg Purin

Eines der Probleme für den Übergewichtigen ist der Sättigungswert. Hier liegt das Müsli mit Abstand an der Spitze. Rechnet man von den vorstehenden Angaben das Mengen-Energie-Verhältnis aus, kommt man zu folgender Reihung:

10 g Müsli = 17 kcal

10 g Käsebrot = 23 kcal

10 g Schinkenbrot = 30 kcal

10 g Wurstsemmel = 35 kcal

10 g Wiener Frühstück = 40 kcal

Kein Wunder also, daß der Müslifan länger satt ist und daher leichter schlank bleibt!

Jedem, der an *Fettstoffwechselstörungen mit zu hohem Cholesterinspiegel* leidet, sind Müsli und Käsebrote zu empfehlen. Verboten sind: Schinken- und Wurstbrot, jedenfalls das Frühstücksei.

An *Muskel- und Gelenkbeschwerden* ist sehr oft der *zu hohe Harnsäurespiegel* schuld. Auch hier wäre das Müsli an erster Stelle zu nennen. Das Wiener Frühstück und das Käsebrot an zweiter Stelle, auf Schinkenbrot und Wurstsemmel verzichtet man lieber.

Viele Ernährungsphysiologen empfehlen *fünf* kleine anstatt drei großer Mahlzeiten, da einerseits der Hunger-Sättigungsmechanismus besser funktioniert, andererseits das Verdauungssystem weniger belastet wird. Überdies kommt es zu einem besseren Energiehaushalt, wodurch Müdigkeitsphasen leichter vermieden werden.

Es empfiehlt sich daher, eine *Zwischenmahlzeit als zweites Frühstück* einzulegen. Was man dazu ißt, hängt vom Energiebedarf ab:

1 kleiner Apfel (80 g) = zirka 50 kcal

oder 1 Vollkornbrot mit Camembert = 200 kcal

oder 100 g Möhren-/Karottenrohkost = 90 kcal

oder 100 g Sauerkraut roh = 25 kcal

(1 Schnitte Vollkornbrot dazu = 130 kcal)

Egal, was man als *Zwischenmahlzeit* einnimmt, *wichtig* ist:

– sehr *gut kauen*

– diese *10 Minuten* wirklich »*geruhsam*« bleiben.

Das *Mittagessen* ist für die meisten Menschen ein Problem. »Ich möchte ja gerne gesund essen, aber die Zeit, der Beruf, keine Gelegenheit usw.« Das sind Standardausreden. Sicher ist, daß Gasthaus, Werksküche und aufgewärmtes Mitgebrachtes ebensowenig ideal sein können wie die mittägliche Wurstsemmel.

Vergleichen wir einmal, was in diesen »Notmahlzeiten« enthalten ist:

1 Portion Rindsgulasch, 1 Brötchen/1 Semmel: zirka 600 kcal, viel Fett, viel Purin

1 Portion Schweinebraten, mager, mit Semmelknödeln: zirka 580 kcal, viel Purin

1 Portion Rinderbraten mit Bratkartoffeln: zirka 480 kcal, viel Fett, viel Purin

1 Portion Kalbsnaturschnitzel mit Reis: zirka 350 kcal, viel Purin

1 Portion Rumpsteak mit Pommes frites: zirka 800 kcal, viel Fett, viel Purin

1 Portion Fleischbrühe mit Einlage: zirka 70 kcal, viel Purin

1 Portion Leberknödelsuppe: zirka 220 kcal, viel Purin

1 Portion Kartoffelsuppe: zirka 120 kcal

1 Stück Sacher- oder Nußtorte: zirka 360 kcal, viel Zucker

1 Stück Pfannkuchen mit Marmelade: zirka 300 kcal, viel Zucker

1 Portion Speiseeis (3 Kugeln): zirka 500 kcal, viel Zucker

Wählt man aus dem ein Menü, kommen zwischen 1.000 und 1.250 kcal zusammen; vom gesundheitlichen Standpunkt aus handelt es sich da um weitgehend wertlose Nahrung, da sehr wenige Vitalstoffe vorhanden sind. Bedenkt man, daß 1.200 Kalorien bereits den halben Tagesbedarf eines so arbeitenden Menschen decken, versteht man, daß man bald Gewichtsprobleme hat.

Am meisten werden jedoch die Nebenherspeisen unterschätzt:

1 Burenwurst (150 g): 550 kcal, viel Fett, Harnsäure und Salz

1 Paar Frankfurter: 350 kcal, viel Fett, Harnsäure

1 Paar Bratwürste: 490 kcal, viel Fett, Harnsäure und Salz

1 Brötchen/Semmel: 140 kcal, reines Auszugsmehl

100 g Waffelschnitten: 500 kcal, Auszugsmehl, Zucker, Fett

100 g Keks: 480 kcal, reines Auszugsmehl, Zucker

1 Paket Bonbons (100 g): 400 kcal, reiner Zucker

0,5 Liter Bier: 250 kcal

1/4 l Gumpoldskirchner Wein: 220 kcal

1/4 l Cola-Getränk: 132 kcal

Auch hier sind rasch – mit Wurst, Semmel/Brötchen und Bier – an die 1.000 Kalorien erreicht …

Sicherlich können wir unser Leben nicht so umstellen, daß wir täglich am häuslichen Mittagstisch sitzen. Mit etwas gutem Willen läßt sich jedoch vieles in Blickrichtung Gesundheit ändern. In den meisten Wirtschaften bekommt man über Verlangen:

- frischen Salat
- Gemüseplatten
- magere Fischspeisen
- Käseplatten

Was nimmt man »für unterwegs« als Zwischenmahlzeit mit?

Vollkornbrot mit Quark/Topfenkäse	zirka 200 kcal
je Apfel, Birne, Joghurt	zirka 80 kcal
Möhren-/Karottenrohkost 100 g	zirka 90 kcal
Sauerkrautsalat 100 g	zirka 50 kcal
Weizenkeimsalat 100 g	zirka 100 kcal
milchsaures Gemüse 100 g	zirka 25 kcal
pikantes Müsli 100 g	zirka 85 kcal

Vergleicht man die Werte von Kalorien und Vitalstoffen, so erkennt man, daß ein wesentlicher Teil unserer Ernährung – und damit unserer Gesundheit – von unserer Einstellung und unserem Wollen abhängt!

Am *Nachmittag* sollte man abermals eine kleine *Zwischenmahlzeit* in Form von einem *Apfel* oder einem *Joghurt* oder einer *Schnitte Vollkornbrot mit Kräuterkäse* oder einfach drei *Walnußkerne* essen.

Das *richtige Abendessen* entscheidet oft über den Schlaf der nächsten Nacht und das Wohlbehagen am nächsten Morgen.

Die Hauptfehler. Wer den ganzen Tag gearbeitet hat, will wenigstens am Abend »richtig« essen! Da wird dann – ohne Rücksicht auf Verdaulichkeit – gemampft. Und weil man rechtschaffen müde ist, setzt man sich anschließend vor den Fernsehapparat. Da gibt's so nebenbei noch ein paar »unbedeutende Happen«, eventuell ein Bier. Zieht man die Abendbilanz, kommt man abermals auf eine erkleckliche Summe von Kalorien. Natürlich geht man nach dem Fernsehen gleich ins Bett: der Magen ist voll, der Kreislauf belastet. Und wundert sich, wenn man am Morgen mit bleiernen Gliedern aufwacht.

Für ein gesundes Abendessen gilt:
- Spätestens zwei Stunden vor dem Schlafengehen
- Nur leichtverdauliche Kost
- Nicht zuviel rohes Gemüse und Obst, da dieses über Nacht im Darm gären kann
- Achtung vor den »kleinen Happen« beim Fernsehen!

Und statt der üblichen TV-Snacks gibt es köstliche Alternativen:
1 Blättchen Kartoffelchips = 10 kcal = 1/2 grüne Paprikaschote
5 Salzstängelchen 4 g = 20 kcal = 80 g Stangensellerie
5 Erdnüsse 4 g = 25 kcal = 60 g Möhren/Karotten (1 bis 2 Stück)
1 Schnitte 7 g = 35 kcal = 170 g Tomaten = 1 1/2 Stück
1 Praline 12 g = 65 kcal = 325 g Radieschen = 12 Stück

Nach dem Abendessen sollte man täglich einen kleinen, 20 Minuten langen Verdauungsspaziergang machen.

Damit es Ihnen leichter fällt, die richtigen Dinge zur rechten Zeit zu essen, bringen wir auf den folgenden Seiten einen entsprechenden Menüvorschlag.

Wir sollten uns bewußtmachen, daß unsere Nahrung *Lebens-*Mittel sein soll, und nicht Krank-Macher.

Wir wollen nicht durch *falsche und zu kalorienreiche Kost* Übergewicht bekommen und dadurch
- Wirbelsäulen- und Gelenkbeschwerden,
- Kreislaufprobleme, hohen Blutdruck,
- Herzinfarkt, Arteriosklerose,
- Kurzatmigkeit, rasche Ermüdung,
- Krampfadern oder Stoffwechselprobleme.

Wir wollen nicht durch *falsche und fette* (insbesondere tierische Fette) *Nahrung*
- zu hohe Blutfette mit erhöhtem Herzinfarktrisiko,
- Gefahr der Arteriosklerose, Gallenleiden, Übergewicht bekommen.

Wir wollen nicht durch *zuviel Fleisch und Innereien* zuviel Harnsäure und dadurch
– Gicht, Gelenks- und Muskelschmerzen, Nierenschäden
bekommen.
Wir wollen nicht durch *Ballaststoffmangel*
– Darmträgheit, Stoffwechselstörungen, Übergewicht, erhöhtes Darmkrebsrisiko
bekommen.
Wir wollen nicht durch *zuviel Zucker und Auszugsmehlprodukte*
– Karies, Parodontose, Übergewicht, Diabetes, Übersäuerung der Gewebe
bekommen.
Wir wollen nicht durch *zuviel Salz*
– hohen Blutdruck, Nierenschäden, höhere Wasserbildung, Übergewicht
bekommen.
Wir wollen nicht durch *künstliche Aroma- und Geschmacksstoffe*
– Störungen des natürlichen Hunger- und Sättigungsmechanismus und somit Übergewicht
bekommen.
Wir wollen nicht durch *Vitalstoffmangel* (besonders in oft aufgewärmten Speisen)
– Parodontose, Vitaminmangel, Nervosität, schlechte Haut
– brüchige Fingernägel, Nachtblindheit, Bindegewebsschwäche
bekommen.
Wir wollen nicht durch *zuviel Eiweiß* (1 Gramm pro Kilogramm Körpergewicht ist nötig) erhöhtes Risiko von Rheuma, Allergie, Muskel- und Gelenkschmerzen, Nierenleiden, Müdigkeit bekommen.
Viele Leiden können durch Eiweißabstinenz unter ärztlicher Aufsicht wesentlich verbessert werden. Auch ist es nicht egal, welches Eiweiß wir zu uns nehmen. Pflanzliches und Milchei-

weiß sind leichter aufschließbar als tierisches und enthält überdies keine Harnsäure.

Teemischungen

Frühstücksmischung
2 Teile Erdbeerblätter
2 Teile Brombeerblätter
2 Teile Himbeerblätter
3 Teile Waldmeister
5 Teile Melisse
5 Teile Veilchenblätter
1 Teil Thymian
1 Teil Königskerze
3 Teile Pfefferminze
4 Eßlöffel mit einem Liter kochendem Wasser übergießen und 10 Minuten ziehen lassen. Mit Honig süßen. Diese Mischung kann auch während des Tages getrunken werden.

Frühstücksmischung im Winter und zur Grippezeit
3 Teile Erdbeerblätter
2 Teile Brombeerblätter
2 Teile Hagebutten
2 Teile Apfelschalen
2 Teile Nubienblüten
1 Teil Holunderblüten
1 Teil Weißdornblüten
1 Teil Veilchenblüten
4 Eßlöffel mit einem Liter kochendem Wasser übergießen und 10 Minuten ziehen lassen. Mit Honig süßen.

Magentee

3 Teile Kamille

2 Teile Ringelblume

3 Teile Schafgarbe

4 Teile Benediktendistel

1 Teil grünes Haferstroh

4 Eßlöffel mit kochendem Wasser überbrühen (1 Liter), 20 Minuten ziehen lassen. Reichlich mit Honig süßen. Langsam und schluckweise über den Tag verteilt trinken.

Entschlackungstee

Mischung 1:

2 Teile Kümmelsamen

1 Teil Fenchelsamen

2 Teile Anissamen

Mischung 2:

4 Teile Brennessel

3 Teile Kamille

3 Teile Ackerstiefmütterchen

3 Teile Schlehenblüten

1 Teil Salbeiblüten

1 Teil Ysop

1 Eßlöffel von *Mischung 1* mit einem Liter Wasser kurz aufkochen und über 3 Eßlöffel der *Mischung 2* gießen. 10 Minuten ziehen lassen, mit Honig schwach süßen.

Rheumatee

Mischung 1:

1 Teil Angelikawurzel

1 Teil Weidenrinde

2 Teile Mädesüß

1 Teil Klettenwurzel

1 Teil Kalmuswurzel

Mischung 2:
1 Mariendistel
1 Teil Gundelrebe
2 Teile Birkenblätter
2 Teile Ehrenpreis
1 Teil Tausendguldenkraut
2 Eßlöffel *Mischung 1* mit einem Liter Wasser kalt ansetzen und aufkochen. Danach über 2 Eßlöffel der *Mischung 2* gießen, 15 Minuten ziehen lassen. Diesen Rheumatee sollten Sie nur leicht mit Honig süßen.

Nerventee
Mischung 1:
3 Teile Kalmus
3 Teile Pestwurz
1 Teil Baldrian
Mischung 2:
4 Teile Kamille
2 Teile Apfelschalen
1 Teil Lavendel
2 Eßlöffel der *Mischung 1* mit einem Liter kaltem Wasser am Abend ansetzen, am Morgen kurz aufkochen und über 2 Eßlöffel der *Mischung 2* gießen, 10 Minuten ziehen lassen und mit Honig gesüßt 3 x 1 Tasse täglich trinken.

Für Morgenmuffel
Brennessel
Johanniskraut
Melisse
Ringelblume
Rosmarin
Brombeerblätter
Zu gleichen Teilen mischen. 1 Eßlöffel mit einem Viertelliter

kochendem Wasser übergießen, 10 Minuten ziehen lassen. Mit
Honig süßen. Langsam trinken.

Für Wetterfühlige
Mischung 1:
1 Teil Eichenrinde
3 Teile grünes Haferstroh
2 Teile Anissamen
Mischung 2:
3 Teile echtes Labkraut
3 Teile Lavendel
2 Teile Königskerze
4 Teile Kamille
1 Eßlöffel von *Mischung 1* mit einem Liter Wasser kalt zustellen,
kurz aufkochen und dann über 3 Eßlöffel der *Mischung 2* gießen.
15 Minuten ziehen lassen, wenn nötig, mit Honig schwach süßen.
Über den Tag verteilt trinken.

Wochenspeiseplan

Montag

Frühstück

Frühstückstee
Je 1 Teil Erdbeer-,
Brombeer-,
Brennesselblätter,
Melisse
Pfefferminze
Ringelblumenblüten

Von dieser Mischung je einen Teelöffel pro Tasse mit kochendem
Wasser überbrühen, 10 Minuten ziehen lassen, mit Honig süßen.
1 Teelöffel Honig = 32 kcal = 8 g Kohlenhydrate.

Müsli aus gekeimtem Weizen
(für eine Person)
40 g/3 EL gekeimter Weizen
150 g/1 großer geriebener Apfel
50 g Erdbeeren
50 g Brombeeren
5 ml Sahne, geschlagen (1 EL)
10 g Honig = 1 TL

Alle Zutaten in einer Glasschale locker vermengen, zum Schluß
obenauf, als Verzierung, die geschlagene Sahne aufsetzen. Gut
kauen!
1 Portion = 280 kcal, 5 g Eiweiß, 4 g Fett, 56 g Kohlenhydrate,
10 mg Cholesterin.

Erste Zwischenmahlzeit

Eine Schnitte Vollkornbrot mit Gervais = 200 kcal, 12 g Eiweiß, 5 g Fett, 24 g Kohlenhydrate, 24 mg Purin.

Mittagessen

Selleriesalat
(für 4 Personen)
100 g Sellerieknolle, fein gerieben
100 ml Buttermilch
10 ml Sonnenblumenöl = 1 EL
70 g/1 kleiner Apfel, gerieben
10 g/1 gehäufter TL Meerrettich

Zutaten gut vermengen und auf einem Salatblatt angerichtet servieren.
1 Portion = 54 kcal, 1,5 g Eiweiß, 2,5 g Fett, 6 g Kohlenhydrate.

Klare Gemüsesuppe
(für 4 Personen)
150 g Zwiebel, klein gehackt
50 g Möhren/Karotten, gerieben
30 g Petersilienwurzel
10 g/1 Zehe Knoblauch
20 ml Vitambrühe
Liebstöckel, Bohnenkraut
1 Liter Wasser

Das Gemüse wird zirka 15 Minuten gekocht, dann Vitam und die durch die Knoblauchpresse gedrückte Knoblauchzehe zugeben, weitere 3 Minuten kochen, mit Liebstöckel und Bohnenkraut abschmecken.
1 Portion = 23 kcal.

Fenchel pikant
(für 4 Personen)
600 g/4 Fenchelknollen
40 ml/4 EL Sonnenblumenöl
80 g Tomatenmark
80 g Emmentalerkäse, gerieben
10 g Honig/1 TL
250 ml Gemüsebrühe
Bohnenkraut, Basilikum, Kräutersalz

Die gewaschenen Fenchelknollen in Streifen schneiden und in Sonnenblumenöl andünsten, mit der Gemüsebrühe aufgießen, Tomatenmark beigeben und 15 Minuten auf kleiner Flamme kochen lassen. Nun mit Honig, Basilikum und Kräutersalz abschmecken, den auf Tellern angerichteten Fenchel mit Käse bestreuen und mit Bohnenkraut etwas Schärfe geben.
1 Portion = 260 kcal, 9 g Eiweiß, 8 g Fett, 16 g Kohlenhydrate.
Wer keine Gewichtsprobleme hat (oder mehr Energie braucht), kann zum Fenchel entweder 70 g Kartoffel gekocht = 50 kcal, 1 g Eiweiß, 11 g Kohlenhydrate, oder 50 g Hirseteigwaren = 180 kcal, 7 g Eiweiß, 1,5 g Fett, 36 g Kohlenhydrate als Beilage geben.

Zweite Zwischenmahlzeit
200 g/1 Becher Joghurt = 76 kcal, 9 g Eiweiß, 10 g Kohlenhydrate
80 g/1 kleiner Apfel = 42 kcal, 9 g Kohlenhydrate.

Abendessen

Möhren-/Karottenrohkost
(für 1 Person)
150 g Möhren/Karotten, fein gerieben
80 g/1 kleiner Apfel, gerieben

10 ml Weizenkeimöl
30 g Magerjoghurt 1 % = 1 EL
einige Tropfen Zitronensaft
1 Blatt Kopfsalat

Die geriebenen Möhren/Karotten und den Apfel mit Zitronensaft
beträufeln, dann mit Joghurt und Sonnenblumenöl vermengen,
auf einem Salatblatt anrichten und servieren.
1 Portion = 50 kcal, 2 g Eiweiß, 10 g Fett, 19 g Kohlenhydrate.

Hirseauflauf »Claudia«
(für 4 Personen)
250 g Hirse
300 g Wasser
250 ml Vollmilch, 3,5 %
50 g geschnittene Datteln
50 g geschnittene Pfirsiche
30 g geriebene Mandeln = 2 EL
150 g Apfel oder Beeren
57 g/1 Ei
200 ml Sahne (1 Becher 30%)
30 g Honig

Hirse und geschnittene Trockenfrüchte in Wasser und Milch 8
bis 10 Minuten auf kleiner Flamme kochen, 15 Minuten ziehen
lassen. Honig und Ei schaumig rühren und unter die Hirse mengen. In eine feuerfeste, gefettete Form wird nun eine Lage Hirse,
darauf eine Lage Apfelblätter oder Beeren und geriebene Mandeln gegeben. Über das Ganze etwas Sahne gießen und darauf
die restliche Hirse. Als Abschluß abermals geriebene Mandeln
und Sahne. Nun wird der Auflauf bei 220 Grad im Backrohr eine
halbe Stunde überbacken.
1 Portion = 640 kcal, 14 g Eiweiß, 27 g Fett, 40 g Kohlenhydrate,
zirka 130 mg Cholesterin.

Heidelbeermilch
(für 4 Personen)
200 g Heidelbeeren (eventuell aus Tiefkühltruhe)
750 ml Vollmilch, 3,5 %
30 g Honig

Alle Zutaten im Mixer verquirlen und zum Hirseauflauf servieren.
1 Portion = 170 kcal, 7 g Eiweiß, 7 g Fett, 22 g Kohlenhydrate, 23 mg Cholesterin.

Die Tagesbilanz beträgt mit Hirseteigwaren als Mittagsbeilage: zirka 2.000 kcal, 90 g Eiweiß, 67 g Fett, 260 g Kohlenhydrate, minimal Purine und Cholesterin.
Betrachtet man diese Tagesbilanz, so stimmt das von den Ernährungsfachleuten geforderte Verhältnis – 50% Kohlenhydrate, 15% Fett, 35% Eiweiß.
2.000 Kalorien können jedoch zuviel oder zuwenig sein. Das kommt auf den Energiebedarf des einzelnen an. Ein leichter Mensch braucht weniger, ein schwerer mehr, ein junger braucht mehr als ein alter. Will man sein Gewicht im Lot halten, so muß man seinen tatsächlichen Energieverbrauch ermitteln. Dies geschieht am besten durch einen erfahrenen Facharzt. Hier eine
Faustregel:
Den Grundumsatz errechnet man folgendermaßen:
Körpergewicht mal 24 pro Tag
Beispiel: 70 kg Körpergewicht x 24 = 1.680 kcal Grundumsatz.
Der Grundumsatz gibt den Energiebedarf des Körpers bei völliger Ruhe zur Aufrechterhaltung seiner Funktionen an. Da dieser Körper jedoch auch Arbeit leistet, erhöht sich der Energiebedarf je nach Schwere und Dauer der Arbeit. Aber selbst zwischen den Geschlechtern ist der Energieverbrauch unterschiedlich. So brauchen Frauen etwa um 10 % weniger Energie als Männer.

Man nimmt an, daß ein Mensch mit 70 kg Körpergewicht und einer leichten Arbeit zwischen 2.400 und 2.600 kcal verbraucht, ein Spitzensportler hingegen bis zu 5.000 kcal.

Hat man zuviel Gewicht und ißt man täglich 2.000 kcal bei einem Gesamtbedarf von 2.400, wird man langsam, aber beständig abnehmen. Reduziert man die Tageskalorien noch mehr, etwa durch Weglassen der Beilage (180 kcal), wird sich das Gewicht schneller reduzieren.

Liegt jedoch der Tagesbedarf an Energie höher als 2.000 Kalorien, kann man allein durch Austauschen verschiedener Lebensmittel die Energiemenge wesentlich erhöhen. Im Hinblick auf den Montag-Speiseplan:

Statt Magerjoghurt 1%	
= Joghurt 3,5 %	= 100 kcal
Butter auf zwei Käsebrote	= 250 kcal
statt 200 g Vollmilch	
200 g Sahne 30%	= 440 kcal
Ergibt somit zusätzliche	790 kcal

Dienstag

Frühstück

Quark-/Topfenmüsli
400 g magerer Quark/Topfen
2 EL Weizenkeimöl (oder Leinöl)
2 EL Honig
6 EL Leinsamen, geschrotet
200 g (1 Becher) Joghurt 1 %
400 g Brombeeren bzw. Himbeeren
30 g (1 EL) Sonnenblumenkerne
80 g Apfel

Quark/Topfen, Joghurt, Honig und Weizenkeimöl gut verrühren, dann erst den geriebenen Apfel und die ganzen Beeren untermengen. Außerhalb der Beerenzeit empfiehlt sich das schonende Auftauen tiefgekühlter Ware im Mikrowellenherd. 5 gleich große Portionen in Schalen aufteilen und mit den Sonnenblumenkernen garnieren.

Für Sportler und überhaupt für Menschen, die einen höheren Energieverbrauch haben (Schwerstarbeiter), teilt man in 4 Portionen.

1 normale Portion = 310 kcal, 21 g Eiweiß, 16 g Fett, 11 g Kohlenhydrate.

1 große Portion = 390 kcal, 26 g Eiweiß, 20 g Fett, 14 g Kohlenhydrate.

Honig im Tee (8 g) = 26 kcal, 6 g Kohlenhydrate.

Zweites Frühstück
Camembertbrot = 200 kcal, 12 g Eiweiß, 5 g Fett, 24 g Kohlenhydrate, 24 g Purine.

Mittagessen

Paprikasalat
300 g grüne Paprikaschoten
300 g Tomaten
36 g (3 EL) gekeimter Weizen
70 g (1 kleine) Zwiebel
80 g (1 Stück) Kopfsalat

Kopfsalat gut waschen und auf vier Teller verteilen. Mit den in Scheiben geschnittenen Tomaten belegen, mit den nudelig geschnittenen Paprikaschoten garnieren. Zum Schluß eine kleingehackte Zwiebel und den gekeimten Weizen darüberstreuen. Als Dressing bieten wir zwei Möglichkeiten an:

a) Öl-Zitronen-Dressing
20 ml (1 EL) Distelöl
40 ml Saft einer Zitrone
50 ml (3 EL) Wasser
Zutaten mit der Gabel gut verrühren und über den Salat gießen.

b) Kräuterdressing
20 ml (1 EL) Sonnenblumenöl
40 ml (2 EL) Apfelessig
10 g (1 TL) Petersilie, Bohnenkraut
5 g Kräutersalz (1 Prise)
50 ml (3 EL) Wasser
Zutaten mit der Gabel gut verrühren und über den Salat gießen.

Paprikasalat: 1 Portion = 70 kcal, 3 g Eiweiß, 0,4 g Fett, 17 g
Kohlenhydrate, 16 mg Purin.
Dressing a) 1 Portion = 40 kcal
b) 1 Portion = 40 kcal

Reiscremesuppe
70 g (1 kleine) Zwiebel, feingehackt
17 g (1) Eidotter
10 g (1) Knoblauchzehe
50 g (3 EL) Reismehl
15 g (1 EL) Weizenmehl
1 Prise Basilikum
900 ml Wasser
20 g (1 EL) Vitam
60 ml (4 EL) saure Sahne

Die feingehackte Zwiebel und Vitam-Gemüsebrühe mit 3/4 Liter
Wasser zustellen, zirka 5 Minuten aufkochen lassen. Reis- und
Weizenmehl mit dem restlichen Wasser absprudeln und mit dem

Schneebesen in das kochende Wasser einrühren. Kurz aufwallen lassen, Knoblauch mit der Knoblauchpresse eindrücken, vom Feuer nehmen. Nun werden noch der miteinander abgerührte Eidotter und saure Sahne in die Suppe gesprudelt und mit gehacktem Basilikum gewürzt.

1 Portion (= bei 5 Portionen) = 100 kcal, 3,5 g Eiweiß, 3 g Fett, 12,6 g Kohlenhydrate, 48 mg Cholesterin.

1 Portion (= bei 6 Portionen) = 80 kcal, 3 g Eiweiß, 2,4 g Fett, 10 g Kohlenhydrate, 40 mg Cholesterin.

Gefüllte Zucchini
(5 Portionen)
500 g (5 Stück) Zucchini
100 g Vollreis
100 g Zwiebel
10 g (1) Knoblauchzehe
20 g (1 EL) Butter
50 g (5 EL) geriebener Emmentaler
Oregano, Basilikum, Bohnenkraut
10 g (1 TL) Vitam
250 ml Wasser

Vollreis mit feingehackter Zwiebel, Vitam, etwas Oregano und 1/4 Liter Wasser zustellen und zirka 50 Minuten auf kleiner Flamme kochen, bis das ganze Wasser aufgesaugt ist. Nun Butter darübergeben, durchrühren und im Backrohr 15 Minuten nachdünsten lassen. Zucchini halbieren, mit einem Löffel das Mark ausschaben, mit zerdrücktem Knoblauch und etwas Basilikum würzen und unter den Reis mengen. Die ausgehöhlten Zucchini mit der Masse füllen. In eine gebutterte, feuerfeste Form legen, mit Käse bestreuen und bei mittlerer Hitze 20 Min. gratinieren. Wer es schärfer liebt, kann mit Bohnenkraut nachwürzen.

1 Portion = 200 kcal, 6 g Eiweiß, 7 g Fett, 25 g Kohlenhydrate.

1 Vollkornbrot mit Butter = 180 kcal, 3,5 g Eiweiß, 11 g Fett,
30 g Kohlenhydrate, 12 mg Cholesterin.

Abendessen

Rote Bete-/Roter Rübencocktail
450 g (3 Stück) Rote Bete/Rüben
240 g (3 Stück) Äpfel, säuerlich
120 ml (1/8 l) Sahne
20 ml (1/2) Zitronensaft
5 g (1 EL) Meerrettich

Die rohen, geschälten rote Bete/roten Rüben fein raffeln, mit den
grob geraffelten Äpfeln vermengen und mit Sahne, Zitrone und
Meerrettich anrichten.
1 Portion = 150 kcal, 2 g Eiweiß, 9 g Fett, 22 g Kohlenhydrate.

Kartoffelpuffer Gitti
700 g Kartoffeln, gerieben
2 Eier
45 g (3 EL) Weizenvollmehl
40 ml (2 EL) saure Sahne
70 g (1 kleine) Zwiebel, fein gehackt
30 ml (3 EL) Sonnenblumenöl

Alle Zutaten mischen, Laibchen formen und in Sonnenblumenöl
rasch herausbacken.
1 Portion = 240 kcal, 7 g Eiweiß, 9 g Fett, 30 g Kohlenhydrate,
110 mg Cholesterin.

Knoblauchsauce
(5 Portionen)
40 g Butter
45 g (3 EL) Weizenvollmehl
25 g (3 Zehen) Knoblauch
70 ml (4 EL) saure Sahne
125 ml Wasser
Kräutersalz

Knoblauch mit der Knoblauchpresse ins Wasser drücken, kurz aufkochen lassen. Nun bei kleiner Flamme das Mehl einrühren. Wenn die Masse durch ist, von der Flamme nehmen, Butter und saure Sahne zugeben, nochmals kurz erwärmen (nicht kochen!), mit Kräutersalz abschmecken und warm servieren.
1 Portion (= 2 EL) = 110 kcal, 2 g Eiweiß, 1,6 g Fett, 1,4 g Kohlenhydrate, 24 mg Cholesterin.

Variation der Knoblauchsauce
(5 Portionen)
250 ml (1/4 l) Milch
60 ml (4 EL) Sahne, süß, 36%
2 Eidotter
50 g (6 Zehen) Knoblauch
Bohnenkraut, Kräutersalz

Knoblauch mit Milch und Dotter im Mixer zu einer Creme rühren, auf kleiner Flamme kurz aufkochen lassen, Sahne beigeben und mit Bohnenkraut und Kräutersalz abschmecken.
Achtung: Bei gleichen Kalorien hat das zweite Rezept 4mal soviel Cholesterin wie das erste.
1 Portion = 110 kcal, 4 g Eiweiß, 8 g Fett, 6 g Kohlenhydrate, 106 mg Cholesterin.

Apfelmus
(5 Portionen)
Als Dessert oder zu den Kartoffelpuffern
500 g Äpfel
1 Zitrone
60 g (3 EL) Honig
250 g Zimtrinde, Gewürznelken, Wasser

Die in Spalten geschnittenen Äpfel mit 1/4 Liter Wasser, Zimtrinde und Gewürznelken 10 Minuten kochen, vom Feuer nehmen, Honig und Zitronensaft beigeben und im Mixer pürieren.
1 Portion = 102 kcal, 24 g Kohlenhydrate.

Alternative

Pikanter Quark/Topfen
(als kalorienarme Beilage zu den Kartoffelpuffern)
250 g Magerquark (-topfen)
80 g (1 kleiner) Apfel
70 g (1) Zwiebel
30 g (2 EL) Meerrettich
40 ml (2 EL) saure Sahne
20 ml Zitronensaft
Kräutersalz, Petersilie, Schnittlauch

Zwiebel zerkleinern, alle anderen Zutaten nach und nach zusam-
menmengen.
1 Portion = 70 kcal, 7 g Eiweiß, 1 g Fett, 7 g Kohlenhydrate, 3 mg
Cholesterin.

Mittwoch

Frühstück

8 g (1 TL) Honig im Kräutertee
1 Portion = 26 kcal, 6 g Kohlenhydrate.

Leinsamenmüsli
20 g (3 EL) Leinsamen, geschrotet
8 g (1 EL) Haferflocken
8 g (1 EL) Weizenflocken
15 g (1 EL) Rosinen
100 g (1/2 Becher) Joghurt, 1 %
10 ml (1 EL) Himbeersaft
35 g (1/2) Mandarine

Alle Zutaten vermengen. Nimmt man statt des einprozentigen Joghurts saure Sahne, so erhöht sich die Kalorienmenge um 75 kcal.
1 Portion = 255 kcal, 35,4 g Kohlenhydrate.

Zweites Frühstück

Vollkornbrot mit Butter und Käse
50 g (1 Schnitte) Vollkornbrot
6 g Butter
30 g Emmentaler, 45% F. i. T.
1 Portion = 284 kcal, 12,5 g Eiweiß, 15,6 g Fett, 20 g Kohlenhydrate.

Oder:
1 Apfel = 48 kcal, 11 g Kohlenhydrate.

Mittagessen

Weizenkeimsalat
(5 Portionen)
90 g (6 EL) gekeimter Weizen
150 g Quark/Topfen, 20%
150 g (1 großer) Apfel
150 g Feldsalat (Vogerlsalat)
40 ml (1) Zitrone
30 ml (2 EL) Distelöl
30 g Nüsse
Salz, Melissenblüten

Weizenkeime mit Quark/Topfen vermischen. In der Schale würfelig geschnittene Äpfel unter die Masse ziehen, mit feingewiegten Melissenblättern und Salz abschmecken. Feldsalat auf 5 Teller aufteilen, mit Distelöl und Zitronensaft marinieren, darauf die Körndl-Käse-Masse anrichten.
1 Portion = 200 kcal, 7 g Eiweiß, 12 g Fett, 7 g Kohlenhydrate.

Brennesselsuppe
(5 Portionen)
250 g Brennesselblätter
36 g (3 EL) Vollkornmehl
70 g (1 kleine) Zwiebel
30 g Butter
1 Eidotter
125 ml (1/8 l) Milch
20 g Vitam
10 g (1 Zehe) Knoblauch
750 ml Wasser
Prise Salz
Petersilie, Liebstöckel, Bohnenkraut

Die gewaschenen Brennesselblätter in Salzwasser mit Vitam 10 Minuten kochen und im Mixer pürieren. Eine leichte Mehlschwitze (Einbrenn) machen. Darin den feingehackten Knoblauch und Zwiebel anlaufen lassen. Mit dem Brennesselwasser aufgießen, die pürierten Brennesseln zugeben, kurz aufwallen lassen, die Suppe vom Feuer nehmen und mit dem in der Milch versprudelten Dotter binden. Zum Schluß noch mit Kräutern abschmecken (Petersilie, Liebstöckel, Bohnenkraut).

1 Portion = 130 kcal, 9 g Eiweiß, 9 g Fett, 4 g Kohlenhydrate, 55 mg Cholesterin.

Ratatouille Lauda
(Am Tag vor dem Rennen)
250 g Melanzani
250 g Zucchini
350 g Tomaten
150 g Paprikaschoten
200 g (2 Stück) Zwiebel
20 g (2 Zehen) Knoblauch
70 g (1 kleine) Kartoffel
20 ml (1/2) Zitrone (Saft)
30 ml (3 EL) Sonnenblumenöl
30 ml (2 EL) saure Sahne
Kräutersalz, Kräuter der Provence
125 ml Wasser

Öl in Kasserolle erhitzen. Die gehackte Zwiebel glasig anlaufen lassen, dann das kleingewürfelte Gemüse beigeben, mit etwas Wasser aufgießen und bei kleiner Flamme zugedeckt dünsten. Knoblauch und Kräuter werden zur halben Garzeit beigegeben. Wer keine Provence-Mischung hat, nimmt Origano, Rosmarin, Basilikum, Kräutersalz und zum Schluß eine Prise Bohnenkraut.

1 Portion = 150 kcal, 4 g Eiweiß, 7 g Fett, 16 g Kohlenhydrate.

Als Beilage:
1 Portion Reis (60 g) = 320 kcal, 5 g Eiweiß, 2 g Fett, 50 g Kohlenhydrate.

Zweite Zwischenmahlzeit

Quark-/Topfencreme
(4 Portionen)
250 g Magerquark/Magertopfen
100 g (1/2 Becher) Joghurt, 1 %
200 g Himbeeren
30 g (2 EL) Honig
30 ml (2 EL) Weizenkeimöl

Quark/Topfen, Joghurt, Honig und Weizenkeimöl mit dem Handmixer zu einer Creme rühren. Zum Schluß die Himbeeren untermengen. Falls keine frischen Beeren erhältlich sind, tiefgefrorene Beeren schonend im Mikrowellenherd auftauen.
1 Portion = 150 kcal, 12 g Eiweiß, 5 g Fett, 12 g Kohlenhydrate.

Abendessen

Apfelsalat
(5 Portionen)
400 g (3) Äpfel
100 ml (1/2 Becher) saure Sahne
400 g Bierrettich
40 ml (1) Zitronensaft
30 ml (3 EL) Distelöl

Apfel und Rettich grob raffeln, mit Sahne, Zitronensaft und Distelöl vermengen und kalt servieren.
1 Portion = 140 kcal, 2 g Eiweiß, 8 g Fett, 15 g Kohlenhydrate.

Topfenpalatschinken/Quarkpfannkuchen

300 g Quark/Topfen, 20%
4 Eier
30 g (3 EL) Weizenvollmehl
Prise Salz
30 ml Sonnenblumenöl zum Ausbacken

Eier versprudeln, mit Quark/Topfen und Mehl zu einem geschmeidigen Teig verrühren. Im heißen Fett zu Omeletts herausbacken.
1 Portion = 2 Omeletts = 200 kcal, 14 g Eiweiß, 14 g Fett, 6 g Kohlenhydrate, 220 mg Cholesterin.

Trockenfruchtfülle

(5 Portionen)
150 g Trockenfrüchte (Datteln, Feigen, Aprikosen)
30 g (2 EL) Honig
40 ml (1) Zitronensaft
60 ml (1) Orangensaft
125 ml Wasser
100 g Magerquark/Topfen
30 ml (2 EL) saure Sahne
30 g (3 EL) Haselnüsse, gerieben

Trockenfrüchte am Vortag mit Wasser und Zitronensaft einweichen, am nächsten Tag durch den Fleischwolf drehen, mit Quark, Sahne, Honig und Nüssen vermengen. Dann in die Palatschinken (Pfannkuchen) füllen.
1 Portion für 2 Füllen = 190 kcal, 5 g Eiweiß, 5 g Fett, 30 g Kohlenhydrate.

Donnerstag

Frühstück

Pikantes Müsli
(5 Portionen)
250 g Magerquark/Magertopfen
500 g (2 1/2 Becher) Joghurt, 1 %
200 g Zwiebel
40 g (4 Zehen) Knoblauch
30 g (1 EL) Senf, scharf
200 g gekeimter Weizen
120 g (4) süßsaure Gurken
1 Portion = 240 kcal, 17 g Eiweiß, 2 g Fett, 35 g Kohlenhydrate.
Dazu:
1 Vollkornbrot = 105 kcal, 3 g Eiweiß, 1 g Fett, 20 g Kohlenhydrate.
Honig und Zitrone im Tee = 40 kcal, 15 g Kohlenhydrate.

Zwischenmahlzeit
(1 Portion)
1 Becher Joghurt, 1 %
Beeren (Brombeeren oder Himbeeren)
1 Portion = 122 kcal., 10 g Eiweiß, 19 g Kohlenhydrate.

Mittagessen

Fenchelsalat
(5 Portionen)
250 g Knollenfenchel
250 g Tomaten
110 g (2 Stück) Kopfsalat
70 g (1 kleine) Zwiebel

Den gewaschenen Kopfsalat auf 5 Teller aufteilen, die in Scheiben geschnittenen Tomaten am Rand zu einem Kreis legen, die Tomaten mit der feingehackten Zwiebel bestreuen. Nun wird in der Mitte der nudelig geschnittene Fenchel angerichtet.

Dressing
(1 Portion)
15 g (1 EL) Honig
15 ml (1 EL) Distelöl
45 ml (3 EL) Apfelessig
60 ml (4 EL) Wasser
10 g (1 TL) gemahlener Kümmel

Sämtliche Zutaten mit der Gabel verrühren.
1 Portion Salat mit Dressing = 400 kcal, 11 g Eiweiß, 16 g Fett, 51 g Kohlenhydrate.

Je nach Geschmack
Essig-Öl-Kümmel-Dressing
oder
Joghurt-Knoblauch-Dressing
200 g (1 Becher) Joghurt, 1 %
10 ml (1 EL) Weizenkeimöl
20 g (2 Zehen) Knoblauch
20 ml (1/2) Zitronensaft
Prise Estragon, gemahlener Kümmel

Am besten wird das Joghurt-Knoblauch-Dressing, wenn man Knoblauch und Joghurt bereits am Vortag vermengt und im Kühlschrank zugedeckt ziehen läßt.
1 Portion = 40 kcal, 2 g Eiweiß, 2 g Fett, 3 g Kohlenhydrate.

Buchweizensuppe
50 g (4 EL) Buchweizen
15 g Butter
50 g (4) Champignons
70 g (1 kleine) Zwiebel
80 g (1) Möhre/Karotte
10 g (1 Zehe) Knoblauch
25 g (2 EL) Vitam
1 l Wasser

Kleingehackte Zwiebel, kleinwürfelig geschnittene Möhre/Karotte und Champignons in Butter andünsten, Brühe mit Vitam aufgießen, Knoblauch zugeben, Buchweizen einstreuen.
1 Portion = 85 kcal, 3 g Eiweiß, 3 g Fett, 110 g Kohlenhydrate.

Mittagessen

Rotkraut Herta
500 g Rotkraut
150 g (1 große) Zwiebel
150 g (1 großer) Apfel (säuerlich)
20 ml (1/2) Zitronensaft
65 ml (1/16 l) Rotwein
10 g (1 Zehe) Knoblauch
20 ml (2 EL) Sonnenblumenöl
20 g (2 EL) geriebene Nüsse
Kräutersalz, Muskat, Delikata

Sonnenblumenöl erhitzen, Rotkraut und Zwiebel andünsten, mit Gemüsebrühe aufgießen und halb garen. Nun die würfelig geschnittenen Äpfel beigeben, fast fertiggaren. Wenn die Flüssigkeit etwas eingedickt ist, gibt man Knoblauch und Rotwein zu, läßt bei zugedecktem Topf noch drei Minuten auf kleinster Flamme fertiggaren, schreckt mit Zitronensaft, Kräutersalz, Muskat und eventuell Delikata ab, bestreut mit geriebenen Nüssen und serviert.

Wer nicht auf Kalorien zu achten braucht und es gerne sämig hat, gibt mit dem Rotwein noch einen Eßlöffel Hafermehl oder -flocken bei und zieht vor dem Servieren 3 Eßlöffel saure Sahne unter. In diesem Fall sind pro Portion 30 kcal. zuzurechnen.

1 Portion = 140 kcal, 2 g Eiweiß, 7 g Fett, 16 g Kohlenhydrate.

Gemüselaibchen

100 g Sojagranulat

50 g gekochter Reis

50 g gekochte Gerste

100 g Tomaten

200 g feingeriebene Möhren/Karotten

100 g Weißkraut

30 g (2 EL) Weizenvollmehl

15 g (1 EL) Sojamehl

2 Eier

30 g (3 Zehen) Knoblauch

Petersilie, Oregano, Basilikum, Kräutersalz, Bohnenkraut

70 g (1 kleine) Zwiebel, fein gehackt

Sojagranulat in Gemüsebrühe 2 bis 3 Stunden einweichen, mit Weißkraut und Tomaten kurz aufkochen, abgießen und ausdrükken, nun mit den restlichen Zutaten vermengen, gut würzen und zu Laibchen formen. In heißem Sonnenblumenöl herausbacken, zwischen Papierservietten legen, damit möglichst viel Fett abgesaugt wird.

1 Portion = 945 kcal., 80 g Eiweiß, 16 g Fett, 900 g Kohlenhydrate, 540 mg Cholesterin.

70 g (1 Stück) Kartoffel = 50 kcal., 1 g Eiweiß, 11 g Kohlenhydrate.

Zwischenmahlzeit
1 Gervaisbrot = 200 kcal., 12 g Eiweiß, 5 g Fett, 24 g Kohlenhydrate, 24 mg Purine.
oder

Gemischte Rohkost
120 g Chicorée
100 g Radicchio
160 g (2) Möhren/Karotten
200 g (10) Radieschen
100 g Sellerieknollen
1 Portion = 166 kcal, 6,6 g Eiweiß, 18 g Kohlenhydrate.
Dazu Knoblauchdressing

Abendessen

Nudelauflauf
200 g Hirsenudeln
50 g Sojagranulat
150 g (1 große) Zwiebel
30 ml (2 EL) Sonnenblumenöl
25 g (3 Zehen) Knoblauch
30 g (3 EL) Tomatenmark
200 g Champignons
200 ml (1 Becher) saure Sahne
1 Ei
100 g Emmentaler, gerieben

Die Hirsenudeln im Salzwasser 5 Minuten lang kochen, dann
abseihen. In einer Pfanne Sonnenblumenöl erhitzen, die feinblätt-
rig geschnittenen Champignons und die Zwiebel leicht dünsten.
Nun das vorher in Gemüsebrühe eingeweichte Sojagranulat mit
dem Tomatenmark unter die Champignons ziehen. Bei kleiner

Flamme 5 Minuten fertigdünsten. Das Ganze unter die Hirsenudeln mengen und in eine feuerfeste Form geben, Eier und saure Sahne versprudeln, über die Nudeln gießen, mit Käse bestreuen und bei mittlerer Hitze 20 Minuten überbacken.

1 Portion = 410 kcal, 20 g Eiweiß, 20 g Fett, 40 g Kohlenhydrate, 90 mg Cholesterin.

Freitag

Frühstück

Kruska

12 g Weizenschrot
12 g Gerstenschrot
6 g Haferflocken
8 g Hirseflocken
20 g Trockenfrüchte (Rosinen, Aprikosen, Feigen)
125 ml (1/8 l) Milch
80 g (1 kleiner) Apfel
50 g Beeren, frisch oder aus der Tiefkühltruhe

Die geschnittenen Trockenfrüchte mit einem Viertelliter Wasser kurz aufkochen, dann Schrot und Flocken einrühren, bis ein dicker Brei entsteht. Nun frische Milch zugeben und vom Feuer nehmen. Apfel hineinreiben, Beeren untermengen. Servieren. Wer nicht auf Kalorien achten muß, kann mit einem Eßlöffel Schlagsahne garnieren.

1 Portion = 374 kcal, 10,3 g Eiweiß, 5,7 g Fett, 69 g Kohlenhydrate.

Zwischenmahlzeit

Möhren-/Karotten-Rohkost
150 g Möhren/Karotten, grob geraffelt
12 ml (1 EL) Weizenkeimöl
40 ml (1) Zitronensaft

Möhren/Karotten raffeln, Weizenkeimöl und Zitronensaft dar-
übergießen.
1 Portion = 175 kcal., 1 g Eiweiß, 11 g Fett, 16 g Kohlenhydrate.

Mittagessen

Sauerkrautsalat
150 g Sauerkraut
60 g (1 kleiner) roter Apfel
40 g Essiggurken
10 ml (1 EL) Sonnenblumenöl
10 ml (1 TL) Zitronensaft
10 g (1 TL) Honig
50 g (1 kleine) Zwiebel

Am besten wird der Sauerkrautsalat, wenn er schon am Vortag
zubereitet wird und in einem verschlossenen Gefäß im Kühlschrank ziehen kann.
1 Portion = 225 kcal, 3,4 g Eiweiß, 9,6 g Fett, 28 g Kohlenhydrate,
12 mg Cholesterin.

Forelle in Folie
200 g Forelle
20 g Butter
Kräuter (Thymian, Basilikum, Kerbel, Kräutersalz)

Die ausgenommene Forelle wird mit Butter eingerieben, mit Kräutersalz bestreut. In den Bauch legt man die Kräuter. Nun die Forelle in Alufolie wickeln und im Rohr braten. Dazu munden vorzüglich Bircher-Benner-Kartoffeln.
1 Portion = 354 kcal., 39 g Eiweiß, 25 g Fett, 158 g Kohlenhydrate, 350 mg Purin.

Bircher-Benner-Kartoffeln
100 g (drei halbe) Kartoffeln

Man wäscht und bürstet gute Kartoffeln, halbiert sie und bestreut die Schnittflächen mit gemahlenem Kümmel, Oregano und Kräutersalz. Nun werden die Kartoffeln mit der Schnittfläche auf ein gebuttertes Backblech gelegt und bei 240 Grad Celsius 20 Minuten im Backrohr gebacken. Wer es besonders delikat will, bestreicht die Kartoffel noch mit Eiklar oder Distelöl.
1 Portion = 75 kcal, 2 g Eiweiß, 3 g Fett, 16 g Kohlenhydrate.

Dessert

Heidelbeerjoghurt
200 g (1 Becher) Joghurt 1 %
100 g Heidelbeeren, frisch oder tiefgekühlt
20 g (1 EL) Honig
2 Portionen = 196 kcal, 10 g Eiweiß, 1 g Fett, 38 g Kohlenhydrate.

150 g (1) Apfel = 90 kcal., 20 g Kohlenhydrate.

Abendessen

Garser Minestrone
150 g Tomaten
150 g Möhren/Karotten
Petersilienwurzel
150 g grüne Erbsen (frisch oder tiefgekühlt)
50 g Hirsenudeln
100 g Zwiebel
20 g Vitam
1 l Wasser
Kräuter der Provence

Am raschesten und besten gelingt die Suppe, wenn man alle
Zutaten im Druckkochtopf 5 bis 10 Minuten lang kocht. Beim
Servieren kann man entweder etwas Sahne oder Parmesan darüberstreuen.
1 Portion = 100 kcal, 5 g Eiweiß, 1 g Fett, 16 g Kohlenhydrate.

Kräuternockerln/Kräuterspätzle
250 g Vollweizenmehl
250 ml (1/4 l) Milch, 3,5 %
1 Ei
25 g (2 EL) Sojamehl
50 g feingewiegte Kräuter
(Basilikum, Kerbel, Majoran, Petersilie, Lauch)
Kräutersalz
200 g Emmentaler, gerieben

Alle Zutaten zu einem Teig rühren. Die Nockerln (Spätzle) 10 Minuten im Salzwasser kochen, abseihen und mit Emmentaler bestreut servieren.
1 Portion = 1.197 kcal., 55 g Eiweiß, 20 g Fett, 190 g Kohlenhydrate, 270 mg Cholesterin.

Zu den Kräuternockerln (Kräuterspätzle) schmeckt sehr gut:
Grüner Salat

Dessert

Fruchtsalat
80 g (1) Äpfel
70 g (1) Kiwi
135 g (1) Orange
150 g (1) Banane
60 g (3 EL) gekeimter Weizen

»Kater«

Das war wieder ein rauschendes Fest! So ein Abend muß ganz einfach manchmal sein. Wenn nur nicht das böse Erwachen am nächsten Morgen wäre. Oft weiß man nicht mehr, wie man ins Bett gekommen ist. Schuld am »Gedächtnisschwund« sind Alkohol, Nikotin und üppiges Essen.

Hauptsächlich natürlich der Alkohol. Er führt zu jenem Brummkopf, der uns keinen klaren Gedanken fassen läßt. Halb ohnmächtig taumeln wir dann aus dem Bett, die Augen schmerzen, die Kehle ist staubtrocken (trotz der guten »Spülung« …). Im Volksmund heißt dieser Zustand – der nicht an einen Besuch beim Heurigen gebunden ist und ohne weiteres auch daheim erworben werden kann – schlicht und einfach »Kater«.

Die ärgste Angriffslust nehmen Sie dem Kater mittels Akupressur. Aber um einen Menschen nach durchzechter Nacht wieder auf die Beine zu bringen, bedarf es einer ganzen Reihe weiterer Maßnahmen.

Da auch der Kreislauf meist im argen liegt, muß dieser aufgemöbelt werden. Am besten mit Wechselduschen. Brausen Sie sich einige Minuten heiß ab, dann ganz kurz kalt. Der Vorgang wird mehrmals wiederholt. Wetten, daß Sie die Lebensgeister sehr rasch zurückkehren fühlen?

Nun sind Sie erst einmal halbwegs munter. Um den Kater aber endgültig zu vertreiben, müssen Sie trachten, all die Gifte, die sich in Ihrem Körper angesammelt haben, abzubauen. Eine gute Möglichkeit ist jede Art von Bewegung. Am besten ein kurzer Lauf an der frischen Luft oder – wenn nicht anders möglich – eben ein paar Minuten Lauf im Stand in der Wohnung. Auch

Sauna wäre empfehlenswert. Springen Sie ja nicht rasch auf – bitte: nur langsame Bewegungen. Ihr ohnedies angegriffener Kreislauf könnte sonst streiken. Sie fallen dann der Länge nach hin …

Der Speisezettel sollte am Tag nach dem Fest ziemlich kärglich aussehen. Willig Dungl verrät eines seiner »Geheimrezepte«: Haferflockensuppe und russischer Mokka. Er besteht aus einem kleinen Espresso mit dem Saft einer halben Zitrone. Ein scheußliches Gebräu – aber es hilft. Noch ein Rat: Essen Sie Möhren-/Karottensalat mit saurem Dressing.

Ein weiterer »heißer« Tip ist japanisches Heilpflanzenöl (zu beziehen in Apotheken). Einen Tropfen davon auf die Zunge geben, dann durch den Mund ein- und durch die Nase ausatmen. Mehrmals wiederholen. Angeblich erweckt diese Prozedur selbst ganz schwer Verkaterte wieder zum Leben.

Den Kater wegzuschlafen bringt kaum den gewünschten Erfolg. Zu langsam verbraucht der ruhende Körper die Giftstoffe, die Sie ja schnell loswerden wollen. Duschen Sie einige Minuten heiß den Nacken; die Füße kurz kalt abduschen!

Sehr oft geht der Kater mit mehr oder weniger starker Magenverstimmung einher. Da helfen, wie so oft, die Kräfte der Natur – sprich: Heilpflanzen. Nachstehend eine ganze Reihe von Rezepten gegen Magenbeschwerden, die von zuviel Alkohol, Nikotin oder zu ausgiebigem Essen herrühren.

Magenbeschwerden

Tees gegen Magenverstimmung. Die Beurteilung von Magenbeschwerden muß jedenfalls einem Arzt überlassen bleiben. Selbstbehandlung ohne Diagnose kann da sehr gefährlich sein. Stellt der »Onkel Doktor« aber nichts Ernstes fest, leisten Kräutertees einen wertvollen Beitrag zur Beseitigung der Beschwerden. Und kein Mediziner wird gegen den Einsatz dieser Naturheilmittel Einwände erheben, von denen im folgenden die wichtigsten beschrieben werden.

Beifußtee (auch wilder Wermut genannt)

Ein Teelöffel Kraut wird mit 1/4 Liter kochendem Wasser übergossen. Nur ganz kurz (eine Minute) ziehen lassen, abseihen. Beifuß schmeckt bitter und darf gegen Kopfweh und Übelkeit nur ungesüßt getrunken werden. Wurde früher gegen Epilepsie angewandt.

Brombeerblättertee

Zwei Teelöffel Brombeerblätter mit 1/4 Liter kochendem Wasser übergießen, 15 Minuten ziehen lassen. Kann sehr gut mit Himbeerblättern, Kamillenblüten und Pfefferminze kombiniert werden. Man nimmt jeweils gleiche Anteile.

Kalmustee

Zwei Teelöffel Kalmuswurzel mit 1/4 Liter kochendem Wasser übergießen, 15 Minuten ziehen lassen. Ungesüßt trinken.

Kamillentee

Die Kamille ist fast ein Allheilmittel. Die Verwendungsmöglichkeit erstreckt sich natürlich auch auf den Magen-Darm-Trakt. Zwei gehäufte Teelöffel Kamillenblüten werden mit 1/4 Liter kochendem Wasser überbrüht. Zehn Minuten ziehen lassen, abseihen. Ziemlich warm trinken. Die in unseren Breiten wildwachsende Kamille eignet sich nicht. Die »richtigen« Kamillenblüten erhalten Sie in Apotheken oder Drogerien.

Mischtee

Zwei Teelöffel Tausendguldenkraut, Wermut und Odermennig zu gleichen Teilen werden mit 1/4 Liter heißem Wasser überbrüht. Fünf Minuten ziehen lassen. Dann schluckweise und ungesüßt trinken.

Pfefferminztee

Ein gehäufter Eßlöffel Kraut wird mit 1/4 Liter kochendem Wasser übergossen. Zudecken und zehn Minuten ziehen lassen. Dann abseihen und ungesüßt trinken. Viele trinken Pfefferminztee zum Frühstück.

Sie bereiten den Tee meist mit Hilfe von Teesäckchen. Gegen die Anwendung dieser Art als Genußmittel ist nichts einzuwenden. Den viel wirksameren Pfefferminztee aus Apotheke und Drogerie sollten Sie jedoch wie ein Arzneimittel behandeln. Zuviel könnte sogar schaden. Gegen Magen- und Darmbeschwerden trinken Sie während der Dauer der Schmerzen dreimal täglich eine Schale.

Gegen Magenbeschwerden bewährt sich auch ein überaus vielseitiges Hausmittel: Knoblauch. Verwenden Sie eine Knoblauchzehe in Salaten.

Allerdings ist Knoblauch nicht für jeden geeignet. Nierenkranken etwa ist davon abzuraten. Oft sind an Magenbeschwerden die Nerven schuld (Streß, Sorgen usw.) – dann bewährt sich Melissentee. Auch Atemgymnastik bewirkt Entspannung. Täglich vor das geöffnete Fenster stellen und zehnmal tief aus- und einatmen, wobei das Ausatmen gezielt, stoßartig erfolgen sollte. Beim Einatmen bewegt sich der Bauch nach außen (Bauchatmung – sorgt für bessere Auslastung der Lunge).

»Mir ist so übel!« – bleich schleppt sich eine gekrümmte Gestalt in Richtung Toilette. Der Mageninhalt will heraus – allerdings denselben Weg, den er gekommen war, durch die Speiseröhre. Typische Vorboten sind Speichelfluß und Übelkeit. Im Magen bildet sich im unteren Teil ein sogenannter Schnürring durch zusammengezogene Muskulatur. Durch diese »Bauchpresse« wird der innere Druck erhöht und der Mageninhalt eben durch die Speiseröhre ausgeworfen.

Ursachen für Übelkeit und Erbrechen können sein:

– Gifte,
– zuviel Alkohol,
– Angst,
– Schwangerschaft (bis zum dritten Monat normal). Abnorm

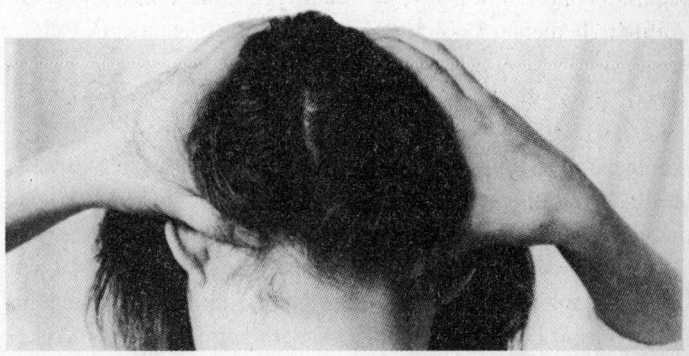

Akupressur gegen »Kater«: Greifen Sie mit beiden Daumen an den Hinterkopf, dort, wo die Nackenmuskulatur ansetzt. Wenden Sie nun den Kopf, und Sie werden gegen die Mitte zu auf beiden Seiten Muskelzüge spüren. Sie drücken nun an der Außenseite dieser Muskeln mit beiden Daumen fest, etwas nach oben gerichtet, gegen den Kopf. Auch dieser Punkt ist schwer zu finden und muß wahrscheinlich erst »durchprobiert« werden.

starkes Erbrechen kann aber lebensbedrohend werden – Mineralsalze und Spurenelemente-Verlust,
- Reflexe (etwa beim Anblick von Blut),
- Reizung der Hirnhäute, Gehirnverletzungen, Tumore,
- mechanische Reizung am hinteren Gaumen,
- Steigerung des Mageninnendrucks (oben beschrieben),
- Entzündungen im Verdauungstrakt,
- Reizung der Magenschleimhaut,
- Infektionskrankheiten.

Nicht immer muß Erbrechen etwas Böses sein. Vielmehr versucht oft der Körper, irgendein Gift, einen Fremdkörper, auf diese unangenehme Art loszuwerden. Beobachten Sie einen Säugling, der etwas zuviel Milch erwischt hat – er erbricht. Man könnte Erbrechen in manchen Fällen als Schutzreaktion des Körpers auffassen.

Die Entscheidung, ob Ihr Erbrechen harmlos ist (zuviel gegessen, zuviel getrunken), überlassen Sie bitte dem Arzt. Ist keiner greifbar, bedienen Sie sich als Überbrückung folgender Ratschläge:

Beifußtee

Ein gehäufter Teelöffel Beifußkraut wird mit 1/4 Liter kochendem Wasser überbrüht, ganz kurz – höchstens eine Minute – ziehen lassen, abseihen. Trinken Sie bis zu drei Schalen täglich. Bei Übelkeit bitte nicht süßen, den bitteren Beigeschmack müssen Sie in Kauf nehmen. Beifuß wird bei starken Störungen im Magen- und Darmbereich angewendet und gilt auch als Volksheilmittel bei Nervenkrankheiten.

Als Bittertee dient auch die Schafgarbe. Sie kräftigt ganz allgemein und nützt der Leber.

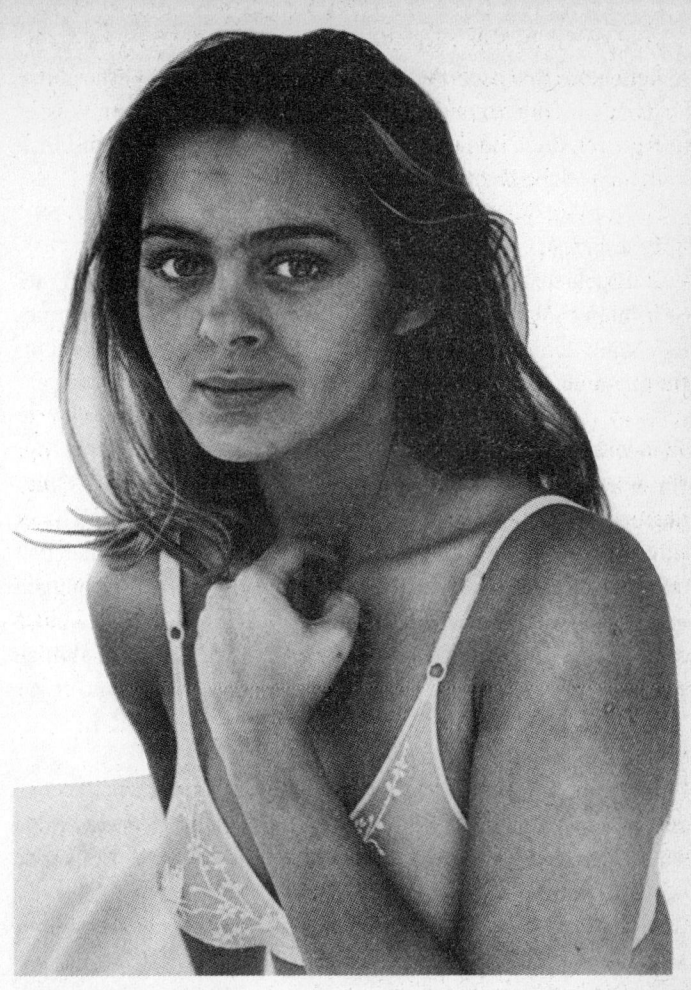

Akupressur gegen Sodbrennen: Mit dem Zeigefinger drücken Sie in die Grube zwischen den beiden Schlüsselbeinen.

Magentee

Mischen Sie Brombeerblätter, Kamillenblüten und Pfefferminze zu gleichen Teilen. Davon zwei Teelöffel mit kochendem Wasser übergießen (eine Schale). Zehn Minuten ziehen lassen, abseihen und ungesüßt schluckweise trinken.

Kürbiskompott

Das Fruchtfleisch von Kürbis hilft gegen Erbrechen in der Schwangerschaft. Nicht nur ein Kompott, sondern auch Marmelade kann daraus zubereitet werden. Wer will, möge das Fruchtfleisch auch roh essen.

Pfefferminztee

Ein wirklich gutes Mittel gegen Übelkeit und Brechreiz. Übergießen Sie einen Eßlöffel Pfefferminzkraut mit 1/4 Liter Wasser (kochend). Zehn Minuten zugedeckt ziehen lassen, abseihen und ungesüßt trinken. Pfefferminze kann man vielen Teemischungen gegen Magenbeschwerden und auch Gallenleiden (Diagnose durch den Arzt!) beifügen. Pfefferminztropfen wirken ähnlich wie der Tee. Sie trinken ein paar Tropfen davon, mit etwas Wasser verdünnt.

Gerstencremesuppe

Bei Magenleiden mit Übelkeit und Erbrechen sollte auch einige Tage *Gerstencremesuppe* gegessen werden. Diese Heilsuppe wird aber auch den Gesunden recht gut schmecken. Das Rezept: 30 g feingemahlene Gerste in einen Viertelliter kochende Gemüsesuppe einrühren. Zehn Minuten leicht kochen lassen, mit gemahlenem Kümmel, Fenchel und etwas Kräutersalz würzen. 15 Minuten quellen lassen. Langsam essen und gut einspeicheln!

Verstopfung

Verstopfung kann verschiedene Ursachen haben – körperliche und seelische. Leider schenken unsere Ärzte diesem Problem viel zu wenig Beachtung. Bei rein körperlichen Ursachen dürfen Sie von unseren Ratschlägen Hilfe erwarten. Diese Abhilfe ist auch dringend notwendig! Auf Leute mit sehr schlechter Verdauung lauert der Krebs …

Wußten Sie, daß man Stuhlgang richtiggehend erlernen kann? Büromenschen, die nie Sport betreiben, stehen sicherlich ein Fußballmatch oder einen Dauerlauf nicht durch. Allerdings besteht auch nicht das geringste Bedürfnis dafür. Von den Muskeln angefangen, ist bereits alles viel zu träge. Aufbauendes Training kräftigt und schafft die Voraussetzungen für körperliche Leistung. Ähnlich verhält es sich mit unserem Darm. Läßt man ihn mit Hilfe vernünftiger Kost ordentlich arbeiten, wird seine Muskulatur – die sich unseren Willen nicht direkt aufzwingen läßt – kräftig. Die Verdauung funktioniert wieder.

Die »moderne« Nahrung jedoch verleitet den Darm zur Faulheit. Wer ohnedies schon alles schön vorbereitet serviert bekommt, muß sich nicht mehr anstrengen. Wozu auch? Die Darmwand saugt Zucker, raffiniertes Mehl und alle daraus erzeugten Produkte wie Brot und Semmeln mühelos auf. Auch Kartoffelpüree und viele andere Nahrungsmittel bringen den Darm nicht zum Arbeiten. Das ist nicht gut. Daher empfehlen wir die Zufuhr sogenannter »Ballaststoffe«. Sie sind unverdaulich und zwingen den Darm zur Arbeit.

Drei Tage gesunde Ernährung mit viel Obst, Rohkost, Gemüse, Vollkornbrot (siehe im Kapitel Rheumadiät – im Prinzip das gleiche), und die Verstopfung, soweit sie keine seelischen Ursachen hat, sollte behoben sein.

Natürlich dürfen Sie dann nicht gleich wieder in die alten Fehler verfallen. Verzichten Sie auf üppiges Abendessen. Greifen Sie statt dessen zu Möhren/Karotten, Sauerkraut, Joghurt, saurer Milch, Orangen, Feigen, Datteln, in Wasser eingeweichten Dörrzwetschgen, Quark (Topfen) – Sie haben trotzdem reiche Auswahl für ein gesundes Nachtmahl. Ein Versuch lohnt bestimmt.

Suchen Sie bitte nie bei Abführmitteln Hilfe! Sie schädigen mit diesen Medikamenten nur Ihre Gesundheit. Meist tritt bald Gewöhnung ein. Sie müssen immer mehr Pulver schlucken, um zum Erfolg zu kommen. Alle chemischen Präparate – sosehr die einschlägige Werbung das auch verleugnet – greifen die Darmwand an. Außerdem nehmen Sie dem Darm das letzte bißchen Arbeit ab, das er noch zu leisten imstande war. Die Folge: Wenn Sie auch nur einen einzigen Tag mit dem Abführmittel aussetzen, sind Sie so arg verstopft wie nie zuvor.

In hartnäckigen Fällen muß der Darm natürlich unbedingt entleert werden. Milde Kräutertees (es gibt auch stark wirksame) können in diesen Fällen getrunken werden. Aber nur als Notlösung. Die eigentliche Hilfe sollte unbedingt eine Umstellung der Ernährungsgewohnheiten bringen – und Bewegung. Und wenn Sie als Morgensport nur Bauchmuskeltraining betreiben – schon dieses nützt sehr!

Damit sind wir beim sogenannten schwachen Geschlecht (das in Wirklichkeit ja längst schon das starke geworden ist) angelangt: Bei den Damen ist Verstopfung besonders weit verbreitet. Hauptursache neben ungesunder Ernährung ist Bewegungsmangel. Bis man manches weibliche Wesen zu körperlicher Betätigung im Sinne von Sport überreden kann – das ist mühsam! An die ge-

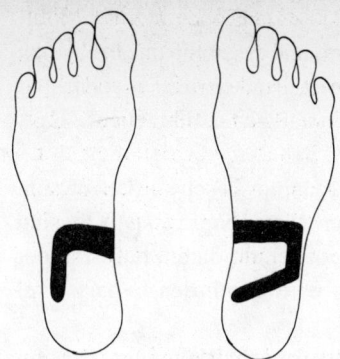

Fußreflexzonen gegen Verstopfung: An den bezeichneten Zonen spiegelt sich der Dickdarm wider. Massage entlang diesen Linien bewirkt, daß die Dickdarmmuskulatur ihre Trägheit aufgibt und zu arbeiten beginnt. Ohne Ernährungsumstellung und etwas Bewegung (täglich laufen auf der Dungl-Matte – da werden die Fußzonen automatisch massiert) kann das ausschließliche Massieren der Fußzonen kein dauerhaftes Hilfsmittel sein.

schätzten Damen, die an Verstopfung leiden: Wenn Sie schon nicht glauben, was hier geschrieben steht, geben Sie sich doch selbst eine Chance! Betreiben Sie versuchsweise zwei Wochen hindurch jeden Tag ein winziges bißchen Sport (Turnen, Laufen auf einer Matte – Reflexzonen werden automatisch bearbeitet –, Radfahren, Schwimmen, Hüpfen im Stand usw.). Der Erfolg wird auch die hartnäckigsten Zweiflerinnen umstimmen.

Manche werden nun enttäuscht seufzen: »Das kennen wir doch schon alles, wir haben etwas Neues erwartet.« Keine Angst, wir sind mit unserem Latein noch lange nicht am Ende. Noch bleiben Willi Dungls Fußreflexzonen und Massage. Die Massage können Sie selbst durchführen, bei den Fußzonen ist die Hilfe eines Partners nötig. *Zur Massage:* Legen Sie sich auf den Rücken, und beginnen Sie, mit der flachen Hand, kreisförmig im Uhrzeigersinn, den Bauch zu reiben, jeden Tag mehrere Minuten lang. Nicht zu fest, aber auch nicht zu leicht aufdrücken – mit der Zeit kommt das richtige Gefühl von selbst. Die Maßnahme wirkt nicht augenblicklich. Sie müssen dafür etwas Geduld aufbringen.

Wie überhaupt Ungeduld jeden Erfolg heilender Behandlungsmethoden stark beeinträchtigt. Zur »Therapie« bei Verstopfung gehört zum Beispiel auch das unbelastete Einnehmen der Mahlzeiten. Setzen Sie sich morgens hin, und essen Sie das Frühstück ohne jede Hast. Notfalls stehen Sie eben eine halbe Stunde früher auf. Gehetztes Hineinschlingen der Mahlzeiten führt ebenfalls oft zu Verstopfung.

Gut bewährt hat sich gegen Verdauungsbeschwerden der im Kapitel »Wasseranwendungen« erklärte *Leberwickel*. Oft sind nämlich auch verkrampfte Muskeln schuld daran, daß sich der Darm nicht entleeren kann. Dem wird durch den Leberwickel begegnet.

Ein Problem für viele Leute stellen auch Blähungen dar. Im folgenden einige Rezepte gegen Verstopfung und Blähungen.

Rezepte für den Darm

Benediktinerkrauttee

Wirkt gegen Appetitlosigkeit, aber auch gegen Verstopfung und Blähungen. Benediktinerkraut enthält Bitterstoffe, die Verdauungsprozesse anregen. Ein Eßlöffel Benediktinerkraut wird mit 1/4 Liter kaltem Wasser angesetzt. Nicht zu schnell zum Kochen bringen, nach zwei Minuten abseihen. Den Tee dürfen Sie nur mäßig warm trinken. Natürlich ungesüßt und langsam.

Liebstöckeltee

Das Kraut ist ein beliebtes Gewürz und schmeckt wie Maggi. Als Tee hilft Liebstöckel gegen Verdauungsschwäche, Blähungen, aber auch gegen Rheuma und Migräne. Zwei Teelöffel werden mit 1/4 Liter kaltem Wasser übergossen. Kurz bis zum Sieden erhitzen und dann abseihen. Trinken Sie zwei Schalen Tee täglich. Achtung: Als Gewürz verwendet man das Blatt, für den Tee hingegen die Wurzel!

Knoblauch

Hilft in allen Verwendungsformen auch bei Darmstörungen und Magenbeschwerden.

Baldriantee

Baldrian ist zwar in erster Linie ein Beruhigungsmittel, die Wurzel hilft aber auch in Fällen chronischer Verstopfung. Zwei Teelöffel zerkleinerte Wurzeln werden mit 1/4 Liter kaltem Wasser übergossen und etwa einen halben Tag stehen gelassen (bereiten Sie den Tee morgens zu, damit Sie ihn abends zur Verfügung haben). Sorgen Sie jeweils für so viel Tee, daß Sie auch am nächsten Tag auskommen. Man soll nämlich nie weniger als mindestens zwei Schalen täglich trinken, sonst bleibt die Wirkung aus.

Erdrauchtee

Dieser auch Rauchkraut genannten Pflanze bescheinigt man in erster Linie krampflösende Wirkung. Da aber Verstopfung oft ihre Ursache in Verkrampfung hat, kann der Tee Hilfe bringen. Überbrühen Sie einen Teelöffel mit 1/4 Liter Wasser. Zehn Minuten ziehen lassen, abseihen. Bis zu drei Schalen täglich schaden nicht.

Faulbaumrindentee

Einen Teelöffel Rinde (zerkleinert) mit 1/4 Liter kaltem Wasser übergießen, einen halben Tag stehen lassen, mehrmals umrühren. Dann abseihen und lauwarm trinken. Ein milder Abführtee, der chemische Präparate gut ersetzt. Wer Faulbaumrinde selbst sammelt: erst nach mindestens einem Jahr Lagerung verwenden!

Kalmustee

Gegen Verstopfung und Durchfall. Wirkt regulierend. Wurzeln heiß überbrühen, 15 Minuten ziehen lassen.

Leinsamenmüsli

Drei Eßlöffel geschrotete Leinsamen oder ganze Leinsamen, die über Nacht eingeweicht werden müssen, vermischen Sie mit vier ebenfalls einige Stunden eingeweichten Zwetschgen (Pflaumen), einem halben Becher Joghurt, einem Eßlöffel Honig und einem Eßlöffel Sesam. Wenn Blähungen auftreten, einfach dazu Fencheltee trinken.

Durchfall

Damit all jene, bei denen die Verdauung zu gut funktioniert (vorsichtig ausgedrückt), nicht böse sind, nun auch einige Ratschläge gegen Durchfall. Unsere Hausmittel stammen durchweg aus dem Reich der Heilkräuter.

Zum Beispiel leistet die *Brombeere* gute Dienste gegen Durchfall. Sie können etwa junge Brombeerblätter kauen. Auch Tee aus Brombeerblättern bewährt sich gegen diese Art von Verdauungsproblemen. Mischen Sie Brombeerblätter und Kamillenblüten zu gleichen Teilen. Zwei gehäufte Teelöffel werden mit 1/4 Liter kochendem Wasser übergossen. Lassen Sie den Tee 15 Minuten ziehen. Dann können Sie ihn abseihen und am besten ungesüßt trinken.

Eibischwurzeltee
Übergießen Sie zwei Teelöffel Eibischwurzeln mit einer Schale kaltem Wasser. Das Ganze eine halbe Stunde stehen lassen und gelegentlich umrühren. Dann durch ein Tuch abseihen. Schließlich erwärmen. Ungesüßt trinken.

Heidelbeertee
Achtung! Für diesen Tee verwenden Sie bitte nur die Blätter! Zwei Teelöffel Blätter übergießen Sie mit 1/4 Liter kochendem Wasser. Zehn Minuten ziehen lassen und dann abseihen. Dreimal täglich eine Schale trinken.

Lungenkrauttee
Dieselbe Zubereitung wie für Heidelbeerblättertee. Gegen

Durchfall ungesüßt trinken, gegen Husten, Halsweh und auch Heiserkeit mit Honig süßen.

Mäusekleetee

Zwei Teelöffel Mäuseklee mit 1/4 Liter kaltem Wasser übergießen, dann bis zum Sieden erhitzen. Nur eine Minute ziehen lassen, abseihen und ungesüßt trinken. Am besten schluckweise.

Blutwurztee

Zwei Eßlöffel Blutwurz mit kaltem Wasser übergießen (1/4 Liter) und bis zum Sieden erhitzen. Eine Viertelstunde lang kochen. Dreimal täglich eine Schale trinken. Blutwurz kann auch mit Kümmel oder Kamille gemischt werden.

Ein altes Volksheilmittel gegen Durchfall ist die *Apfelkur*. Immer bei Hungergefühl einen Apfel essen (oder Bananen) – schon recht bald wird der Durchfall in den meisten Fällen beseitigt sein. Noch ein Tip: Bei Darminfektionen (die zuerst vom Arzt beurteilt werden müssen!) kocht man Reis mit Thymian oder trinkt zum Reis Thymiantee. Reis wirkt entwässernd und dickt auf diese Weise den Stuhl ein, Thymian hat eine leicht desinfizierende Wirkung.

Kreislaufstörungen

Was ist der Kreislauf eigentlich, von dem so viel gesprochen und geschrieben wird? Mediziner verstehen darunter die Gesamtleistung des Herzens, der Blutgefäße (Arterien, Venen), des Blutes selbst und auch der Lymphe (man könnte Lymphe Gewebswasser nennen, das aus Blutgefäßen austritt, um diesen über eigene Leitungen später wieder zugeführt zu werden).

Darunter kann sich der Laie nicht allzuviel vorstellen. Starten wir also den Versuch einer Erklärung: Im menschlichen Körper spielen zwei Kreisläufe eine Rolle – der sogenannte große Kreislauf und der kleine Kreislauf. Beide nehmen ihren Ausgang vom Herzen.

Während jedoch über den großen Kreislauf Organe und Gewebe mit sauerstoffreichem Blut versorgt werden und gleichzeitig »schlechtes«, weil sauerstoffarmes Blut, wieder zum Herzen zurückgeführt wird, dient der kleine Kreislauf zwischen Herz und Lunge nur dem Austausch von Sauerstoff und Kohlendioxyd, das wir ausatmen.

Großer Kreislauf: Das Herz, die Pumpe unseres Körpers, besitzt vier Hohlräume. Zwei Haupt- und zwei Vorkammern. Aus der linken Hauptkammer führt ein dicker Schlauch (Aorta, Hauptschlagader) Blut in den Körper. Von der Aorta ziehen kleinere Schläuche (Arterien) weg zu den zu versorgenden Organen, wie beispielsweise Magen, Darm, Nieren usw. Dort verzweigen sich die Arterien weiter in noch kleinere Schläuche (Arteriolen), die schließlich in einem Netz von Röhren mit winzigem Durchmesser (Kapillaren) münden. Die Wand dieser Kapillaren ist durchlässig. Im Kapillarnetz lädt das Blut den Sauerstoff aus der Atemluft ab und nimmt »Abfall« in Form von Kohlendioxyd auf.

Dieser Abfall wird aus dem Kapillarnetz in größere Gefäße (Venolen) transportiert. Nun läuft praktisch der umgekehrte Vorgang ab: Die Gefäße bzw. Schläuche werden immer größer (zuerst Venen, dann die obere Hohlvene, die Blut vom Kopf wegführt, und die untere Hohlvene, die das »schlechte« Blut aus dem übrigen Körper sammelt). Beide Hohlvenen münden in die rechte Vorkammer des Herzens. Nun beginnt …

… der kleine Kreislauf: Das verbrauchte, sauerstoffarme Blut wird durch eine Klappe in die rechte Kammer gepreßt. Von dort geht ein ganz kurzer, dicker Schlauch weg, der sich bald in zwei kleinere Gefäße (Lungenarterien) aufteilt. Diese ziehen zur Lunge und liefern mittels Blut das Kohlendioxyd ab, das wir ausatmen.

Beim Einatmen nehmen wir – wie erwähnt – Sauerstoff aus der Luft auf. Dieser gelangt in die Lunge und wird dort an insgesamt vier Lungenvenen weitergegeben, die sauerstoffreiches Blut in die linke Vorkammer des Herzens transportieren. Über eine zweite Klappe gelangt dieses »gute« Blut in die linke Kammer und von hier in die Aorta.

Sie haben nun ziemlich oft das Wort Sauerstoff gehört. Daher kurz zur Bedeutung: Alle Energie, die der Körper entwickelt, entsteht durch Verbrennung jener Nährstoffe, die im Darm der aufgenommenen Nahrung entzogen wurden. Es sind dies die berühmten Kohlenhydrate sowie Fett und Eiweiß. Wer etwas verbrennen will, braucht dazu Zündhölzer oder ein Feuerzeug. Unser Feuerzeug ist der Sauerstoff. Ohne ihn könnte die Nahrung nicht verwertet werden, wir gingen innerhalb kurzer Zeit zugrunde.

Der *Kreislauf* (beide Arten zusammengefaßt) wird in erster Linie durch die Pumpleistung des Herzens angetrieben. Herzfehler führen daher unweigerlich zu Kreislaufstörungen. Aber auch elastische Kräfte der »Adern« (Arterien, Venen) und Pumpleistung der Muskulatur (»Muskelpumpe«) treiben das Blut durch die Gefäße in Richtung seiner Bestimmungsorte.

Wir wollen Sie nicht mit medizinischen Details langweilen, glauben aber, daß nun viele Vorgänge im Körper auf besseres Verständnis stoßen werden. Und dieses Verständnis ist wiederum ein wichtiger Bestandteil aller Heilmaßnahmen.

Funktioniert die Herzpumpe nicht richtig, kann das verschiedene Ursachen haben. Das Herz bekommt für sich selbst Blut durch sogenannte Herzkranzgefäße (Koronararterien). Sind diese verstopft, besteht Lebensgefahr. Ebenso gefährlich sind Schädigungen der überaus leistungsfähigen Herzmuskulatur. (Man bedenke: Dieser Muskel muß siebzig, achtzig oder mehr Jahre ununterbrochen arbeiten und kann sich keine Ruhepause gönnen wie etwa Muskeln der Arme und Beine!) Wer daher häufig Kreislaufprobleme hat, muß unbedingt einen Arzt zwecks Überprüfung der Ursachen aufsuchen. Das kann nicht deutlich genug gesagt werden.

Stellt der Mediziner keinen organischen Schaden fest – meist ist dies zum Glück der Fall –, liegen die Störungen im nervlichen Bereich. Steht dieser Zusammenhang zweifelsfrei fest, können wir gegen Schwindelanfälle, Ohnmacht, Seekrankheit oder einfach bleierne Müdigkeit eine ganze Reihe von Methoden anbieten, die guten Erfolg versprechen.

Bei Witterungsumschwung genügt vielen von uns schon ein leichtes Schwindelgefühl, um sich sehr zu ängstigen. Zu niedriger Blutdruck (entweder keine gute Pumpleistung des Herzens oder eine krankhafte Erweiterung der Arterien, die dann das Blut zu langsam transportieren, können Schuld tragen) kommt ebenso als Ursache in Frage wie nervliche Störungen, Überarbeitung oder auch eine gewisse Bereitschaft mancher Menschentypen (lange, dünne Personen).

Gegen Kreislaufstörungen, die sich in Schwindelanfällen äußern, gibt es Berge von Medikamenten. Aber schießen Sie nicht gleich mit Kanonen auf Spatzen! Sie können viele harmlose Maßnahmen gegen Schwindelzustände ergreifen: Akupressur, Fußzonenmassage, Kneipp-Anwendungen, Bürstenmassage, Kräutertees und systematisches Kreislauftraining.

Beginnen wir mit einer *Sofortmaßnahme:* Halten Sie bitte beide Hände so unter die Wasserleitung, daß eine Minute lang kaltes Wasser auf jene Stellen plätschert, an denen Sie den Puls messen. Wetterfühlige sollten den Tag überhaupt mit kaltem Wasser beginnen. Füllen Sie Ihre Badewanne bis zur Wadenmitte mit kaltem Wasser an und treten Sie darin etwa ein Minute lang herum. Dann gut abtrocknen, abreiben und warme Socken anziehen. Die anschließende Wärme ist unerläßlich.

Damit sind wir auch schon bei Pfarrer Sebastian Kneipp angelangt, der gegen Kreislaufstörungen Gußbäder verschrieb. Sie können mit dieser Methode wirklich auf dauerhafte Hilfe hoffen. Wir wollen Ihnen nun den *Armguß* erklären, der auch bei Stoffwechselproblemen Wirkung zeigt:

Beugen Sie Ihren Oberkörper über die Badewanne. Dann schrauben Sie den Brauseteil der Dusche ab und führen den kalten Wasserstrahl von der Außenseite der rechten Hand bis zur Schulter. Dort fünf Sekunden verweilen, dann an der Innenseite wieder zurück. Links nehmen Sie die gleiche Behandlung vor. Wichtig ist auch beim Armguß, daß der Körper anschließend durch Abreiben mit einem Tuch oder einer Bürste wieder erwärmt wird. Der Armguß dient allgemein zur Abhärtung etwa gegen Erkältungskrankheiten.

Gut bewährt sich auch eine *Oberkörperdusche*, die Sie jeden

Morgen durchführen können. Abends eher nicht, weil dadurch der Kreislauf so angeregt wird, daß Sie eventuell Schwierigkeiten beim Einschlafen bekommen. Sie beugen sich über die Wanne und beginnen den Strahl kalten Wassers so zu führen wie beim Armguß. Sie kehren aber nicht mehr an die Innenseite des rechten Armes zurück, sondern gießen über die Schulter hinaus auf die rechte Seite der Brust. Das gleiche links. Den Vorgang können Sie zweimal durchführen. Dann nicht mit warmem Wasser abduschen, sondern kräftig trockenreiben.

Sebastian Kneipp empfiehlt den *Vollguß*, der aber ein wenig mit Vorsicht zu genießen ist. Er erfordert sehr gute körperliche Verfassung. Manche Personen reagieren darauf bei häufiger Anwendung mit Unruhe und Reizbarkeit, was ja auch wieder nicht erreicht werden soll. Besonders gut hilft auch die Bürstenmassage.

Ein Tee speziell gegen *Wetterfühligkeit:* Mischen Sie Rosmarin, Weißdornblüten und Arnika (bei empfindlichem Magen auf Arnika verzichten!) zu gleichen Teilen. Zwei Teelöffel davon werden mit kochendem Wasser übergossen. Fünf Minuten ziehen lassen. Süßen Sie mit Honig, und trinken Sie den Tee schluckweise und nicht zu heiß.

Ein weiteres Symptom gestörter Kreislauftätigkeit ist bleierne Müdigkeit. Sie fühlen sich auch ohne körperliche oder geistige Anstrengung wie zerschlagen, schleichen lustlos und matt durch die Gegend. Liebe Mitmenschen legen diese Anzeichen als Trägheit oder Folgen unsoliden Lebenswandels aus. Dabei wären Sie in dieser Verfassung gar nicht in der Lage, Nächte in Diskotheken und Bars zu verbringen.

Im Grunde genommen sind die Maßnahmen gegen *Müdigkeit* ähnlich wie jene gegen Schwindelgefühl. Ihr Kreislauf benötigt einen Antrieb. Den können Sie sich neben den bereits erwähnten Methoden durch sinnvolle sportliche Betätigung holen.

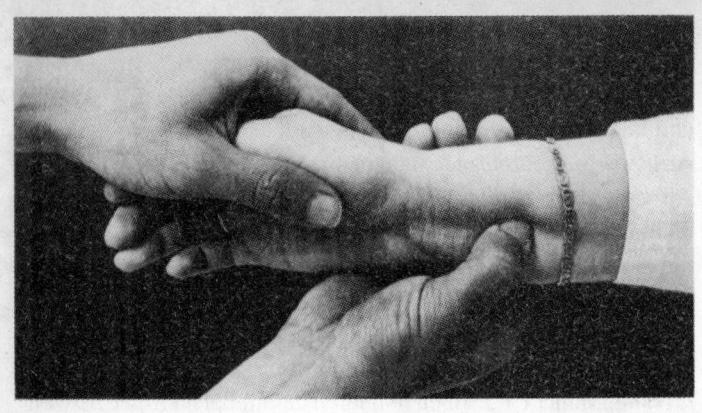

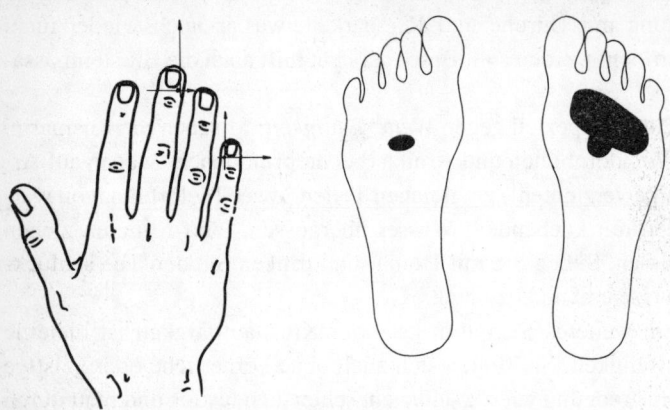

Akupressur gegen Kreislaufstörungen: Winkeln Sie die Hand mit der Handfläche nach innen ab. Von der sich bildenden Falte messen Sie drei Fingerbreit nach oben. An dieser Stelle drücken Sie zwischen die beiden Unterarmknochen.

Suchen Sie an den Richtung Daumen gelegenen Seiten des kleinen Fingers und des Mittelfingers wie beim Zahnpunkt die Schnittpunkte der Fingernägel. Dort leicht vibrierend drücken.

Fußreflexzonen gegen Kreislaufstörungen: Drücken Sie die bezeichneten Fußzonen möglichst stark zwei Minuten. Selbstmassage hilft allerdings in diesem Fall nicht allzu gut: Bitten Sie daher einen Partner, Ihnen behilflich zu sein. Auch Sie können anderen im Bedarfsfall helfen. Beim kleinen Punkt messen Sie von der Mittelzehe in Richtung Ferse.

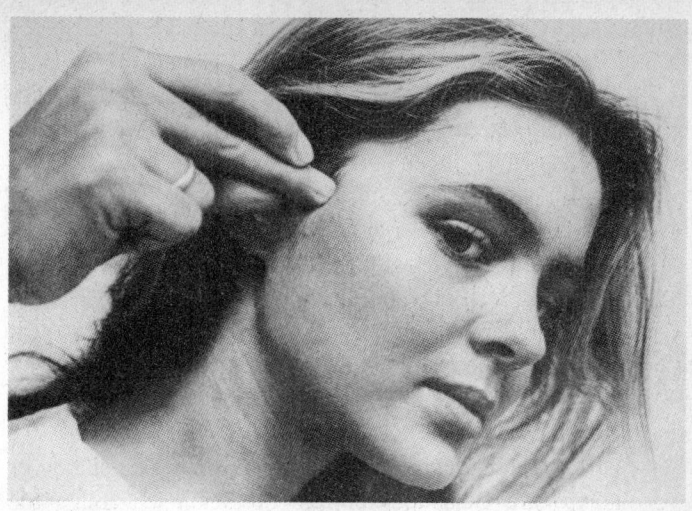

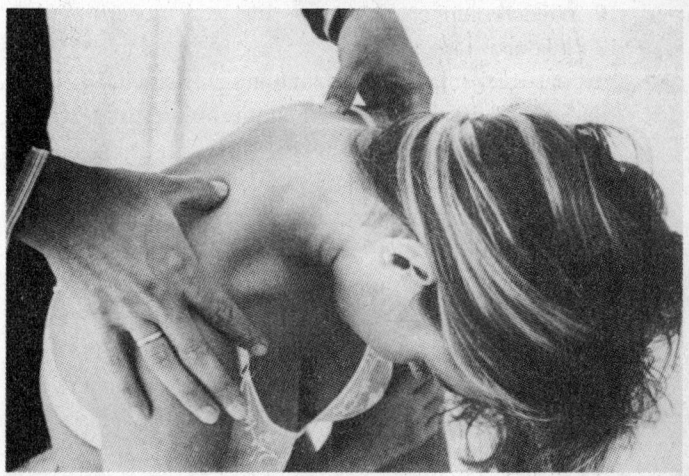

Bei Schwindelanfällen drücken Sie in ein Grübchen im Bereich des Oberkiefergelenks neben der Ohrmuschel.

Suchen Sie auf beiden Seiten schmerzhafte Punkte in der Mitte zwischen Hals und Schultergelenk auf dem Schultermuskel.

Überwinden Sie sich, und bauen Sie in Ihren Tagesablauf ein wenig Bewegung ein. Wie wär's mit dem *Fitneß-Training der Jet-Piloten*, das nur siebeneinhalb Minuten dauert? Das Programm umfaßt acht Übungen, die Sie in einer bestimmten Minimalzeit hinter sich bringen müssen.

Das Fitneß-Training der Jet-Piloten
- Rumpfbeugen. Sie wippen 30 Sekunden bei gestreckten Knien mit den Fingerspitzen zu den Zehen. Wenn Sie diese Übung in der geforderten Zeit 15mal durchführen können, bekommen Sie 150 Punkte (pro Wiederholung 10 Punkte). Das ist das Minimum. Wer mehr schafft, erhält natürlich entsprechend mehr Punkte.
- Aus Bauchlage Arme und Beine anheben. Das stärkt vor allem Ihre Bauchmuskeln. In 30 Sekunden sollen Sie 10 Wiederholungen erreichen, für jede weitere gibt es 12 Punkte.
- Aus der Rückenlage zur Sitzhaltung aufrichten. In 30 Sekunden sind 10 Wiederholungen die Mindestleistung. Zu vergeben sind jeweils 12 Punkte.
- Hocksprünge auf der Stelle. Sie halten die Arme am besten gestreckt nach vom und springen aus der tiefen Hocke in die Höhe. Dann wieder in die Hocke und so weiter. 30 Sekunden, 20 Wiederholungen, jeweils 6 Punkte.
- Kniebeugen. 30 Sekunden, 15 Wiederholungen, 10 Punkte.
- Schnelles Gehen auf der Stelle und immer wieder abwechselnd ein Bein hochziehen. 30 Sekunden, 40 Wiederholungen, 4 Punkte.
- Liegestütze. 30 Sekunden, 10 Wiederholungen, 12 Punkte.
- Arme nach vorne kreisen. 30 Sekunden, 40 Wiederholungen, 4 Punkte.

Zwischen jeder Übung sind 30 Sekunden Pause gestattet. Nun zur Auswertung: In der Altersklasse 18 bis 35 Jahre gibt es sehr gute Bewertung für mehr als 1850 Punkte, gute Noten für über 1600 Punkte, ausreichend für über 1350 Punkte und ungenügend für weniger als 1350 Punkte. Bei den Damen sind wir milde und ziehen jeweils 100 Punkte ab.

In der Altersklasse über 36 Jahre liegen die Limits natürlich tiefer: Sehr gut für über 1600 Punkte, gut für 1350 Punkte, ausreichend für 1100 Punkte und ungenügend für weniger als 1100 Punkte. Bei den Damen wieder jeweils 100 Punkte weniger.

Dieser Test wurde für die deutsche Luftwaffe als tägliches Konditionsüberprüfungsprogramm der Jet-Piloten ausgearbeitet und gilt eigentlich nur für Männer. Aber jede Übung ist durchaus auch für Damen zu schaffen – wenn auch vielleicht nicht so oft.

Sehr wichtig für Kreislauftraining sind Ausdauerübungen, wie z. B. Laufen. Man lächelt immer noch ein wenig über Jogger – doch medizinische Überprüfungen weisen nach, daß Jogger, die wirklich regelmäßig laufen, im Durchschnitt rund 10 Jahre jünger sind als Nichtsportler, was die Funktionstüchtigkeit des Körpers betrifft. Daher empfehlen wir Ihnen noch zusätzlich den sogenannten Cooper-Test, der ein »Managertraining« darstellt:

Grundsätzlich sollen Sie täglich 12 Minuten laufen. Die Geschwindigkeit richtet sich nach Ihrer körperlichen Verfassung. Diese ist sehr gut, wenn Sie in der geforderten Zeit mehr als 2,8 Kilometer laufen können, gut bei 2,4 bis 2,8 Kilometer, mäßig bei 2 bis 2,4 Kilometer, schlecht bei 1,6 bis 2 und ganz miserabel bei weniger als 1,6 Kilometer. Lassen Sie sich durch ein schlechtes Anfangsergebnis keinesfalls entmutigen! Sie werden staunen, in wie kurzer Zeit Sie durch regelmäßiges Training einen guten Standard erreichen können – und vor allem, wie wohl Sie sich dann fühlen!

Willi Dungl machte die Erfahrung, daß seine Skispringer, als sie noch vorwiegend reines Krafttraining betrieben und damit den

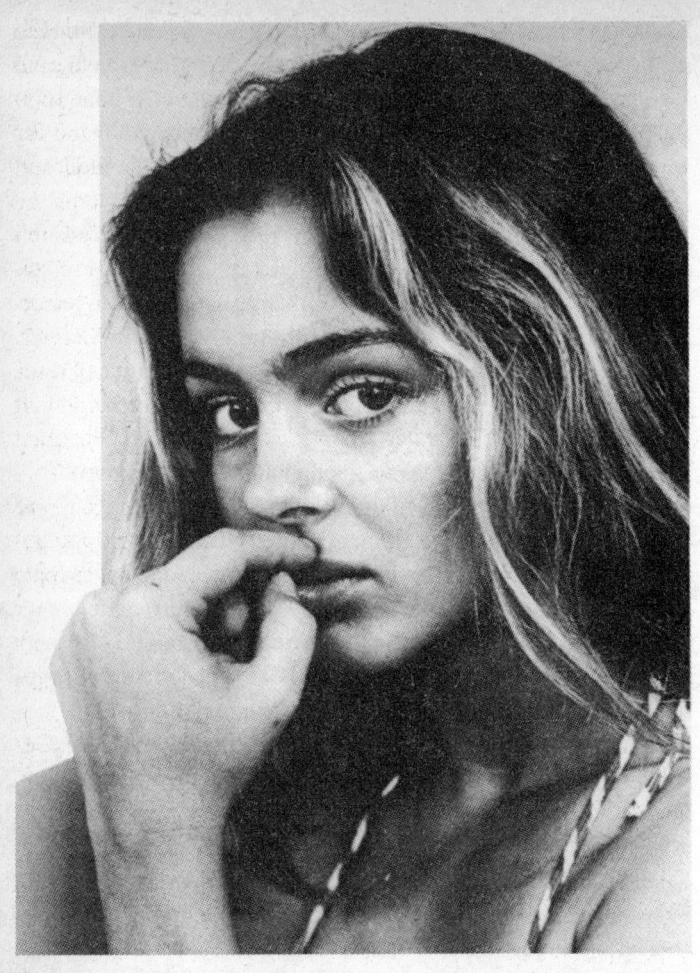

Akupressur gegen Schock: Leidet einer Ihrer Mitmenschen an einem Schock (Autounfall oder sonstiges aufregendes Ereignis), drücken Sie ihn mit dem Zeigefinger fest in das Grübchen unter der Nase. Wer dazu in der Lage ist, kann sich auch selbst drücken.

Kreislauf nicht allzusehr belasteten, genauso kreislaufanfällig und wetterfühlig waren wie untrainierte Durchschnittsbürger. Er wäre nicht Willi Dungl, wenn ihm dagegen nicht etwas eingefallen wäre. Er ließ seine Schützlinge fünf Minuten auf seiner Spezialmatte (notfalls genügt auch eine andere elastische Unterlage) laufen. Dann ging es ab ins Stiegenhaus. Dort mußten die Sportler eine Minute lang abwechselnd mit dem linken, dann mit dem rechten Fuß ganz schnell auf die erste Stufe steigen. Anschließend erfolgte eine kurze Verschnaufpause, die mit lockerem Hüftkreisen überbrückt wurde. Nun sprangen die Athleten in Grätschstellung schnell auf die zweite Stufe (im Prinzip dieselbe Übung wie vorher, nur mußten die Beine schon weiter gespreizt werden). Dann ließ Dungl die Leute den linken Fuß auf die dritte Stufe stellen und befahl ihnen, den Körper bei gebeugtem Knie ganz nach vorn zu drücken. Dieselbe Übung wurde rechts durchgeführt, insgesamt je fünfmal. Zuletzt stellte sich jeder ganz auf die Kante der ersten Stufe, ging leicht in die Hocke und wippte ein bis zwei Minuten lang.

Als Baldur Preiml das Training übernahm, stand selbstverständlich Waldlauf auf dem Programm. Aber vorher trug Dungls Übungsprogramm viel zur Kreislaufkräftigung bei.

Versuchen Sie die angegebenen Übungen! Anfangs werden die untrainierten Muskeln vielleicht etwas schmerzen. Aber keine Angst – je länger man konsequent übt, desto besser durchblutet werden die Muskeln, und sie schmerzen dann nicht mehr.

Zum Schluß noch ein Tip aus der chinesischen Heilkunde*, der zuverlässig wirkt: bei Kreislaufproblemen beide Ohrläppchen fest reiben!

Seekrankheit

Eigentlich zählt Seekrankheit ja nicht zu den Kreislaufstörungen. Vielmehr tragen die Nerven Schuld an diesem traurigen Zustand. Sie spielen verrückt und bringen in erster Linie den Magen durcheinander. Weil aber im Zuge von Seekrankheit auch Schwindelanfälle auftreten können, wollen wir das Leiden an dieser Stelle behandeln.

Groß ist die Palette der Maßnahmen ja ohnehin nicht. Zur Beruhigung der beleidigten Magennerven empfehlen wir Melissentee (Rezept siehe Kapitel »Nervosität« S. 242. Den Tee sollten Sie unbedingt ungesüßt trinken.

Noch eine einfache Soforthilfe: Besser als jede Tablette wirkt flaches Hinlegen – das Gefühl der Übelkeit verschwindet unverzüglich. Außerdem nützt jede Art von Ablenkung. Suchen Sie das Gespräch mit Ihrem Partner, wenn Sie sich besonders elend fühlen. Oder: Schließen Sie die Augen, und atmen Sie tief. Schließlich nützt auch noch eine kalte Waschung.

In der Homöopathie wird gegen Seekrankheit Tabak eingesetzt – allerdings nicht in Form von Zigaretten und Zigarren. Man gewinnt den Wirkstoff aus frischen Tabakblättern.

Ohnmacht

Eine sehr unangenehme Auswirkung von Kreislaufschwäche ist das plötzliche Umfallen ohne Vorwarnung. Man nennt diesen Zustand, der nur sehr kurz (wenige Sekunden) dauert, Ohnmacht. Wie kommt es dazu?

Durch abrupt eintretende Blutleere im Gehirn verliert man das Bewußtsein. Angst, Schrecken und andere stark empfundene Gefühle lassen mitunter die Blutgefäße im Hirn weit werden – die Wand der Arterien dehnt sich kurzfristig aus. Das Blut fließt in der Folge viel langsamer und versorgt die wichtigen Zentren nicht mehr einwandfrei.

Ohnmacht kann auch bei Anstrengung, langem Stehen oder starkem Husten auftreten. Dagegen wirkt sehr gut ein bestimmter Druckpunkt auf dem Grübchen unter der Nase (siehe Akupressur gegen Kreislaufstörungen). Natürlich ist diese Maßnahme an einen Helfer gebunden ...

Durchblutungsstörungen der Beine

Mangelnde Durchblutung der Beine und Füße muß in unseren Tagen schon als Volksseuche bezeichnet werden. Vor allem ältere, aber auch viele junge Leute leiden daran.

Grundsätzlich muß zwischen arteriellen und venösen Störungen unterschieden werden. Das besorgt natürlich der Arzt. Eine »Vorauslese« können Sie hingegen selbst treffen: Wenn beim Hochlagern der Beine Schmerzen auftreten, deutet das auf verengte Arterien (die sauerstoffreiches Blut vom Herzen weg in alle Gebiete des Körpers bringen sollen) hin. Bringt die Lagerung aber eine fühlbare Erleichterung mit sich, so liegt mit großer Wahrscheinlichkeit ein Stau in den Venen vor. Dieser wird durch krankhaft erweiterte Venen und Schädigung der Venenklappen hervorgerufen.

Gefäßleiden kann man durch sinnvolle Bewegung (etwa Wandern) vorbeugen. Eine Ausgangssituation für Durchblutungsstörungen der Arterien ist Bluthochdruck (Achtung in diesem Fall vor kalten Kneipp-Anwendungen!). Da müßte eine Behandlung auch von dieser Seite her erfolgen (nie ohne Arzt!). Wir wollen uns im Kapitel »Durchblutungsstörungen« nur mit harmloseren Erscheinungen bzw. mit der Vorbeugung schwerer Schäden beschäftigen. Beraten Sie aber bitte alle hier empfohlenen Maßnahmen vorerst mit dem behandelnden Arzt.

Nicht nur im Winter sind die Füße nicht und nicht warm zu bekommen. Die Zehen nehmen eine seltsam blasse Farbe an, ein Gefühl der Taubheit sorgt für Unruhe. Menschen, die viel Bewegung haben, passiert so etwas seltener als übergewichtigen Stubenhockern, die noch dazu viel rauchen.

Beides – zu üppige Ernährung und das Rauchen – führt zu Verengung jener Arterien, die Blut bis in die Zehen liefern sollen. Kleinere Schläuche werden gänzlich verstopft. Das Blut kann seinen Weg nicht mehr richtig bahnen und erreicht manche Ziele gar nicht. In diesem Fall kommt es zur Schädigung des Gewebes. Das kann bis zum Absterben von Zehen, Füßen oder Beinen führen (Raucherbein!).

Sie sollten jetzt nicht beunruhigt sein. Wer an Raucherbein leidet, weiß es längst. Zu deutlich sind in diesem Fall die Symptome: ständig wiederkehrende Krämpfe in der Wadenmuskulatur, man kann nur mehr ganz kurze Strecken zurücklegen, ohne infolge der Schmerzen rasten zu müssen. Die Beine schmerzen auch schon im Ruhezustand höllisch.

Lassen Sie es gar nicht soweit kommen! Wer zu kalten Füßen neigt, kann viele wirksame Gegenmaßnahmen ergreifen. Welche Akupressurpunkte Dr. Johannes Bischko empfiehlt, entnehmen Sie bitte den Abbildungen. Dazu gibt es Tips von Pfarrer Kneipp bis Willi Dungl.

Lassen wir Sebastian Kneipp den Vortritt. Der Erfolg seiner Wechselbäder ist meist verblüffend. Außerdem sind sie sehr einfach durchzuführen. Für das Wechselfußbad benötigen Sie die Badewanne und ein Schaff (ein großer Kochtopf genügt auch). Legen oder setzen Sie sich nun in die mit heißem Wasser gefüllte Wanne. Daneben stellen Sie ein Gefäß mit kaltem Wasser. Nach fünf Minuten Verweilen im heißen Wasser steigen Sie rasch, nur acht bis zehn Sekunden lang, ins kalte. Den Vorgang können Sie mehrmals wiederholen.

Wer den ganzen Körper richtig durchwalken, ihn überhaupt

gründlich abhärten will, unterzieht sich der etwas rauhen Prozedur eines *Wechselvollbades*. Diese Kneipp-Anwendung ist allerdings eine Roßkur, die sich für Herz- und Kreislaufschwache nicht sehr gut eignet. Sie benötigen günstigenfalls zwei Wannen – eine mit kaltem, eine mit heißem Wasser. Notfalls reicht aber die Wanne mit heißem Wasser auch. Sie verweilen darin einige Minuten liegend, stehen dann auf und brausen sich kalt ab. Besitzer zweier Wannen tauchen rund zehn Sekunden in der kalten Wanne unter.

Ob Fuß- oder Vollbad: Nachher müssen die Füße oder der Körper unbedingt wieder erwärmt werden. Ziehen Sie dicke Socken an, oder legen Sie sich einfach eine Viertelstunde ins Bett. Nach einigen Wechselbädern werden Sie kaum mehr über kalte Füße zu klagen haben.

Haben Sie in der Nähe des Hauses einen Garten oder eine Rasenfläche? Dann überwinden Sie sich, und gehen Sie frühmorgens barfuß hinaus. Ein paar Minuten *Tautreten* genügt. Dann müssen Sie die Füße allerdings unbedingt erwärmen, weil Unterkühlung wohl nicht im Sinne des Erfinders sein kann. Ziehen Sie zum Beispiel dicke Socken über.

Zur besseren Durchblutung dient auch die eingangs besprochene Bürstenmassage. Reiben Sie den Unterschenkel kräftig mit einer Bürste ab. Am besten beginnen Sie damit auf der Fußsohle.

Alle genannten Methoden bringen Schmerzlinderung und zumindest kurzfristige Besserung. Packen Sie aber das Übel doch gleich an der Wurzel! Nur selten trägt Hypotonie (krankhafter Blutunterdruck) Schuld an der Misere. Meist haben wir uns die unangenehmen Begleiterscheinungen mangelnder Durchblutung selbst zuzuschreiben. Zum Beispiel: Ohne Rauch geht's auch! Raucher wollen leider erst dann wahrhaben, daß Nikotin und Teer dem Körper schweren Schaden zufügen, wenn das Malheur bereits passiert ist. Nehmen Sie sich nicht vor, die Dosis zu verringern oder »morgen anzufangen« – legen Sie die halb fertiggerauchte

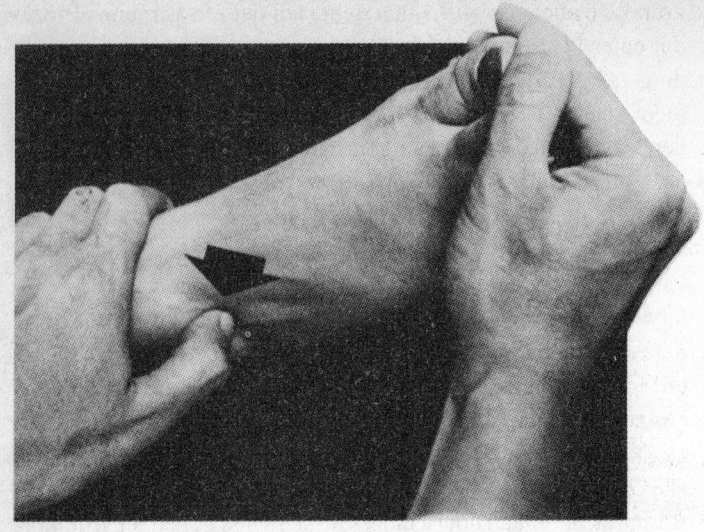

Akupressur gegen »kalte Füße«: 1. Am unteren Ende des äußeren Knöchels finden Sie fußwärts eine kleine Grube. Dort drücken Sie hinein. Wer den Punkt verfehlt, hofft vergeblich auf Wirkung.

Zigarette weg, und rühren Sie ab diesem Zeitpunkt keine mehr an (wenn das so leicht ginge …). Wagen Sie zumindest einen Versuch.

Stark gefährdet sind auch die »Dickerchen« unter uns. Niemand verlangt, daß Sie plötzlich die Figur eines Leistungssportlers haben. Aber ab 15 bis 20 Kilogramm Übergewicht (normal: Körpergröße minus 100) wird die Sache kritisch.

Meiden Sie in diesem Falle fettreiche Speisen, und beginnen Sie mit körperlichem Training. Der ständige Hinweis auf Bewegung ist kein Tick von uns, die heilsame Wirkung stellt sich unter Garantie ein. Opfern Sie täglich ein paar Minuten. Schon fünf Minuten Laufen im Stand bringt enorm viel. Nach diesem Training wirkt auch die Bürstung besonders gut.

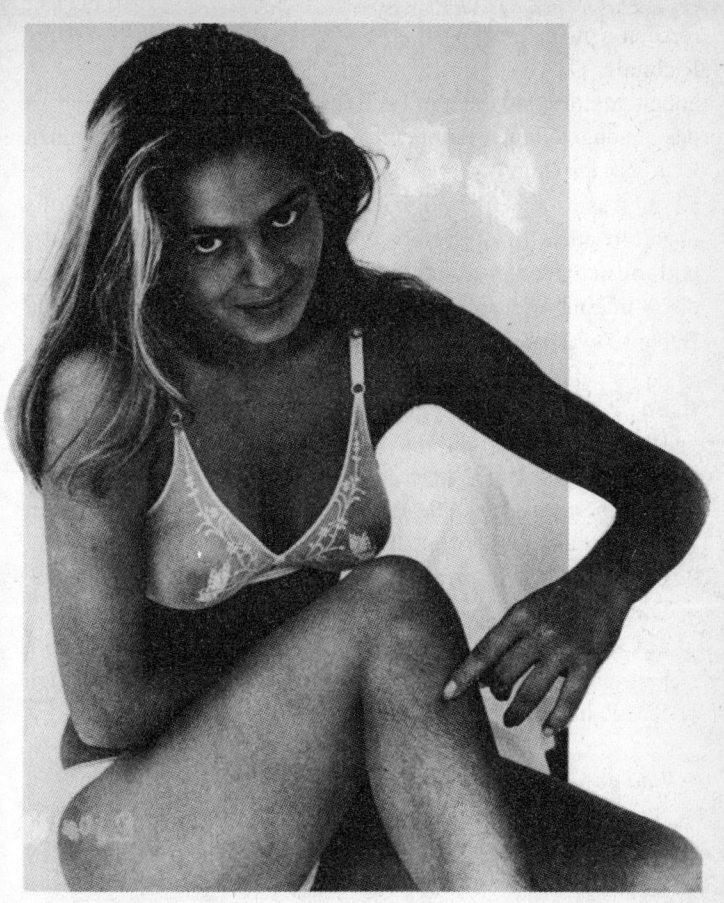

2. Drücken Sie vier Fingerbreit unter der Kniescheibe, einen Finger nach außen, innen am Schienbein. Es ist derselbe Punkt wie gegen Regelbeschwerden.

Gegen die – seltener auftretenden – *Durchblutungsstörungen in den Händen* helfen ebenfalls Wechselbäder. Zusätzlich aber eine leichte Übung: Aufrecht hinstellen, Beine etwas gegrätscht. Dann mit den Armen 20mal nach vorne kreisen und 20mal in die andere Richtung. Das Blut wird dadurch wie in einer Zentrifuge nach außen gepreßt und gelangt bis in die Fingerspitzen. Sie merken das am angenehmen Kribbeln. Gut hilft auch täglich 5 Minuten Lauf auf der Dungl-Matte.

Es gibt sanftere Hilfsmöglichkeiten als Wechselduschen, die ebenfalls guten Erfolg versprechen. Zum Beispiel Kräuterbäder und -umschläge gegen »kalte« und »schwere« Füße (bei denen die Durchblutung auch gestört ist: Sie erfolgt zu plötzlich – die Beine schwellen an und schmerzen):

Bad gegen »schwere Füße«

Übergießen Sie eine Handvoll Rosmarin mit einem halben Liter kochendem Wasser, und mengen Sie den Absud (ohne Abseihen!) in das heiße Wasser Ihrer Fußbadewanne. Geben Sie nun einen Eßlöffel Steinsalz dazu. Dann hineinsteigen. Gießen Sie nun immer wieder ein wenig kälteres Wasser dazu. Die Ausgangstemperatur sollte nie über 37 Grad Celsius liegen, am Ende (nach rund 20 Minuten) kann das Wasser ruhig kalt sein. Schließlich trocknen Sie die Füße nicht ab. Schlagen Sie sie in ein Tuch, und gehen Sie zu Bett.

Bad gegen »kalte« Füße

Sammeln Sie Roßkastanien, zerschneiden Sie diese in kleine Stücke. Dann stellen Sie einen Absud her, indem Sie die Kastanien eine Viertelstunde lang kochen. In diesem Auszug baden Sie Ihre Füße. Das Wasser soll aber keinesfalls zu heiß sein (nicht über 37 Grad).

Beinwellumschläge

Das Heilkraut Beinwell wirkt hauptsächlich bei wunden und eitrigen Geschwüren. Aber auch gegen Durchblutungsstörungen erzielt man Wirkung. Nehmen Sie einen Eßlöffel Beinwellwurzeln, und kochen Sie diese in einem halben Liter Wasser 10 Minuten. Seihen Sie nachher ab. Mit dem Absud machen Sie warme Umschläge. Angeblich hilft Beinwelltee auch gegen Venenleiden. Er ist allerdings mit Vorsicht zu genießen. Fragen Sie Ihren Arzt um Rat.

Hilfe aus dem Ausland

Gegen Durchblutungsstörungen kann man einen Extrakt aus Ginkgo-Blättern trinken. Erhältlich in Apotheken. Wirkt auch gegen Schlafstörungen.

Durchblutungsstörungen betreffen nicht nur Arme und Beine, sondern auch den restlichen Körper – vor allem das Herz. Dieses wird durch zwei Arterien versorgt, die man Herzkranzgefäße nennt. Herzkrankheiten müssen grundsätzlich vom Arzt behandelt werden. Aber vielleicht hat der Onkel Doktor nichts dagegen, wenn Sie nach seiner Diagnose zur Verbesserung der Herzmuskeldurchblutung den bei uns weit verbreiteten Weißdorn (Hagedorn) verwenden. Eine Warnung: Wenn die Diagnose »Angina pectoris« heißt, können Sie nach Rücksprache mit dem Arzt zwar laufen, aber keinen Sport mit den Armen betreiben.

Weißdorn wächst als großer Strauch oder kleiner Baum – Auslegungssache. Die Wirkstoffe sind so günstig kombiniert, daß man Weißdorn auch zur Nachbehandlung bei Herzinfarkt anwenden kann. Die Herzmuskelzellen werden besser ernährt, eine Steigerung der Leistungsfähigkeit wird erreicht.

Eines müssen Sie selbst mitbringen: Geduld! Sie dürfen nicht erwarten, daß ein paar Schalen Weißdornblütentee schon den angestrebten Erfolg bringen. Bei Herzmuskelschwäche nach schweren Infektionskrankheiten (etwa Virusgrippe), bei Herzrhythmusstörungen und zu hohem Blutdruck (durch bessere Leistung des Herzens erzielt man oft eine Normalisierung des Blutdrucks) sollten Sie den Tee längere Zeit trinken. Nebenwirkungen sind nicht zu befürchten.

Weißdornblütentee
Überbrühen Sie zwei Teelöffel Blüten mit 1/4 Liter kochendem Wasser. Etwa 20 Minuten ziehen lassen. Trinken Sie täglich zwei- bis dreimal eine Schale, und verwenden Sie als Süßmittel Honig. Genaueres über Weißdorn finden Sie in unserem kleinen Heilpflanzenlexikon (S. 48).

Abschließend noch einmal eine dringende Warnung: Bevor Sie bei Herzbeschwerden irgendwelcher Art selbst Hilfsmaßnahmen ergreifen, suchen Sie bitte unbedingt einen Arzt auf. Es gibt Herzleiden, die mit Naturheilmethoden nicht mehr behandelt werden können. Da muß Ihr Arzt entscheiden!

Nervosität

Sie möchten am liebsten aus der Haut fahren, sind sich selbst zuwider. Schon der geringste Anlaß genügt, Sie in Rage zu bringen. Familie, Freunde und vielleicht auch Berufskollegen leiden darunter. Mit der Zeit kommen Magenschmerzen dazu und Schlaflosigkeit. Die Nerven sind kaputt, was tun?

Zuerst den Ursachen auf den Grund gehen. Nervöse Störungen können meist auf einen simplen Nenner gebracht werden: einseitige Überbelastung. Das betrifft nicht nur den gestreßten Manager oder den frustrierten Bürohengst. Unter Nervosität durch Überlastung leiden mehr Hausfrauen, als man vermuten würde.

Jedenfalls kann es passieren, daß Hochleistungssportler, die doch so gesund leben, trotzdem Magengeschwüre bekommen, weil sie ständig unter Druck (Leistungsdruck) leben müssen. Auch ein Manager, der nicht raucht und viel Sport betreibt, sich aber falsch ernährt, wird unter Umständen über Herzrhythmusstörungen klagen, obwohl sein Herz nach genauer Untersuchung als völlig »okay« befunden wurde.

Zurück zur Hausfrau. Hausarbeit, Verantwortung für die Kinder und vor allem viele Stunden lang keine Gelegenheit, sich mit jemandem zu unterhalten, »eine Ansprache« zu haben. Das ist das Los unzähliger Hausfrauen. Viele zerbrechen daran, leiden an Depressionen, Schlafstörungen, Magengeschwüren, beginnen zu trinken oder denken sogar an Selbstmord.

Wir können diese Ausgangssituation leider nicht verbessern. Aber es gibt Möglichkeiten, mit deren Hilfe jeder wenigstens ein bißchen Ausgleich schaffen kann. Mitunter reicht das zur Beseitigung sämtlicher Probleme, die aus Nervenkrisen resultieren –

das Seelenleben funktioniert plötzlich wieder. Und das ohne jene schweren Medikamente, die in solchen Fällen gerne angepriesen werden.

Oft genügt es schon, richtiges Aufstehen zu »lernen«. Das kann für die seelische Verfassung des ganzen Tages entscheidend sein. Entschließen Sie sich dazu, lieber auf eine Viertelstunde Schlaf zu verzichten und früher aufzustehen, als gleich morgens mit einer Hetzjagd zu beginnen. Nehmen Sie sich doch Zeit! Räkeln Sie sich im Bett, aktivieren Sie auf diese Weise die Muskeln (so beugt man übrigens auch Krampfadern vor – wer langsam aufsteht und nicht aus dem Bett springt, schont seine Beinvenen). Betreiben Sie gleich neben dem Bett wenigstens zwei bis drei Minuten Gymnastik (Laufen im Stand, Kniebeugen, Liegestütze usw.). Dann in aller Ruhe Morgentoilette machen. Dazu gehört unbedingt Trockenbürsten mit einer guten Körperbürste. Nach dem Waschen und Zähneputzen sollte ein gemütliches Frühstück folgen. Versuchen Sie dabei, sich den Tagesablauf so positiv wie möglich vorzustellen. Konzentrieren Sie sich trotz eines vielleicht gedrängten Terminkalenders oder unangenehmer Verpflichtungen auf irgend etwas, worauf Sie sich an diesem Tag doch freuen können. Es findet sich bei gutem Willen immer eine Möglichkeit …

Bei vielen seiner Kunden muß sich Willi Dungl in erster Linie als »Seelenmasseur« betätigen. Das ist nicht sein eigentliches Geschäft. Er hat nicht Medizin studiert und besitzt keine Ausbildung als Psychologe. Aber er verfügt über gesunden Menschenverstand. Dieser läßt ihn all die wirklichen Ursachen erkennen, die zu »Nervosität« führen.

Warum erreicht Willi Dungl beim Spitzensportler X, daß dieser entgegen seinen sonstigen Gewohnheiten auf einmal in seiner Freizeit ein Buch liest, daß ein anderer beginnt, Schach zu spielen? Weil er weiß, wie wichtig die Ablenkung von den Sorgen des Alltags ist. Und sei es nur für kurze Zeit. Ein prominenter Rechtsanwalt suchte Dungl auf und bat um Hilfe. Der Advokat litt an Zwölffingerdarmgeschwür und war in erbärmlicher Verfassung. Alle Tabletten hatten versagt, eine Operation schien der letzte Ausweg zu sein. Davor aber hatte der Mann Angst.

Fast klingen die Maßnahmen lächerlich, die Dungl empfahl. Seit einigen Jahren kommt der erwähnte Rechtsanwalt in sein Büro und zieht sofort die Schuhe aus. Dann tritt er hinter die Tür seines Arbeitszimmers und steigt auf eine Dungl-Matte. Während er beginnt, die Gerichtsprotokolle zu lesen, läuft er ganz locker im Stand. Nicht nur die dadurch erreichte Massage der Fußreflexzonen hilft, auch der körperliche Ausgleich bringt enorm viel. Natürlich unterstützt Dungl diese Therapie mit einer Umstellung auf gesunde Ernährung. Alle Maßnahmen gemeinsam verwandelten Dr. X wieder in einen gesunden, leistungsfähigen Menschen. Der noch ein übriges tat, um von der Nervenmühle seines Jobs immer wieder loszukommen: In seinem Kalender sind an jedem Tag sogenannte blaue Zonen eingezeichnet. Der blaue Strich zeigt an: »Jetzt habe ich keine Termine wahrzunehmen. Diese halbe Stunde oder diese Stunde gehört ganz allein mir.« Spaziergänge, kleine gymnastische Übungen, manchmal sogar ein lockerer Lauf stehen in der »blauen Zeit« auf dem Programm. Da kann kommen, wer will.

Man muß jedem Tag irgend etwas Positives abgewinnen, Glanzpunkte einbauen, auf die man sich freuen kann. Sollte der Partner kein Gefühl dafür haben, machen Sie sich eben selbst kleine Geschenke. Vor allem Hausfrauen sollten da nicht zögern. Der liebe Gemahl, der den ganzen Tag keine Zeit hat, muß dafür ganz einfach Verständnis aufbringen, solange sich der finanzielle Aufwand in gewissen Grenzen hält (ein netter Nerzmantel zwischendurch wird vermutlich zu ehelichen Zwistigkeiten führen). Noch ein Rat an Hausfrauen, die einsam in der trostlosen Wohnung warten müssen, bis der Mann heimkommt: Suchen Sie einmal am

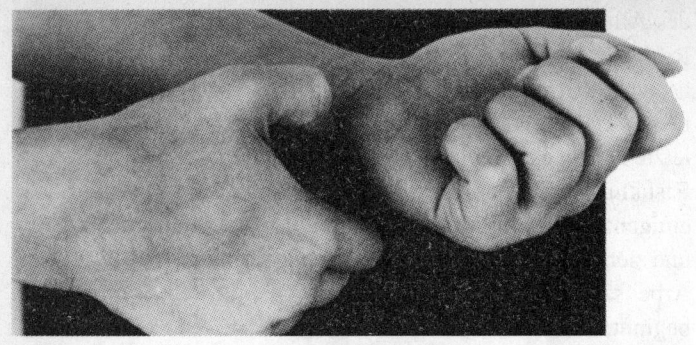

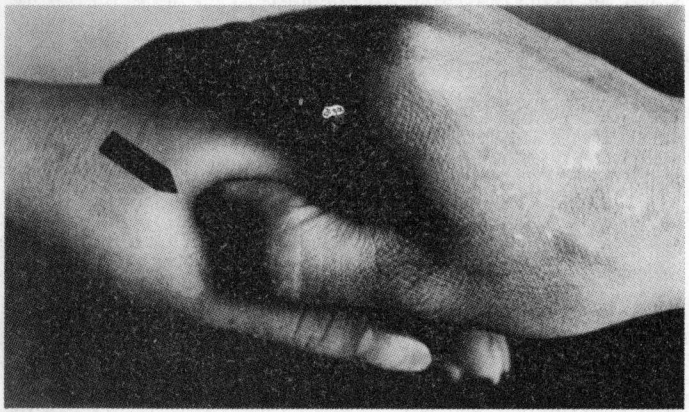

Akupressur gegen Nervosität, Angst und Schlaflosigkeit: 1. Winkeln Sie die Hand in Richtung kleinen Finger ab. Im Bereich der nun entstehenden Hautfalte finden Sie eine knochige Erhebung (unteres Ende der Elle). Dort drücken Sie drauf. Dieser Punkt bewährt sich auch gegen Prüfungsangst und andere Erwartungsängste (etwa psychisch bedingte Impotenz).

2. Legen Sie den Daumen an die Hand an. Es bildet sich auf der Verlängerung des Zeigefingers ein Hautwulst. Genau in der Mitte dieser Erhebung (etwa im Winkel zwischen Daumen und Zeigefinger) drücken Sie stark gegen den zweiten Mittelhandknochen. Hilft auch bei Schlafstörungen.

Tag irgendeine Person aus, mit der Sie gerne reden, und greifen Sie zum Telefonhörer. So ein Gespräch kann die Stimmung gewaltig steigern, Sie aufbauen.

Auf dem Weg zum oder vom Einkauf zwingen Sie sich dazu, die Umgebung bewußter zu sehen. Nicht nur stur dahinmarschieren, nicht rechts, nicht links schauen. Viele gehen wie durch einen Tunnel und nehmen keine positiven Reize auf. Unternehmen Sie einen »Einkaufsbummel«, bleiben Sie auch vor Geschäften stehen, in denen Sie nichts einkaufen. Betrachten Sie Auslagen, Blumen, Bäume. All das dient der Ablenkung und damit Entlastung.

Hier drängt sich der Vergleich zwischen trockenem Brot und Rosinenkuchen auf. Wer sein Stück Brot gedankenlos hinunterschlingt, hat gar keinen Geschmackseffekt. Wenn Sie aber die Rosinen im Kuchen ganz bewußt kauen, erleben Sie den Geschmack bewußt und essen außerdem gesund. Das hastige und gedankenlose Essen führt darüber hinaus zu jener Fettsucht, die dann mühsam und meist ohne jede Wirkung mit irgendwelchen »Wunderdiäten« behandelt wird. Man spürt nichts mehr beim Essen, nimmt große Brocken auf und benötigt ungeheure Mengen Nahrungsmittel, um überhaupt ein Gefühl der Sättigung erzielen zu können.

Betrachten wir einmal im Zusammenhang mit nervösen Störungen die Arbeit unseres Herzens. Teilt man die Arbeitszeit unserer Blutpumpe ein, kommt man auf 3/7 für das Zusammenziehen des Muskels, 3/7 für das Erweitern und 1/7, wo das Herz überhaupt nicht arbeitet, sondern eine Ruhepause einlegt. Nur so ist auch die Dauerleistung des Herzens über viele Jahrzehnte zu erklären – es gönnt sich eine Pause. Nützen auch Sie jede Gelegenheit zur Entspannung, und sei es nur eine Minute.

Das riet Willi Dungl auch einem bekannten Manager, der im Aufsichtsrat mehrerer Konzerne sitzt und vor einigen Jahren unter gesundheitlichen Problemen zu leiden begann, die nachweislich aus nervlicher Überbelastung resultierten. »Sie haben leicht reden, Herr Dungl«, meinte der Manager. »Ich kann doch nicht immer wieder aus Sitzungszimmern flüchten, wo ich täglich oft viele Stunden verbringen muß.«

Dungl ließ sich einen Trick einfallen: »Ich habe ihm einen Blasenkatarrh angedichtet. Er mußte seinen Geschäftspartnern erklären, daß er an einem Blasenleiden laboriert und eben öfters die Toilette aufsuchen muß. Natürlich gab es keine Einwände, der Mann wurde noch heftig bedauert. Er ging nun mindestens jede Stunde einmal auf die Toilette, lehnte sich gegen die Wand und führte eine mentale Übung durch, die ausgesprochen gut hilft: Er stellte sich eine Rolltreppe vor und fuhr auf dieser in Gedanken langsam nach unten. Etwa 20 Sekunden lang. Alle Sorgen verlor er unterwegs. Dann hatte er kräftig durchzuatmen, mußte mehrmals die Arme nach oben strecken – fertig. Das Ganze dauerte eine Minute, dann kehrte er wieder in die Sitzung zurück. Nach kaum 14 Tagen litt er nicht mehr an Gastritis, Herzrhythmusstörungen und Muskelverspannungen (die mir beim Massieren deutlich aufgefallen waren).

Sie können diese Entspannung nicht mit Hilfe von Tabletten erreichen. Jeder Versuch wäre nicht nur sinnlos, sondern auch noch ziemlich gefährlich. Bei Sedativa (Beruhigungsmitteln) treten nämlich meist als Begleiterscheinungen unliebsame Störungen auf. Seien es nur Müdigkeit, Zerschlagenheit oder sogar Schwierigkeiten mit der Potenz, weil eben alles eingeschläfert wird – auch das sexuelle Lustgefühl.«

Erhoffen Sie keine Wunder! Nervosität läßt sich nur mit Ihrer aktiven Mithilfe beheben. Eine Methode ist: locker laufen. Gebrauchen Sie nie die Ausrede: »Heute geht es nicht. Ich habe keine Zeit. Das Wetter ist schlecht« usw. Jeder kann mindestens dreimal wöchentlich 20 Minuten locker laufen. Rund um den Häuserblock, falls kein geeigneteres Gelände vorhanden ist. Oder daheim auf einer Matte im Stand. 20 Minuten schwimmen und wenigstens eine halbe Stunde spazierengehen sind Alternativen. Achten Sie dabei nicht auf die Muskelbewegung. Der Körper muß diese Tätigkeit ganz mechanisch ausüben, sonst verkrampft man. Zusätzlich legen Sie sich irgendein Hobby zu, das für Sie ein idealer Ausgleich sein sollte.

Langsam, aber sicher kommen wir zu den praktischen Tips. Diese können nur eine Ergänzung aller anderen genannten Maßnahmen sein, denn Beruhigungstee, Akupressur, Fußzonenmassage, Duschen und ähnliches mehr – das sind leider keine Dauerlösungen.

Zu den Anwendungen für den Körper selbst gehören *Duschprozeduren*. Das Wasser sollte nicht zu heiß sein – optimal ist eine Temperatur von 35 Grad Celsius. Wer sich heißer duscht (39 Grad und darüber), erreicht nicht, daß die Muskeln lockerer werden, obwohl sich die Durchblutung verbessert.

Lassen Sie das Wasser vorerst rund fünf Minuten nur ins Genick prasseln. Der Kopf wird leicht gebeugt, die Haltung soll bewußt entspannt sein. Oder aber: Sie lehnen sich gegen die Wand, stützen den Kopf auf einen Arm und richten mit der anderen Hand die Brause auf den Nacken.

Nach diesem »Aufwärmtraining« beginnen Sie mit Schulterkreisen und Beckenkreisen. Diese *Lockerungsgymnastik* führen Sie einige Minuten lang durch. Man spürt förmlich, wie der Körper nun elastischer wird. Den Abschluß bildet ein kühler Guß, der nicht länger als maximal 15 Sekunden dauern sollte. Sie müssen kein eiskaltes Wasser verwenden – eine Temperatur von rund 15 Grad Celsius wäre günstig. Das Abtrocknen verbinden Sie gleich mit gymnastischen Übungen. Nehmen Sie ein längeres Frotteehandtuch, halten es mit beiden Händen und reiben damit immer in verschiedenen Höhen den Rücken zur Wirbelsäule hin ab. Dann reiben Sie abwechselnd diagonal.

Wie Sebastian Kneipp den Nervösen half, lesen Sie bitte unter »Waschung« nach. Dazu können Sie Schenkelgüsse (siehe Kapitel »Guß«) durchführen. Wichtig nach all diesen Prozeduren ist das Aufwärmen. Entweder ziehen Sie sich warm an, oder, noch besser: legen Sie sich kurz ins Bett.

Sehr gut wirkt richtig ausgeführte *Massage*. Natürlich weiß ein geprüfter Masseur am besten, was er zu tun hat. Falls keiner aufzutreiben ist, wählen Sie einen Partner, der nicht schusselig sein darf. Er soll dann lange, sanfte Streichungen entlang dem Rücken vornehmen. Wichtig: Die Hand muß anliegen, sich richtig an die Haut anschmiegen. Zwicken bzw. Kneifen wäre falsch. Wer von der Massage kommt und klagt: »Ich vertrage das offenbar nicht, es hat weh getan«, der war bei keinem Könner dieses Faches.

Eine nicht unwesentliche Rolle kommt bei nervösen Störungen der *Ernährung* zu. Schwere Kost belastet das Verdauungssystem. Migräne und sogar Asthma können als Folge auftreten. Viele Menschen reagieren auf Umstellung zu Vollwertkost oder auch auf Fastenkuren (bitte unter ärztlicher Aufsicht) positiv, nachdem jahrelang Medikamente versagt haben. Wenn Sie unter nervlich bedingten Beschwerden leiden, erforschen Sie einmal Ihr Gewissen; sicherlich haben Sie Ernährungssünden begangen. Wir atmen falsch! Meist trägt daran unsere Kleidung Schuld. Zu enge Gürtel und Mieder sind die Hauptfeinde richtiger Atmung.

Willi Dungl hat scheinbare Herzbeschwerden damit kuriert, indem er den Kranken den Hosengürtel wegnahm und durch Träger ersetzte. Der Magen wird durch den Gürtel nach oben gedrückt und drückt seinerseits auf das Herz.

Eine *Atemübung:* Setzen Sie sich locker und entspannt in einen Sessel. Atmen Sie vorerst ruhig aus, und benötigen Sie dafür mindestens zwei bis drei Sekunden. Der Bauch muß richtig hineingedrückt werden. Dann tief einatmen, wieder zwei bis drei Sekunden lang. Sie merken, wieviel »Kraft« Sie mit dem gezielten Einatmen tanken. Zwölf solcher Atemzüge pro Minute – und Sie haben einen Teil der indischen Yoga-Lehre durchgeführt, ohne in dicken Büchern nachlesen zu müssen. Auch ein psychologischer Effekt tritt ein: Wer sich hinsetzt und ausspannen will, wird meist durch Umwelteinflüsse abgelenkt und kann sich nicht konzentrieren. Die Konzentration auf gezielte Atmung jedoch bringt die erforderliche Entspannung.

Seelische Verstimmungen können auch hormonelle Ursachen haben. Man spricht von sogenannter endogener Depression. Diese tritt beispielsweise nicht selten im Zuge einer radikalen Abmagerungskur auf (die grundsätzlich abzulehnen ist) – der Hormonhaushalt des Körpers gerät dadurch aus dem Gleichgewicht. Schon einige Tage vernünftige Vollwertkost können die Sache wieder ins rechte Lot bringen – diese Form der Nahrung enthält schließlich alle Stoffe, die zum Aufbau lebenswichtiger Substanzen nötig sind. Unterstützend kann dazu drei bis vier Wochen hindurch Johanniskrauttee getrunken werden (drei Schalen täglich). Doch Achtung: Johanniskraut macht lichtempfindlich! Während der Kur sollte man sich daher nicht starker Sonnenbestrahlung (auch Höhensonne) aussetzen!

Rezepte für Nervöse

Basilikumtee

Zwei Teelöffel mit 1/4 Liter kochendem Wasser überbrühen, 15 Minuten ziehen lassen und davon nach dem Abseihen eine Schale ungesüßt trinken. Hilft nicht nur gegen Nervosität, sondern auch bei Appetitlosigkeit und Schlafstörungen.

Borretschmilch

Wer unter Nervosität und verschiedenen Wehwehchen leidet, deren Ursache nie genau geklärt wurde, möge frische Borretschblätter zerhacken und mit etwas Milch übergießen. Borretsch eignet sich als Zugabe für Salate.

Lavendeltee

Zwei Teelöffel mit 1/4 Liter kochendem Wasser übergießen. Zehn Minuten ziehen lassen, abseihen. Mit Honig süßen und langsam schluckweise trinken. Wirkt besonders gut auf das Zentralnervensystem.

Lavendelbad

Rund 100 g Lavendelblüten mit einem Liter Wasser kurz zum Kochen bringen und nach einer Viertelstunde abseihen. Dem Vollbad zusetzen. Das Bad wirkt ausgleichend.

Melissentee und Melissenbad: Rezepte siehe »Schlaflosigkeit«, Seite 242.

Hopfentee

Übergießen Sie zwei Teelöffel Hopfenblüten mit 1/4 Liter kochendem Wasser. Eine Viertelstunde ziehen lassen. Hopfentee wirkt als Beruhigungsmittel bei Erregungszuständen. Auch bei leichten Depressionen ist sozusagen nicht Hopfen und Malz verloren. Trinken Sie pro Tag eine Schale, möglichst abends vor dem Schlafengehen.

Ihm wird ebenfalls gewisse Wirkung bei nervlichen Störungen nachgesagt. Zubereitung beliebig.

Baldriantropfen: Diese müssen mit Wasser verdünnt werden. Geben Sie nicht zu wenige Tropfen ins Wasser. 20 Tropfen entsprechen etwa der Wirkung von einer Schale Baldriantee.

Schlaflosigkeit

»... 697, 698, 699 ...« Ein Schaf nach dem anderen springt munter an Ihrem geistigen Auge vorbei, und noch immer keine

Spur von Schlaf. Irgendwann, im Morgengrauen, sinken Sie in einen unruhigen Schlummer, der mehr an Bewußtlosigkeit grenzt. Dementsprechend das Erwachen: bleiern, Ringe unter den Augen und verdrossen. Schlafmittel lassen die Bewußtlosigkeit nur früher beginnen – das Erwachen bleibt gleich.

Ihnen kann auch ohne Tabletten geholfen werden. Aber wie bei allen nervösen Störungen müssen Sie selbst mitarbeiten. Ohne eine Änderung bestimmter Lebensgewohnheiten haben Sie keine Chance auf Besserung. Keine Sorge, diese Änderung ist nicht so arg. Man gewöhnt sich leicht daran.

Hüpfen Sie beispielsweise nicht gleich aus der Tagesbelastung heraus ins Bett. Die Probleme im Büro arbeiten noch in Ihnen. Wenn Sie sich niederlegen, haben Sie nur noch mehr Gelegenheit, daran zu denken. Sie nehmen den ganzen Streß mit unter die Bettdecke.

Fort damit (mit dem Streß, nicht mit der Decke)! Irgendeine Bewegung, sei es Laufen, Spazierengehen oder Strampeln auf dem Zimmerfahrrad, vertreibt den nervlichen Druck innerhalb einer Viertelstunde. Der Kreislauf muß nur ein paar Minuten ordentlich zu tun haben. Auch Duschgymnastik können wir durchaus nahelegen. In hartnäckigen Fällen folgt nach der körperlichen Anstrengung ein Kräuterbad. Auch Unterschenkelguß und Waschung (siehe Seite 26) helfen. Ein altbewährtes Bauernmittel: Ziehen Sie nasse Socken an und legen Sie sich nieder. Offenbar entsteht durch die Verdunstungswärme ein positiver Reiz auf die Nerven, die von der Fußsohle weg nach oben ziehen.

Sinnlos wäre es, knapp vor dem Schlafengehen noch viel zu essen. Eine leichte Mahlzeit etwa anderthalb Stunden vor dem Niederlegen schadet hingegen nichts. Ans Bett stellen Sie sich einen Schlaftrunk. Entweder Kräutertee (siehe Seite 241 f.) oder ein Glas warme Milch mit Honig. Schluckweise trinken, bewußt Zeit lassen.

Ein technischer Trick: Wenn möglich, beschaffen Sie sich ein Radiokassettengerät mit Kopfhörer. Eine Kassette mit sanfter Musik einlegen und gerade noch hörbar aufdrehen. Sie können eine Kassette auch selbst besprechen. In ruhigem, langsamem Ton, mit Worten wie diesen: »Ich bin müde, ich werde schlafen.« Immer wieder diesen Satz. Wahrscheinlich werden Sie schon nach einigen Tagen das Ende der Kassette nicht mehr bewußt erleben. Dieser Schlaf ist sehr erholsam, wie Willi Dungl bestätigen kann.

Halten Sie folgende Ratschläge nicht für puren Unsinn! Im Schlafzimmer soll die Wand mit möglichst »ruhigen« Tapeten ausgekleidet sein. Wilde Ornamente und grelle Farben wirken auf nervöse Menschen sehr störend, wenn auch meist übers Unterbewußtsein. Einfarbige Tapeten mit milden Pastelltönen eignen sich ausgezeichnet.

Leute, die öfters in der Nacht ohne ersichtlichen Grund wach werden, liegen meist in schlechten Betten. Am besten sind Betten mit Holzrost. Dieser paßt sich der Wirbelsäule optimal an. Und die Wirbelsäule trägt häufig an dieser Art von Schlafstörung Schuld. Die durch ungesundes Verbiegen des Rückgrates hervorgerufenen Muskelverspannungen führen zum Erwachen. Manchmal erzeugen Betten mit eingebautem Radio, elektronischem Wecker oder synthetischer Bettwäsche Spannungen, die ebenfalls zu Schlafstörungen führen. Besser wäre Baumwollwäsche. Testen Sie durch, welche Ursache auf Sie zutrifft. Ist das Bett der Übeltäter, versuchen Sie ein anderes in einem anderen Raum. Manche Naturheiler empfehlen, den Kopf immer in Richtung Norden zu legen. Auch diese Maßnahme führt vereinzelt zum gewünschten Erfolg. Eventuell lassen Sie den Raum von einem erfahrenen Rutengänger auf Störungen überprüfen.

Willi Dungl ist Antialkoholiker. Aber bei hartnäckigen Einschlafproblemen rät er zu einem »Pfiff« Bier (eine sehr kleine Menge). Sportler, die knapp vor einem wichtigen Wettkampf stehen und entsprechend nervös sind, schlafen so die Nacht vor dem großen Ereignis ohne größere Schwierigkeiten durch. Auf die Leistung wirkt sich das Bier in dieser Menge nicht aus. Wer allerdings den ganzen Tag hindurch eine Flasche nach der anderen geleert hat, wird abends nach einem »Pfiff« vergeblich auf Wirkung warten. Gegen Schlafstörungen helfen alle jene Maßnahmen, die schon bei Nervosität erwähnt wurden.

Rezepte gegen Schlafprobleme

Schlaftee
Baldrianwurzeln morgens kalt ansetzen. Am Abend den Absud erwärmen. Dazu geben Sie eine Mischung aus Melissen und Hopfentee (Zubereitung: Zu gleichen Teilen mischen, zwei Teelöffel davon mit heißem Wasser überbrühen, zehn Minuten ziehen lassen, abseihen). Eineinhalb Stunden vor dem Zubettgehen ungesüßt trinken.

Baldrianbad
100 g Baldrianwurzeln mit einem Liter Wasser kalt ansetzen und zehn Stunden stehen lassen. Abseihen und die Flüssigkeit dem Badewasser beimengen. Dazu ein wenig Honig. Bleiben Sie 15 bis 20 Minuten ruhig liegen. Der Körper soll richtiggehend »getragen« werden. Dabei bewußt tief atmen. Nach dem Bad nicht zu stark abtrocknen, sofort ins Bett gehen. Und wenn das TV-Programm noch so gut sein sollte (ohnedies eine Seltenheit): Lassen Sie das Gerät ausgeschaltet. Kein TV, kein Buch – Sie dürfen beim Einschlafen nicht durch derlei Dinge abgelenkt werden.

Knoblauch
Obwohl manche Experten über die richtige Anwendungsform

noch streiten – Knoblauch hilft bei nervösen Spannungen in Form von Saft (den können Sie mit einem geeigneten Küchengerät selbst anfertigen), von Pastillen oder auch naturbelassen. In diesem Fall kauen Sie mehrmals täglich eine frische Knoblauchzehe. Nicht das Zähneputzen vergessen, sonst werden Ihre Einschlafbemühungen durch das Jammern des Partners gestört, der den Geruch nicht aushält …

Teemischungen für ältere Leute

Schlaflosigkeit als Folge nervöser Unruhe tritt häufig bei älteren Menschen auf, die dann auch über Angstzustände klagen. Gehören Sie dazu, dann bereiten Sie Tee aus einer Mischung von Melissenblättern, Orangenblüten und Immergrün zu gleichen Teilen. Zwei Teelöffel davon mit 1/4 Liter kochendem Wasser übergießen. Zehn Minuten ziehen lassen. Dann abseihen und eventuell zum Abendessen trinken, sonst eine halbe Stunde vor dem Zubettgehen.

Melissentee

Zubereitung wie oben.

Melissenbad

100 g Melissenkraut mit einem Liter Wasser übergießen und zum Kochen bringen. Nach zehn Minuten abseihen und dem Badewasser zusetzen. Eine Viertelstunde, wie bereits beschrieben, darin ruhen. Tiefe Atmung nicht vergessen!

Waldmeistertee

Hilft auch vor allem älteren Leuten beim Einschlafen. Ein gehäufter Teelöffel wird mit 1/4 Liter kochendem Wasser übergossen. Fünf Minuten ziehen lassen. Abseihen und mit Honig süßen. Ganz knapp vor dem Niederlegen trinken.

Verletzungen

Sie müssen kein Fußballprofi sein, um mit geschwollenen Knöcheln, gezerrten Muskeln, Sehnen und Bändern oder geprellten Schienbeinen medizinische Hilfe zu benötigen. Hobbysportler sind oft verletzungsanfälliger als durchtrainierte Athleten. Wir wollen Ihnen nicht nur Spezialtips gegen viele Arten von Sportverletzungen verraten, sondern auch bei kleineren Wehwehchen helfen, die im Haushalt oder bei sonstigen Gelegenheiten passieren. Willi Dungl hat dabei ganz tief in seine Spezialtrickkiste gegriffen …

Kleine Wunden

Unter der Bezeichnung »kleine Wunden« verstehen wir Schnittwunden oder Hautabschürfungen. Stärker blutende Wunden sind dabei meist weniger gefährlich als kaum blutende Risse mit lappigen Wunden. Hier lauert nämlich die Gefahr einer Tetanusinfektion. Daher sollte grundsätzlich jeder gegen Tetanus (Wundstarrkrampf) geimpft sein.

Wer blutet, genießt den Vorteil, daß sich die Wunde von innen heraus selbst säubert. Natürlich darf das Blut nicht in Strömen fließen, sonst können lebensgefährliche Schockzustände auftreten. In diesem Fall: Rasch ins nächste Krankenhaus!

Um kleine Wunden zu desinfizieren, bedarf es nicht komplizierter chemischer Produkte. An der Universität von Freiburg im Breisgau unternahmen Wissenschafter Versuche mit frischen Kamillengüssen bei Wunden. Tatsächlich traten praktisch nie

Infektionen auf. Kamille wirkt nicht nur desinfizierend, sondern auch schmerzstillend.

Wenn Sie sich also beim Radfahren Abschürfungen geholt oder in der Küche in den Finger geschnitten haben, kochen Sie Kamillentee, lassen ihn auskühlen, und waschen Sie die Wunde ein wenig damit aus. Vor allem Schürfwunden benötigen viel Luft zur Heilung! Wer starkes Brennen aushält, kann die Wunde mit Pfefferminzöl bestreichen. Innerhalb kurzer Zeit heilt die Verletzung ohne Narbe ab. Falls die Wunde »näßt«, nehmen Sie Sofratüll oder ähnliches (ein luftdurchlässiges Gazegewebe mit Salbe), geben die Gaze auf die Wunde und wickeln einen lockeren Verband darüber. Die größte Sünde wäre, die Wunde luftdicht abzuschließen! Folgen sind Eiterungen und Entzündungen, die den Genesungsprozeß empfindlich bremsen. Davon kann der Skispringer Fritz Koch ein Lied singen. Er stürzte bei einem Wettbewerb im Ausland schwer und zog sich Schürfwunden am Oberschenkel zu. Man legte ihm einen starken Verband an, und schon nach kurzer Zeit begannen die Lymphknoten in der Leistengegend anzuschwellen. In die Heimat zurückgekehrt, kümmerte sich Willi Dungl um den Sportler.

Zunächst entfernte er den Verband und stellte starke Eiterung fest. Dungl wusch die Wunde mit Arnika (ein Teil Arnikatinktur, zwei Teile Wasser) und machte über Nacht Kompressen mit Beinwell (drei Eßlöffel Beinwellwurzeln in einem Liter Wasser zehn Minuten kochen, abseihen. In die warme Flüssigkeit ein Leinentuch tauchen, um die kranke Stelle wickeln. Darüber noch ein trockenes Tuch).

Fritz Koch hielt es nicht für möglich: Am nächsten Tag war die Entzündung weg, die Lymphknoten waren wieder normal groß. Fünf Tage später sprang Koch, der schon fast auf dem Weg ins Spital gewesen war, wieder fleißig mit seinen Kameraden im Training mit. Heute hat er keine Narbe an dieser Stelle.

Bei stark blutenden Schnittwunden wußten schon die Landsknechte im Mittelalter Rat. Sie warfen einen Heller in einen Bach und warteten, bis die Münze ganz kalt war. Dann legten sie den Heller auf die Wunde – die Blutung hörte bald auf. Dasselbe können Sie im Notfall mangels anderer Möglichkeiten auch tun. Die verfeinerte Methode: Kleben Sie ein Pflaster auf die Wunde, erst darüber geben Sie eine im Tiefkühlschrank »vorbehandelte« Münze. Sie befestigen das Geldstück mit einem weiteren Pflasterstreifen. Wenn Sie im Sommer in Gewässern auf kleine Muscheln steigen und sich verletzen, können Sie die Münzen-Methode mit Erfolg anwenden.

Prellungen und Quetschungen

Das oberste Gebot heißt hier Kälte! Als Sofortmaßnahme sollten Sie unbedingt Eis, kaltes Wasser, kalte Salzkompressen oder Alkohol auf die verletzte Stelle bringen. Der Alkohol muß allerdings verdampfen können, sonst entwickelt er nicht die Kälte, die Sie benötigen. Der Sinn dieser Maßnahme: Prellungen und Quetschungen sind automatisch mit mehr oder weniger schweren Blutergüssen verbunden, die den Heilungsprozeß beeinträchtigen. Den Bluterguß halten Sie mit Kälteanwendung in Grenzen bzw. verhindern dessen Ausbreitung.

Nachher den verletzten Körperteil ruhigstellen. Einige Stunden nach der Kälteanwendung, die höchstens 20 bis 30 Minuten dauern soll, machen Sie bitte Umschläge mit Arnikakompressen (ein Teil Arnikatinktur, zwei Teile Wasser). Die Kompressen sollen ebenfalls kühl sein.

Nach ärztlicher Kontrolle legen Sie einen Stützverband an. Besonders bei Muskelprellungen treten arge Schmerzen bei Berührung auf. Achten Sie daher darauf, daß der Verband zwar stützt, aber nicht einschnürt. Am besten eignet sich als Vorbeugungsmaßnahme eine Schaumgummibinde (zum Beispiel Haftan-Bin-

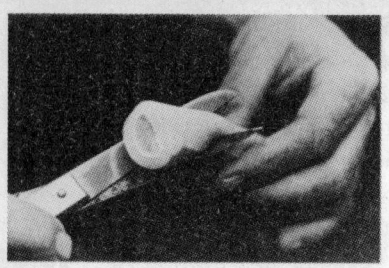

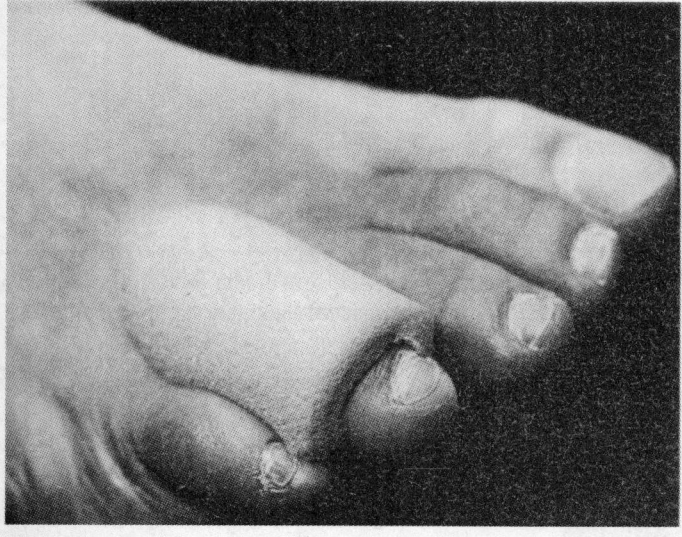

Verband gegen Hühneraugen: Auch sonstige Zehenverletzungen lassen sich mit Hilfe des vorgezeigten Verbandes gut behandeln. Sie kaufen eine Tubifoam-Schaumgummirolle (erhältlich in allen Fußpflegegeschäften) und schneiden diese beliebig zurecht. Dann stülpen Sie das passende Stück auf Ihre Zehe – fertig!

den). Sie umwickeln damit die schmerzende Stelle und geben erst darüber eine elastische Binde. Der Schaumgummi wirkt nicht nur als »Stoßdämpfer«, sondern übt auch heilende Massagewirkung auf den Bluterguß aus.

Nach frühestens 24 Stunden, so empfiehlt Willi Dungl, über Nacht Breiumschläge auflegen. Sie nehmen dazu zwei Eßlöffel Weizenschrot, einen Eßlöffel Leinsamen und eine Messerspitze Beinwellpulver und kochen diese Zutaten mit einem Achtelliter Apfelessig und einem Achtelliter Wasser vier bis fünf Minuten auf, bis ein Brei entsteht. Diesen tragen Sie messerrückendick auf ein Leinentuch auf. Den Brei legen Sie nun auf die geprellte oder gequetschte Stelle auf. Außen geben Sie eventuell ein Stück Plastik darüber, weil der Umschlag dunsten soll. Am Morgen den Umschlag heruntergeben, die Haut reinigen und nach Bedarf nochmals einen Stützverband anlegen. Recht gut bewährt hat sich auch ein Umschlag mit gekühltem Speisequark (Topfen).

Zerrungen

Unter Zerrungen versteht man Überdehnungen von Bändern, Sehnen oder Muskeln. Die Unterscheidung zur nächsten Stufe, dem Einriß, ist sehr schwer. Meistens schaffen selbst Ärzte keine zuverlässige Diagnose. Nur ein Riß läßt sich einwandfrei feststellen.
Ein kleiner Hinweis, der aber nicht verbindlich ist: Tritt bei der Verletzung ein Brennen auf, liegt der Verdacht eines Einrisses zumindest nahe. Die Betroffenen klagen dann: »Es war wie ein Schlag …«
Egal, ob nun Sehnen, Bänder oder Muskeln gezerrt sind – anfangs hilft wieder am besten Kälte. Dazu ist absolute Entlastung des verletzten Körperteils notwendig (weil man eben nicht genau sagen kann, ob eine Überdehnung oder vielleicht schon ein Einriß vorliegt).
Falls *Knöchel* oder *Knie* betroffen sind: Lagern Sie das Bein hoch, damit die Schwellung nicht größer wird. Lassen Sie ein paar Minuten lang kaltes Wasser auf die verletzte Stelle prasseln. Die

ersten vier oder fünf Minuten wird die Kälte als sehr schmerzhaft empfunden werden. Erst dann tritt weitgehende Gefühllosigkeit ein – die Wirkung hat sich eingestellt. Das Wesentliche dieser Maßnahme ist wiederum: Je kleiner der Bluterguß, desto schneller die Heilung.

Auch bei *Zerrungen* muß ein Stützverband angelegt werden, vor allem dann, wenn ein Gelenk mitbeteiligt ist – also in erster Linie bei Bänderzerrungen an Knöcheln, Knien, Handgelenken oder Schultern. Anleitungen für Verbände entnehmen Sie bitte den Abbildungen auf den Seiten 253 und 258–260.

Ein Wort noch zu *Schulterluxationen*, die bei Sportausübung relativ häufig auftreten können und immer mit ziemlich schweren Zerrungen an Bändern und Sehnen einhergehen. Sich das ausgekegelte Gelenk selbst einzurenken klappt kaum richtig. Führen Sie diese Erste Hilfe auch nie bei anderen durch! (Außer das Malheur passiert in einer einsamen Almhütte, wo Sie eingeschneit sind und längere Zeit keine ärztliche Hilfe holen können.) Die Gefahr, daß Sie durch Unkenntnis Schäden am Gelenk anrichten, ist sehr groß. Überlassen Sie das Einrenken einem Fachmann. Die Nachbehandlung fällt aber wieder in das eben besprochene Kapitel.

Zerrungen, aber auch Prellungen und Quetschungen dauern oft mehrere Wochen. Sie sind mit Elastizitätsverlust der verletzten Stelle verbunden. Man spürt das an harten Stellen in der Muskulatur. Zur Nachbehandlung sollten Sie daher die Durchblutung fördern. Am besten eignen sich dafür die erwähnten Breiumschläge, aber auch Salben (Traumasalbe, Start- und Muskelöl, jedoch keine Sporttonika). Gegen Zerrungen, Prellungen und Blutergüsse nützt auch das Aufkleben einer therapeutischen Magnetfolie.

Bluterguß

Bei beiden bereits abgehandelten Verletzungsarten tritt Bluterguß auf. Ein Grund, dieses Phänomen ein wenig zu besprechen. Ist der Bluterguß groß – starke Schwellung, dunkle Verfärbung – , muß er unbedingt von einem Arzt kontrolliert werden, weil die Gefahr einer ärgeren Gewebeverletzung besteht. Erst wenn der Arzt bestätigt, daß keine ernste Blessur vorliegt, beginnen Sie mit Eismassage. Sie fertigen zu diesem Zweck eine Salzwasserkompresse an (eine Handvoll Salz in einem halben Liter Wasser auflösen). Die Kompresse legen Sie ins Tiefkühlfach. Ist sie tiefgekühlt (nach etwa zwei Stunden), legen Sie diese täglich rund 20 Minuten auf die verletzte Stelle. Die Behandlung sollte mindestens eine Woche durchgeführt werden.

Verniedlichen Sie einen Bluterguß nicht! Wenn er nämlich nicht behandelt – sprich: beseitigt – wird, können sich Verklebungen (Knoten) bilden, die unter Umständen jahrelang Beschwerden bereiten. Hilfe bringen auch Arnikaumschläge. In ganz hartnäckigen Fällen erzielt man mit Moorpackungen Wirkung.

Verbrennungen

Früher galt jeder Heiler als Verbrecher, der gegen Verbrennungen kaltes Wasser empfahl. Heute ist dies längst nicht mehr so. Wenn keine Brandwunde entstanden, daß heißt, die Haut noch nicht offen ist, hilft kaltes Wasser sogar vorzüglich. Nach dieser Sofortmaßnahme hilft am allerbesten Johanniskrautöl! Die Herstellung wurde bereits erklärt. Auch Pfefferminzöl zeigt heilende Wirkung. Wie bei Abschürfungen benötigt der Heilungsprozeß auch bei Verbrennungen viel Luft.

Bei Brandwunden besteht Infektionsgefahr, daher gilt der Grundsatz: Größte Reinlichkeit! Entzündliche Veränderungen der verletzten Stelle sind aber immer ein Fall für den Arzt. Unsere Ratschläge gelten nur für Verbrennungen, die kleinere Flächen (etwa Finger) betreffen. Wenn ein größerer Teil der Haut verbrannt ist, besteht Lebensgefahr, weil der Mensch dann sozusagen innerlich erstickt. Die Haut hat als eine ihrer wichtigsten Aufgaben die Funktion, Sauerstoff aufzunehmen. Die Lunge allein genügt dafür nicht.

Druckstellen und Blasen

Achtung, Wanderer und Sportler! Das Folgende geht Sie an. Nach dem bekannten Prinzip, wonach vorbeugen doch besser ist als heilen, einige Worte zur Vermeidung von Druckstellen und Blasen an Füßen und Händen (Tennisspieler): Leute, die zu Blasen neigen, kennen die bewußten Stellen ohnedies genau. Ziehen Sie den Schuh aus, und kleben Sie einfach einen Leukoplaststreifen auf die gefährdete Stelle. Tennisspieler, die längere Erfahrung besitzen, haben oft mehrere Finger auf diese Art verklebt, ohne einen Leistungsabfall befürchten zu müssen.

Falls das Malheur schon passiert ist und Sie sich hinkend durch die Gegend mühen, reiben Sie den Ort des Schmerzes mit Arnikageist ab. Aber nur, falls die Blase noch geschlossen ist. Dann nehmen Sie eine sterile Nadel (auskochen oder in reinen Alkohol tauchen), und stechen Sie die Blase am untersten Rand vorsichtig auf. Die Flüssigkeit abrinnen lassen.

Nun verwenden Sie zur Desinfektion neuerlich Arnikageist. Auf die Wunde kleben Sie ganz straff Hansaplast. Ist die Blase bereits zerplatzt, schneiden Sie mit einer ausgekochten oder mit Alkohol behandelten Schere die Hautreste weg. Die Wunde nun mit kaltem Kamillentee oder kaltem Salbeitee auswaschen. Trocknen lassen und wieder Hansaplast aufkleben. Gut bewährt sich Ringelblumenschmalz (die Herstellung wurde bereits erwähnt), das Sie als Salbe verwenden können.

Die schmerzende, verletzte Stelle müssen Sie nun vor neuer Reibung bewahren. Sie verwenden dafür Klebeschaum, mit dem Sie »Masken« anfertigen. Das heißt, Sie schneiden kreisförmige oder ovale Ringe aus, die rund um die Wunde passen. Dadurch wird die Umgebung der Brandwunde erhöht, kein Schuh kann mehr darauf drücken.

Muskelkater

Lange Zeit stritten die Experten, was denn Muskelkater überhaupt sein könne. Sie wissen, jenes Ziehen in der Muskulatur, das einem jede Bewegung verleidet und meist nach irgendwelchen Anstrengungen auftritt, die wir nicht oder nicht mehr gewohnt sind. Nun, die Schmerzen beruhen zweifellos auf einer Überbelastung. Diese ruft feinste Risse in den Fasern hervor, aus denen unsere Muskulatur besteht. Aber zusätzlich wird auch eine Säure (Milchsäure) im Gewebe abgelagert – diese sticht dann wie mit Millionen Nadeln.

Milchsäure wegzubekommen ist eines der Hauptanliegen bei Muskelkatern. Das erreicht man dadurch, daß man die Zähne zusammenbeißt und wenigstens ganz locker weiter Bewegung macht.

Nur nicht nachgeben! Lediglich abrupte, schnelle Bewegungen können schaden, nicht aber beispielsweise lockeres Laufen. Muskelkater kann man sehr gut vorbeugen. Beginnen Sie mit warmen Duschen (rund 37 Grad Celsius), die Muskeln einige Minuten abbrausen und im warmen Wasser leicht bewegen, dann ein ganz kurzer, kalter Guß. Die Muskeln werden dadurch besser durchblutet und auf diesem Wege auch besser ernährt. Einem gekräftigten Muskel kann dann so schnell keine sportliche Betätigung etwas anhaben. Wer bereits unter Muskelkater leidet, kann dieselbe Methode anwenden – die Beschwerden dauern viel kürzer. Unterstützen können Sie die Behandlung durch durchblutungsfördernde Salben. Meiden Sie die handelsüblichen Sporttonika. Diese reizen nur die Haut, dringen aber nicht tief genug ins Gewebe ein. Manchmal wird dadurch sogar ein gegenteiliger Effekt erzielt: Die Wärme konzentriert sich an der Oberfläche der Haut; der Muskel, den es eigentlich zu erwärmen gilt, wird noch kälter – damit steigt das Verletzungsrisiko.

Willi Dungl empfiehlt Cremes und Salben, die Wirkstoffe aus Nadelholzöl (Fichtenöl, Lärchenharz usw.) enthalten. Die Salbe leicht einmassieren, bald verspüren Sie Erleichterung.

Eine weitere Warnung gilt stark abkühlenden Tonika, die zwar im ersten Augenblick ebenfalls Schmerzlinderung bringen, dann aber noch ärgere Schmerzen durch Krämpfe hervorrufen. Gemeint sind Mittel, in denen Menthol enthalten ist. Willi Dungl fällt dazu eine kleine Geschichte ein: »Ich habe einmal den sogenannten Seewinkelmarsch als Masseur betreut. Die Teilnehmer mußten damals etwa 45 bis 50 Kilometer zurücklegen. Ich beobachtete amüsiert, mit welch vielfältigen Tricks die Wanderer versuchten, heil über die Distanz zu kommen. So verwendeten etliche nach 25 Kilometern ein stark mentholhaltiges Präparat, um die müden Beine wieder in Schwung zu bringen. Es dauerte nur wenige hundert Meter, als sich genau diese Sportler plötzlich am Wegrand mit Muskelkrämpfen wanden. Damit hatten sie sicher nicht gerechnet ...«

Tennisarm

Weil Tennis ein richtiger Modesport geworden ist, der vielleicht dem Fußball noch keine Konkurrenz machen kann, aber doch von Angehörigen aller sozialen und altersmäßigen Schichten betrie-

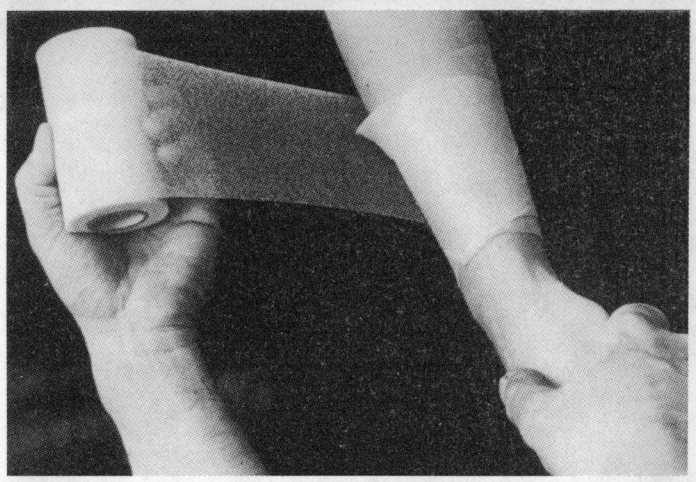

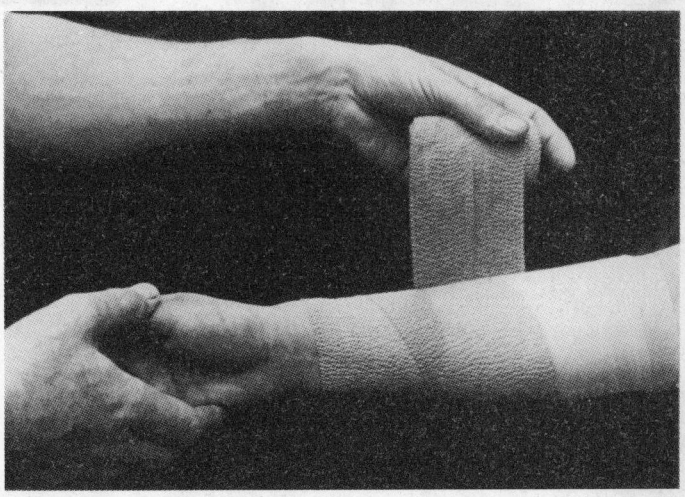

Verband gegen Tennisarm: Sie wickeln eine Haftan-Schaumgummibinde fest vom Handgelenk her zum Ellbogen, dann nochmals in gleicher Weise eine elastische Binde darüber, und die ärgsten Schmerzen werden gelindert sein. Dennoch sollten Sie dem verletzten Arm die Chance einer ordentlichen Ausheilung geben.

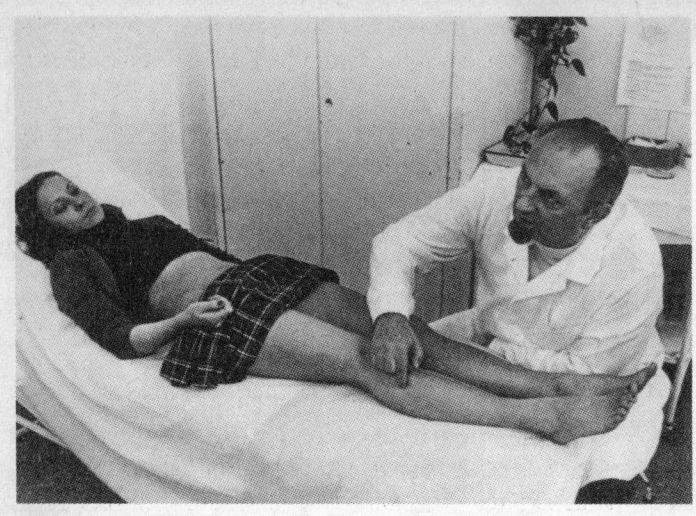

Akupressur gegen Beinschmerzen: Suchen Sie an der Außenseite des Unterschenkels einen knopfartigen Knochen – das Wadenbeinköpfchen. Von dort zwei Querfinger nach unten, einen halben Fingerbreit in Richtung Schienbein: dort fest drücken. Eigentlich müßte dieser Punkt unter die Dopingbestimmungen fallen. Fußballfreunde werden sich vielleicht noch erinnern. Es war 1966 bei der Weltmeisterschaft in London, als es den bis dahin unbekannten und belächelten Koreanern gelang, einen »Riesen« zu killen. Korea schlug damals in einem packenden Match Italien 1 : 0. Das Geheimnis der konditionell überlegenen Asiaten war: Akupressur. Vor dem Match war der eingangs beschriebene Punkt bei jedem Spieler fachmännisch gedrückt worden. Auch im folgenden Spiel gegen Portugal (3 : 5) konnte erst ein überragender Eusebio die glänzenden Koreaner stoppen.

ben wird, wollen wir noch kurz Ratschläge gegen die häufigste dabei auftretende Verletzung präsentieren: den Tennisellbogen. Oft werden allerdings Tennisspieler gegen dieses Leiden behandelt, obwohl die Ursachen ganz woanders liegen. Die charakteristischen Schmerzen des Tennisarmes (Unterarmkrämpfe und Stechen in der Ellbogengegend) können nämlich auch bei einem Wirbelsäulenschaden auftreten.

Aus dem 6. und 7. Halswirbel ziehen Nerven, die die Arme

versorgen. Sind diese Nerven beleidigt, kommt es zu den geschilderten Schmerzen. Den Nachweis erbringt man auf folgende Art: Wenn die Schmerzen in der Nacht auftreten, also ohne Belastung, müßten die Beschwerden nach einer morgendlichen Dusche nachlassen – dann liegt kein Tennisarm vor.

Was ist nun der Tennisellbogen? Sie müssen sich vorstellen, daß die Unterarmmuskeln mittels Sehnen am unteren, verdeckten Teil des Oberarmknochens ansetzen (befestigt sind). Wer nun seine Muskeln durch gezieltes Training – eben Tennisspielen – so stärkt, daß sie überaus kräftig werden, überlastet damit die Sehnen. Diese sind immer wesentlich schlechter durchblutet als ein Muskel – Sehnen werden daher nicht im selben Maße kräftiger durch Training.

Die starken Muskeln üben nun auf ihre schwachen Sehnen eine Zugwirkung aus, der diese nicht gewachsen sind. Es kommt zu Überlastungserscheinungen (feinen Rissen, Überdehnungen). Im Extremfall werden die dabei auftretenden Schmerzen so arg, daß man seinem Tennispartner nicht einmal mehr die Hand schütteln kann – geschweige denn spielen.

Unterziehen Sie sich bitte nicht der sinnlosen Quälerei einer Injektionskur. Sie dürfen davon keine Heilung, sondern höchstens eine vorübergehende Schmerzlinderung erwarten. Der Schaden wird aber größer. Tennisprofis behelfen sich damit, daß sie knapp vor dem Wettbewerb die schmerzende Stelle mit Eiswürfeln einreiben. Auch das ist keine Dauerlösung.

Dem Normalverbraucher, der nicht vom Tennisspielen leben muß, hilft in erster Linie eine längere Pause. Diese sollen Sie aber nicht untätig verbringen. Entlasten Sie die Sehnen, indem Sie vom Handgelenk her eine Bandage bis zum Ellbogen anlegen. Die Unterarmmuskeln müssen förmlich in Richtung Ellbogen geschoben werden, damit die Ansatzsehnen entspannt werden. Gleichzeitig behandeln Sie mit Arnika- und Beinwellumschlägen.

Am besten wäre es, von einem erfahrenen Sportmasseur einen Spezialverband anlegen zu lassen. Entschließen Sie sich bei argen Schmerzen nicht verzweifelt zur Operation! Das könnten Sie ein Leben lang bereuen, weil dieser Eingriff nichts anderes als eine Verstümmelung darstellt.

Noch einige Tips

Viele Menschen leiden unter Frostbeulen. Gehören Sie dazu, dann haben Sie jetzt Gelegenheit, eine Kleinigkeit gegen Ihre Beschwerden zu unternehmen. Nützen Sie einen Frühjahrsspaziergang, und suchen Sie an feuchten Stellen (Bachufern) nach Huflattich. Der Tee aus diesem gelbblühenden Kraut eignet sich hervorragend gegen Husten. Der wird jedoch in einem anderen Kapitel behandelt.

Für Leute, die unter *Frostbeulen* leiden, sind nur frische Blätter interessant. Legen Sie ein Blatt auf die Beule, ziehen Sie die Socke wieder an, marschieren Sie munter weiter, und nach einigen Minuten verspüren Sie bereits ein Nachlassen der Schmerzen.

In der warmen Jahreszeit plagen *Insektenstiche*. Dagegen ein kleiner Rat: Pflücken Sie den so häufig wachsenden Spitzwegerich, und verreiben Sie ein Blatt auf der entzündeten Stelle. Auch diese Naturmethode wirkt.

Wer hat noch nie *Nasenbluten* gehabt? Neben dem traditionellen Hinweis, ein kaltes, feuchtes Tuch oder einfach einen kalten Schlüssel in den Nacken zu legen, hilft auch die Kraft der Natur. Gehen Sie nicht achtlos am Hirtentäschelkraut, das an Wegrändern wächst, vorbei. Leiden Sie unter Nasenbluten, zerquetschen Sie ein Blatt (wie es aussieht, entnehmen Sie dem kleinen Heilpflanzenlexikon), und schmieren Sie den Saft in die Nase. Es helfen auch Schafgarben- und Hirtentäscheltee: einen Wattebausch damit tränken und in die Nase stecken.

Verletzungsanfälligkeit läßt sich übrigens über die Ernährung beheben. Lesen Sie bitte im Kapitel »Ernährung«, wie Willi

Dungl seine »Adler« verpflegte. Auch Sie können auf diese Weise Muskulatur und Knochenbau kräftigen.

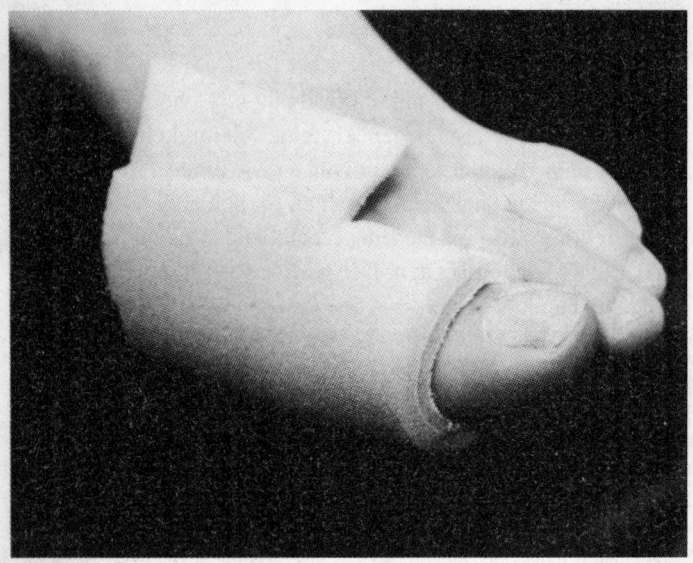

Verband gegen Frostbeulen: Frostbeulen treten häufig im Bereich der großen Zehe am äußeren Rand auf. Es ist mühsam, dann noch die Schuhe überzuziehen. Das ist mit Hilfe der Tubifoam-»Schaumrolle« allerdings kein Problem: Schneiden Sie die Rolle in benötigter Länge ab (etwa doppelt so lang wie die Zehe). Dann schneiden Sie etwa die Hälfte der Länge nach ein, stülpen die restliche Rolle über die Zehe und breiten den aufgeschnittenen Teil über dem Fußballen aus. Die Erleichterung wird Sie verblüffen.

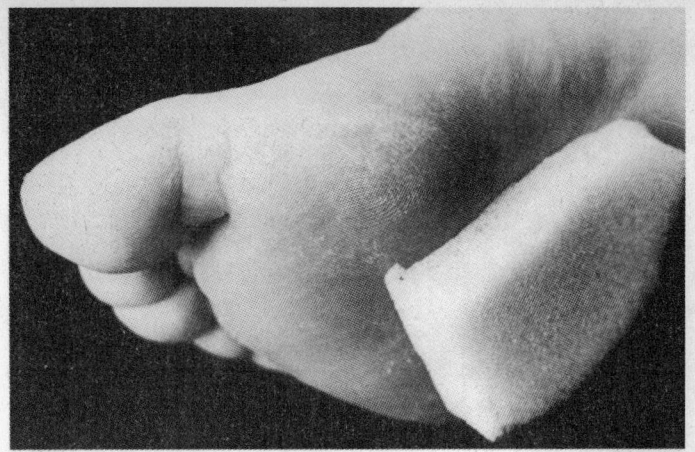

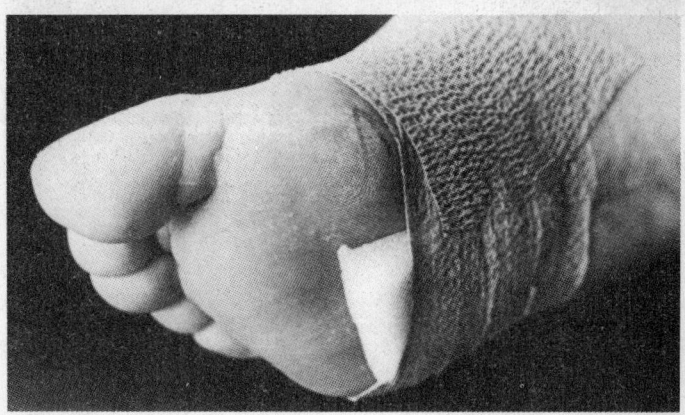

Verband gegen Spreizfußbeschwerden: Vielleicht kennen Sie das auch: Nach längerem Wandern beginnt mit einem Male die Fußsohle schier unerträglich zu stechen. Vor allem im Bereich des Ballens. Auch da hilft Klebeschaum. Wie auf dem Foto Seite 246 bezeichnet, kleben Sie den Schaum auf. Dann den Vorderfuß fest mit einer Coban-Binde umwickeln. Das ist alles …

259

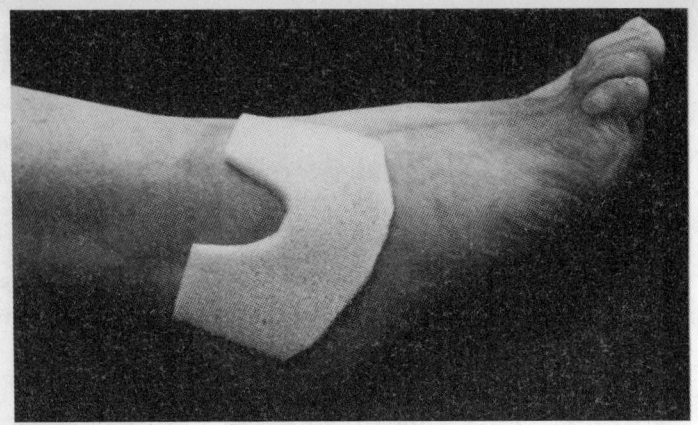

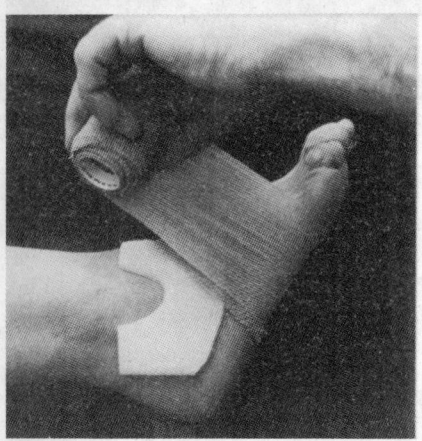

Verband gegen Knochenverletzungen: Vor allem bei Blutergüssen nach Zerrungen tritt das Problem auf, den geschwollenen Knöchel möglichst schonend zu bandagieren, da ja die Blutzufuhr zu den gesunden Fußteilen nicht behindert werden darf. Sie schneiden den in Fußpflegegeschäften erhältlichen Klebeschaum wie eine Maske zurecht (S. 246). Dann können Sie darüber den Verband wickeln. Achten Sie bitte darauf, daß der äußere Fußrand im vorgezeigten Fall ein wenig aufwärts gebunden werden sollte. Der Schaumgummi hat nicht nur Schutzfunktion: Er übt bei jedem Schritt Massagewirkung aus, die Heilung geht schneller vor sich.

Sexualstörungen

Sie werden sich vielleicht etwas wundern, warum wir in diesem Buch, das doch der Beseitigung von Schmerzen gewidmet ist, über sexuelle Probleme schreiben. Nun, Potenzstörungen kann man durchaus als seelischen Schmerz betrachten, der Männer, aber auch Frauen (sie bezeichnet man nicht als »impotent«, sondern als »frigide«) zur Verzweiflung treiben kann.

Um eines gleich vorwegzunehmen: Wundermittel gibt es keines. Wer dennoch eines anbietet, verdient das Prädikat »kriminell«. Die Zahl jener Männer, die bei geheimnisvollen Potenzwässerchen, Pillen und Salben Zuflucht gesucht haben, aber enttäuscht wurden und sogar gesundheitlichen Schaden davontrugen, ist Legion. Wir können Ihnen jedoch helfen, beste Voraussetzungen für ein gut funktionierendes Liebesleben zu schaffen. Sei es nun körperlich oder seelisch. Rund 90 Prozent aller Potenzprobleme sind nämlich seelischen Ursprungs. Der Wiener Psychologe und Spezialist auf dem Gebiet von Ehe- und Sexualproblemen, Dr. Karl Stifter, hat für Sie ein Trainingsprogramm zusammengestellt, mit dessen Hilfe Sie jene Ängste und Fehleinstellungen, die zu Impotenz und Frigidität führen, loswerden können.

Zuerst aber gilt es, den rein körperlichen Ursachen auf den Grund zu gehen. Sie liegen in erster Linie in schlechter Durchblutung der Beckenmuskulatur und der Genitalorgane. Man könnte fast von einer Zivilisationskrankheit sprechen: Unter Potenzschwierigkeiten leiden häufig Bewegungsarme, falsch Ernährte und Gestreßte. Aus schlechter Durchblutung und psychischer Anspannung (wie Streß) resultiert dann das Problem.

Neben *Reflexzonenmassage* und *Akupressur* helfen *sportliche*

Betätigung, Kräuter und *vernünftige Ernährung* (siehe »Potenz-menü«, Seite 263). Zum Sport: Sehr gut hilft das Radfahren. Einfach deshalb, weil nicht nur durch die Beinbewegung Blut gepumpt wird, sondern auch wegen der Massagewirkung auf die Vorsteherdrüse (Prostata). Natürlich dürfen Sie, wenn Sie einmal ein wenig in der Gegend herumstrampeln, keine Wunderwirkung erwarten. Erst nach einigen Wochen vorsichtig aufgebauten Trai-nings (erste Woche zweimal zehn Kilometer, dann von Woche zu Woche ein paar Kilometer mehr, schließlich einen dritten Tag einschalten) macht sich Radfahren im gewünschten Sinne be-merkbar, falls die Begleitumstände (Psyche!) stimmen.

Aus der Pflanzenwelt versprechen vor allem jene Kräuter Hilfe, die harntreibend wirken. Über diesen Weg wird verstärkte Durch-blutung erreicht. Bewährt haben sich Sellerie, Petersilie, das »Allheilmittel« Knoblauch und Bohnenkraut. In Frankreich füt-tern angeblich Frauen, die mit ihren Männern nicht ganz zufrie-den sind, diese mit Bohnenkraut. Da auch zu niedriger Blutdruck Ursache einer Potenzstörung sein kann, empfiehlt sich der Genuß von Rosmarinwein in mäßigen Dosen.

Viel wurde bereits über die berühmte Ginsengwurzel geschrie-ben. Wirkt sie, oder wirkt sie nicht? Falls die Impotenz auf Durchblutungsstörung oder allgemeiner körperlicher Schwäche beruht, hilft Ginseng. Allerdings kaum jemals in jener Dosis, in der Ginsengextrakt in diversen Potenzmitteln enthalten ist. Wis-senschafter haben herausgefunden, daß eine Mindestmenge von 700 Milligramm täglich erforderlich wäre, bis Ginseng seine Wirkung entfalten kann. Ein Tip: Reden Sie ein offenes Wort mit Ihrem Arzt. Wenn Sie Ginseng versuchen wollen, wird er beraten und eine kontrollierte Menge verordnen. Hüten Sie sich aber vor sogenannten Aphrodisiaka (Mittel, die bei Männern und Frauen Liebeslust hervorrufen und auch die körperlichen Voraussetzun-gen schaffen sollen). Erstens tritt meist sehr rasche Gewöhnung ein – Sie müssen immer höhere Dosen einnehmen, um die gewünschte Wirkung zu erzielen. Zweitens beseitigen derartige Mittel die eigentlichen Probleme nicht. Drittens schädigen alle diese Produkte die Nieren. Sie laufen Gefahr, nicht in den Armen des Partners oder der Partnerin zu landen, sondern im Krankenhaus. Echter Potenzverlust droht in diesem Falle – nach dem Motto: Kurzer Erfolg, aber langer Schaden.

Nun ein paar Worte zur Ernährung, die bei Sexualstörungen eine nicht unerhebliche Rolle spielt. Warum, glauben Sie, war Frankreichs Madame Pompadour bei den Männern so begehrt? Das Geheimnis ihres Erfolges: Sie kochte für die Herren und wußte genau, welche Getränke und Speisen sie wählen mußte, um Müde munter zu machen. Bei Madame Pompadour klappte es mit der Liebe immer – das sprach sich herum, und die Dame wurde entsprechend berühmt.

Prinzipiell eignet sich jede leichte Speise als »Potenzmenü«, wenn die Gewürze stimmen. Paprika hilft bei blutarmen Typen, auch Peperoni wirken nicht schlecht. Magen- oder Nierenleiden schließen den Gebrauch allerdings aus. In diesen Fällen verwenden Sie besser den milderen Knoblauch. Dieses »Allheilmittel« bewährt sich allerdings nur bei einer Langzeitbehandlung. Knoblauch beseitigt vor allem Durchblutungsstörungen.

Dürfen wir Ihnen nun ein Beispiel für ein »Potenzmenü«, das Frauen und Männern hilft, präsentieren? Bitte:

Potenzmenü

Als *Vorspeise* leisten sich Finanzkräftige Kaviar mit Buttertoast. Weniger Betuchte begnügen sich mit einem Stück frischer Sellerie (nicht traurig sein – die Wirkung ist ähnlich).

Als *Suppe* wählen Sie Selleriesuppe mit etwas Bohnenkraut und Basilikum (kann Salz und Pfeffer ersetzen).

Die *Hauptspeise* kann beispielsweise Kalbsgulasch sein. Relativ scharf mit Paprika würzen, wenn die sonstigen körperlichen Voraussetzungen stimmen. Magengeschwüre reagieren auf diese Kost mit äußerster Verbitterung.

Zur *Nachspeise* dürfen es zwei bis drei Trüffeln aus der Konditorei (oder sonstwo) sein.

Hervorragend mundet dazu ein Glas *Rosmarinwein*.

Achten Sie bei diesem Menü bitte auf eines: Wer sich hoffnungslos überfrißt und dann vielleicht noch mit schwerer Schlagseite (zuviel Rosmarinwein) zur Angebeteten wankt, taumelt in ein sexuelles Debakel. Daher maßhalten und nicht sämtliche Energien in den kulinarischen Genuß investieren …

Leuten mit zu niedrigem Blutdruck kann diese Art der Ernährung zweifellos die gewünschte Hilfe bringen. Bluthochdruckleidende können ebenfalls Trüffeln, Kaviar, Bohnenkraut oder Basilikum verwenden. Paprika und Rosmarin eignen sich aber leider nicht. Ersetzen Sie sie bitte ebenfalls durch Knoblauch.

Apropos *Knoblauch:* Das älteste Rezept mit Knoblauch ist etwa 5000 Jahre alt und stammt aus Ägypten. Aus einem immerhin 3580 Jahre alten Papyrus kann entnommen werden, daß bei einem Pyramidenbau in Ägypten die Arbeiter streikten, weil ihnen nicht genügend Knoblauch zugeteilt wurde. Man verwendete die Pflanze zur Desinfektion des Verdauungstraktes, gegen Erkrankungen der Atemwege, zur Anregung der Monatsblutung, zur Steigerung der Liebeskräfte, und Soldaten mußten Knoblauchzehen essen, weil sich die Feldherren davon leistungssteigernde Wirkung im Kampf Mann gegen Mann versprachen. Kleiner Pferdefuß für knoblauchgestärkte Liebhaber: Manche Frauen reagieren auf Knoblauchduft enttäuschend nüchtern …

In Reformhäusern erhalten Sie allerdings völlig geruchsfreie Knoblauchkapseln.

Als anregend wird auch folgendes Rezept geschildert: Übergießen Sie zwei Gramm Vanilleschoten mit 1/4 Liter kochendem Wasser. Zehn Minuten ziehen lassen, dann schluckweise trinken. Die Wirkung soll in vielen Fällen großartig sein. Und ein Versuch schadet zumindest nicht.

Verunsicherte, etwas gehemmte Menschen mögen *Ingwersaft* ausprobieren. Diese chinesische Wurzel ist auch auf heimischen Märkten zu bekommen. Pressen Sie die Wurzel, und trinken Sie den frischen Saft. Allerdings nicht zuviel (ein Likörglas voll), sonst hilft Ingwer nur gegen Verstopfung.

Viele Komponenten spielen bei der Erzeugung von sexueller Spannung eine Rolle. Zum Beispiel auch anregende Düfte von Ambra oder Moschus. Wer gerade Polypen oder Schnupfen hat, greift lieber zur Massagebürste und reibt kreisförmig mehrere Minuten lang den Lendenwirbelbereich (ganz unten). Das fördert bei Mann und Frau die Durchblutung der Genitalorgane.

Harmlose Hilfsmittel sind auch milde Salben und Cremes, mit denen die Genitalien massiert werden können. Nicht so sehr die Salbe wirkt wahrscheinlich – welche Sie wählen, bleibt ohnedies egal, meiden Sie aber Öle –, sondern die Massage, die auf der Haut einen Durchblutungsreiz auslöst. Hüten Sie sich jedoch vor durchblutungsfördernden Salben oder Tonika! Die Schmerzen, die Sie dann erdulden müssen, nehmen garantiert jede Freude an sexueller Betätigung …

Als Sexualstörung muß auch frühzeitiger Samenerguß bezeichnet werden. Manchmal hilft dagegen Portulac-Kohl in Form von Salat. Portulac wird ausgleichende Wirkung im sexuellen Bereich nachgesagt.

Frauen, die sich für frigide halten (meist stimmt das überhaupt nicht), mögen *Schildkrötensuppe* essen. Diese verbessert möglicherweise auch die Liebesbereitschaft.

Das folgende »Trainingsprogramm« ist für Menschen beiderlei

Geschlechts gedacht, die in sexueller Hinsicht Schwierigkeiten haben (diese treten bei Männern meistens in Form von Impotenz oder vorzeitigem Samenerguß, bei Frauen als Frigidität auf). Aber letztlich sind die Ursachen dieser Störungen sehr ähnlich, die Maßnahmen daher vielfach gleich.

Dr. Karl Stifter aus Wien hat in den Vereinigten Staaten bei den berühmten Sexualforschern Masters und Johnson studiert. In seinem Institut in Wien setzt er die neuesten Erkenntnisse der Wissenschaft in die Tat um. Er hilft, gestörte Ehen zu kitten und Partnern im Liebesleben wieder bessere Harmonie zu ermöglichen.

> Wenn Sie diese Ratschläge befolgen wollen, dann bitte *alle* und *Schritt für Schritt*. Seien Sie nicht ungeduldig! Suchen Sie nicht Übungen heraus, die Ihnen besonders gefallen. Nur das Absolvieren des gesamten Programms (mit Atemübungen usw.) verspricht Aussicht auf Erfolg!

Berge von Sex-Ratgebern sind schon geschrieben worden. Die meisten dieser Handbücher, die vielleicht deswegen so heißen, weil man sie noch während des Geschlechtsverkehrs in Händen halten und den Anleitungen folgen soll, versprechen, daß das Sexualleben aufblüht, wenn man nur einzelnen Programmpunkten folgt. Diese Einstellung ist anmaßend und unrealistisch. Sexuelle Weiterbildung ist keine Folge von Stufen, Tricks oder Techniken, die sich auf ein Ziel hin ausrichten.

Selbsterkenntnis ist die Voraussetzung, wenn Sie sich bewußt ändern wollen. Das »Übungsprogramm« (besser Erfahrungsprogramm) in diesem Kapitel soll Ihnen die Erfahrung ermöglichen, wie Sie sich selbst während sexueller Tätigkeiten blockieren und Erregung, Spannung und Vergnügen nicht den natürlichen Lauf nehmen lassen. Erst wenn Sie diese Blockaden spüren, haben Sie die Möglichkeit der Veränderung. Die Information, die Sie brauchen, ist daher in Ihnen selbst. Die »Übungen« sind kein Maßnahmenkatalog, der sagt, wie »man« bei sexuellen Begegnungen handeln »soll«, sondern sie dienen der sinnlichen Bewußtseinserweiterung sowie der Aufdeckung und Vermeidung von Fehlverhalten, das erfahrungsgemäß oft Sexualstörungen auslöst.

Schätzungsweise 10 bis 15% der geschlechtsreifen Menschen sind von Sexualstörungen betroffen, welche zu 75 bis 95% seelisch bedingt sind. Diese Störungen wirken sich ungemein negativ auf die Harmonie in einer Partnerschaft aus. Ferner hat kaum ein anderes Symptom wie dieses derart verheerende Folgen für das Selbstwertgefühl des einzelnen. Eine medikamentöse Behandlung ist sehr oft sinn- und zwecklos. Trotzdem wird sie verordnet und führt meist zur Resignation, weil der Erfolg ausbleibt. Im folgenden finden Sie psychologische Hilfen, die in den USA entwickelt wurden und sich sehr bewährt haben. Bei schwerwiegenden Sexualproblemen wäre dennoch ein Besuch bei einem Fachmann ratsam.

Einzelübungen

Für die folgenden Übungen, die Sie allein durchführen müssen, wählen Sie am besten einen Ort, wo Sie sich vorbehaltlos wohl fühlen. Alles muß stimmen: Ruhe, ideale Raumtemperatur, Sie müssen genügend Zeit haben und sollten nicht müde sein. Keine Sorgen oder Verpflichtungen dürfen Sie ablenken.

Atemübung

Die Art und Weise, mit der wir Erregung kontrollieren, ist stets gleich: Dies geschieht immer durch eine Beschränkung der Bewegung und der Atmung. Konzentrieren Sie sich jetzt ein paar

Augenblicke lang auf Ihre Atmung – ruhig und entspannt. Nun stehen Sie auf, stellen sich bequem hin und machen einen Versuch: Bewegen Sie zirka eine Minute lang Ihre Hüfte im Kreis – vielleicht fällt Ihnen, wie den meisten Leuten, im nachhinein auf, daß Sie währenddessen öfter den Atem angehalten haben und jetzt in eingeschränkter Weise aus der Brust heraus atmen.

Jede gefühlsmäßige Reaktion verändert sofort das Atmungsmuster. Angst z. B. »schnürt uns die Kehle zu«, oder man spricht bei Erleichterung oft von einem »befreiten Aufatmen«.

Auch Körperbewegungen sind eng mit Gefühlen verbunden. Man »hüpft« vor Freude. Daher ist es möglich, durch eine Veränderung der Bewegungsweise die Emotionen zu verändern. Man tanzt sich in eine »Walzerseligkeit«, »jauchzt« bei vielen Bewegungsspielen vor Vergnügen oder »richtet sich auf«, um sich Selbstvertrauen zu geben.

Also: sowohl Ihre Atmungsweise als auch Ihre Bewegungsweise beeinflussen die Empfindung, und umgekehrt. Das gilt auch für das Gebiet der Sexualität. Die folgenden Übungen sollen Ihnen die Erfahrung erleichtern, in Ihrem Körper durch ein verbessertes Zusammenspiel von Atmung und Bewegung Spannungen und Energien aufzubauen. Dadurch können Sie mehr und mehr Vergnügen und Erregung zulassen, die sich nicht nur auf die Genitalien beschränken, sondern sich über den ganzen Körper und die ganze Psyche ausbreiten.

Der Hauptfehler beim Atmen liegt nicht im zu geringen Einatmen, sondern in der Unfähigkeit, eine volle Ausatmung zu ermöglichen. Wenn die Bauch- und Brustmuskeln nicht genug entspannt werden, bleibt zuviel Luft in der Lunge zurück, und die darauffolgende Atmung ist eingeschränkt. Man muß also passiv ein »Loslassen« zulassen, damit durch die Körperelastizität die Luft herausgedrückt wird. Lassen Sie Ihre Gefühle los!

Abdominalatmung

Legen Sie sich bequem auf den Teppich oder auf das Bett, die Arme seitlich, die Füße nicht gekreuzt. Ein kleines Kissen, unter Kopf und Nacken geschoben, erhöht die Annehmlichkeit. Schließen Sie die Augen, und atmen Sie langsam, wobei Sie durch die Nase ein- und durch den Mund ausatmen. Lassen Sie den Mund aber immer leicht geöffnet. Legen Sie nun eine Hand leicht auf den unteren Bauch. Konzentrieren Sie sich auf dessen Bewegung während der Atmung. Heben Sie beim Einatmen mit dem Unterbauch die Hand hoch, und lassen Sie diese mit dem Bauch wieder nach unten gehen, wenn Sie ausatmen. Wichtig ist, daß auch die Brust beim Atmen mitbeteiligt wird, sich also ebenfalls mithebt und -senkt. Die ganze Bewegungsabfolge sollte wellenartig sein. Stellen Sie sich vor, daß die Luft bis zum Beckenboden hinabfließt und von dort den ganzen Körper auffüllt. Bei der Ausatmung sollten Brust und Bauch gleichzeitig »loslassen«. Atmen Sie nun langsam ein, und unterstützen Sie das Ausatmen, indem Sie mit Ihrer Hand zusätzlich auf die Bauchdecke drücken. Lassen Sie jedesmal die Luft wie ein befreiendes Seufzen aus dem Mund kommen. Hetzen Sie sich nicht! Legen Sie nach jedem Ausatmen eine kleine Pause ein. Wiederholen Sie 15mal.

Genital-fokussionsatmung

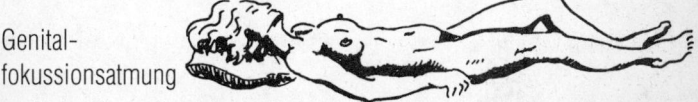

Atmen Sie ruhig, wie im vorigen Kapitel beschrieben, ohne daß Sie jetzt noch das Ausatmen durch Handdruck unterstützen. Stellen Sie sich vor, daß Sie durch ein imaginäres Rohr von 10 cm Durchmesser, welches sich dort befindet, wo Ihre Genitalien sind, ausatmen. Ihre Augen sind geschlossen. Wiederholen Sie 7mal.

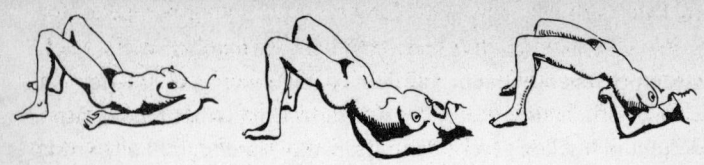

Synchronisation von Beckenbewegung und Atmung

Sie atmen mit geschlossenen Augen langsam, wie vorher beschrieben, einige Minuten lang. Finden Sie Ihren Rhythmus. Die Knie sind diesmal angezogen. Während der gesamten Dauer des Einatmens pressen Sie Ihr Gesäß gegen die Unterlage. Mit jedem Ausatmen bilden Sie sich ein, daß Ihr Schambein magnetisch gegen den Plafond gezogen wird. Dieser imaginäre Magnet befindet sich direkt an Ihrer Klitoris oder Ihrem Penis. Während der ganzen Zeit des Ausatmens hebt sich Ihr Becken, ein Rückenwirbel um den anderen, schlangenartig sehr langsam in die Höhe, bis Sie auf Ihren Schultern und Füßen ruhen. Mit dem Zeitpunkt des Einatmens beginnen Sie die Absenkbewegung, die sich, vom oberen Rücken ausgehend, entlang der Wirbelsäule bis zum Becken fortsetzt. Wenn das Becken vorne oben ist, sollte die Bauchdecke entspannt sein. Für den Rhythmus beim Ge-

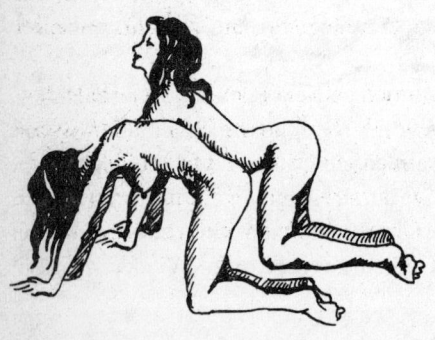

schlechtsverkehr empfiehlt sich eine Ausatmung bei jeder Vor-
wärtsbewegung des Beckens. Würden Sie nämlich beim Nach-
vornkommen einatmen, würde sich Ihr Zwerchfell zusammenziehen. Die Entspannung der Bauchdecke wäre dadurch verhindert, was sich für das Erleben des Orgasmus negativ auswirken
würde.

Machen Sie die gleiche Übung, wobei Sie knien und sich mit
flachen Händen aufstützen. Wenn Sie einatmen, drücken Sie Ihr
Gesäß kreuzhohl in Richtung Zimmerdecke. Die Arme bleiben
gestreckt. Während Sie ausatmen, bewegen Sie Ihre Hüfte boden-
wärts. Wiederholen Sie 7mal.

Training des Musculus pubococcygeus (MPC)

Der amerikanische Arzt Dr. A. H. Kegel fand durch Zufall, daß
der MPC in direkten Zusammenhang mit dem Orgasmuserleben
gebracht werden kann. Auffallend viele Frauen mit Orgasmus-
schwierigkeiten haben einen schwach ausgebildeten MPC. Umgekehrt wirkt sich dessen Stärkung sehr vorteilhaft auf das Sexualleben aus. Dies scheint folgende Gründe zu haben:

a) 75% der Frauen sind in der 4-Uhr- und 8-Uhr-Position dieses
   Muskels, bei einer Tiefe von 1 bis 2 Fingergliedern, für
   sexuelle Empfindungen empfänglich – um so mehr, je stärker
   er ist.

b) Ist der MPC gut ausgebildet, geht der Penis beim Geschlechtsverkehr nicht »verloren«, da die Frau ihn besser »umfassen«
   kann. Dies begünstigt, daß die Erektion nicht zurückgeht.

c) Die Blasenkontrolle wird verbessert, wodurch Frauen, die
   glauben, daß sie beim Orgasmus Urin verlieren, mehr Selbst-
   sicherheit bekommen.

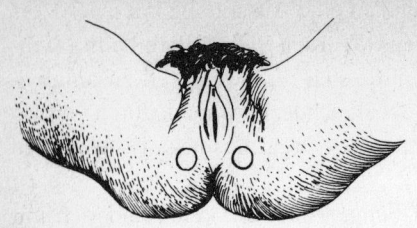

Zunächst gilt es zu wissen, wo der MPC sitzt: Setzen Sie sich zu diesem Zweck auf die Toilette, und lassen Sie bei weitgespreizten Beinen Urin wie sonst üblich ab. Unterbrechen Sie den Harnfluß. Da in dieser Position der MPC als einziger Muskel dies bewerkstelligen kann, wissen Sie nun, wo er sich befindet. Um sicherzugehen, führen Sie das Unterbrechen des Harnstrahles auf die beschriebene Weise noch einige Male durch.

Wenn Sie nun Bescheid wissen, wo der MPC lokalisiert ist, können Sie sein Training in jeder Position, Lage und bei jeder Tätigkeit ausführen, ob Sie nun liegen, sitzen oder stehen. Dies geschieht täglich durch zwei Methoden, wobei Sie regelmäßig atmen und die Bauchdecke entspannt lassen:

a) Ziehen Sie den MPC für 3 Sekunden zusammen, und lassen Sie ihn dann los. Tun Sie dies auf den ganzen Tag verteilt zirka 50mal.

b) Spannen und entspannen Sie den MPC, so schnell Sie können – zirka 50mal täglich.

Eine dritte Methode, die Sie öfters »einstreuen« sollten, aktiviert neben dem MPC auch andere Muskeln.

c) Stellen Sie sich vor, Sie würden durch Ihre Genitalien Wasser in Ihr gesamtes Becken saugen, und spannen Sie die entsprechenden Muskeln in der Beckenregion an. Dann drücken Sie nach unten, als würden Sie das imaginäre Wasser wieder hinausdrücken.

Zirka 10% der Frauen mit Sexualstörungen können ihre Vaginalmuskeln überhaupt nicht bewegen. Bei manchen Naturvölkern erhöht die Beherrschbarkeit des MPC den Heiratswert der Mädchen. Manche, die besonders »gut« sind, sollen sogar nach dem Koitus das Ejakulat aus der Vagina pressen können.

Körperkonzeptübung

Reservieren Sie dafür eine Stunde Zeit, in der Sie ungestört sein können. Der Raum, in dem Sie üben, sollte behaglich genug sein, um sich darin nackt aufhalten zu können. Sie brauchen ferner auch einen Spiegel, in dem Sie sich in voller Körpergröße sehen können. Nach einem Bad stellen Sie sich nackt davor und betrachten sich. Schauen Sie mit Augen und Händen. Gehen Sie langsam und zentimeterweise vor, lassen Sie keinen Körperteil aus. Beginnen Sie am Kopf, betrachten Sie Ihr Haar, Ihre Augen, Ihr Gesicht, und gehen Sie immer tiefer, bis zur Zehenspitze.
Wie beurteilen Sie, was Sie sehen? Welchen Einfluß haben diese Einstellungen darauf, wie Sie sich sexuell fühlen?
Bei dieser Übung kommt man sehr oft drauf, daß Urteile, die man früher, manchmal schon vor Jahrzehnten, getroffen hat und die die Vorstellung von seinem Selbst stark beeinflußt haben, längst nicht mehr stimmen. Sie sollten Ihre Selbsteinstellung auf einen objektiven, neuen Stand bringen. Vielleicht sind Sie bei bestimmten Partien angenehm überrascht, bei anderen unzufrieden.
Ziehen Sie am Ende die Konsequenzen, und bringen Sie die Stärke auf, jene Eigenschaften zu ändern, die Sie verändern können und auch wollen. Wenn Sie einsehen müssen, daß dies trotz intensiven Wunsches nicht möglich ist, überprüfen Sie einmal kritisch Ihre Beurteilungskriterien. Woher stammen Ihre Normvorstellungen? Vielleicht aus der unrealistischen Welt der

Filme und Illustrierten. Wiederholen Sie die Übung noch einmal nach einigen Tagen. Werden Sie Ihrem Körper gegenüber nachsichtiger.

Genitalienexploration

Viele Menschen, vor allem Frauen, haben ihre Genitalien nie genau angesehen, oder nur dann, wenn sie Schmerzen hatten und Salben auftragen mußten. Dies fällt auf, wenn sie vergleichen, wie oft sie andere Körperteile betrachten. Es ist verständlich, daß sich viele unbehaglich fühlen, da Eltern ihnen von klein auf eingebleut haben, daß es unanständig sei, wenn man sich »da unten« angreift. Wenn Sie sich mit diesen wichtigen Teilen Ihres Körpers vertraut machen, werden Sie eine andere Einstellung dazu bekommen. Nehmen Sie nach einem Bad einen Handspiegel, sorgen Sie für gute Beleuchtung, und betrachten Sie Ihre Genitalien ausführlich.

Identifizieren Sie Klitoris, Schamlippen, Harnröhrenöffnung usw. Lehnen Sie sich dabei mit dem Rücken an ein Kissen, wobei Sie die Knie angezogen haben. Ziehen Sie die Haut, welche den Klitorisschaft umschließt, über die Glans vor und zurück (ziehen Sie die Vorhaut über die Eichel des Penis vor und zurück). Falls sich dies nicht leicht bewerkstelligen läßt oder weh tut, fragen Sie einen Arzt um Rat.

Streicheln Sie mit einem Finger leicht über verschiedene Teile Ihrer Genitalien, und achten Sie darauf, welche Stellen sich auf welche Berührungsart am besten anfühlen. Falls sich etwas zu trocken anfühlt, geben Sie etwas Speichel darauf. Plazieren Sie zwei Finger in das äußere Drittel der Vagina. Ziehen Sie den MPC zusammen, als versuchten Sie, die Finger weiter hineinzuziehen. Danach tun Sie so, als würden Sie diese wieder nach draußen drücken wollen. Überprüfen Sie, wie stark diese Muskeln bei

Ihnen ausgeprägt sind. Wir haben zwar eine Eß-, Trink- und Körperkultur, aber keine Sexkultur. Auch eine »Liebessprache« fehlt uns. Einschlägige Ausdrücke sind entweder klinisch, möglichst lateinisch, oder ordinär. Finden Sie daher für Ihre Genitalien einen Namen, der Ihnen gefällt und der eine positive Bedeutung hat. Lernen Sie Ihre Geschlechtsteile als Teile Ihrer selbst schätzen.

Im folgenden möchte ich spezifisch auf die häufigsten funktionellen Sexualstörungen näher eingehen sowie Zusammenhänge und hilfreiche Übungen erläutern.

Anorgasmie

Da man früher in der Klitoris nur einen verkümmerten Penis gesehen hat, glauben selbst heute noch die meisten, daß die Frauen von Natur aus weniger vom Sex »haben« können als die Männer. In Wirklichkeit sind sie, wie neuere Untersuchungen belegen, sowohl hinsichtlich qualitativen als auch quantitativen sexuellen Reaktionsvermögens den Männern überlegen.

a) Im Gegensatz zum Penis enthält die Klitoris keine Zweitfunktion wie z. B. die Harnröhre. Als einziges menschliches Organ dient sie ausschließlich dem sexuellen Lustgewinn. Die Anzahl ihrer Nervenendkörperchen ist verhältnismäßig größer als die des Penis. Sie transportiert also höhere Lustreize als die des analogen männlichen Schwellkörpers.

b) Die amerikanischen Sexualforscher Masters und Johnson haben mit einem elektronischen »Kunstpenis«, der nicht dem natürlichen Ermüdungsprozeß unterliegt, nachgewiesen, daß Frauen bis zu 50 Orgasmen unmittelbar hintereinander erleben können.

c) Je mehr Orgasmen eine Frau erlebt, desto stärker werden

diese. Ihnen sind nur durch die Ermüdung Grenzen gesetzt. Für Männer ist normalerweise der erste, für Frauen dagegen der zweite oder dritte Orgasmus mit der größeren Befriedigung verbunden.

d) Im Gegensatz zum männlichen Partner kann sie den nächsten Orgasmus erleben, bevor noch die Herzfrequenz Ruhewerte erreicht hat.

e) Es gibt sogar Frauen, die nur durch Stimulation der Brust oder gar nur durch erotische Phantasien zum Orgasmus kommen.

Es geht im folgenden darum, mit Körperbereichen und Berührungsarten vertraut zu werden, die sexuelles Vergnügen bereiten, und diesen Genuß auch zu konsumieren. Haben Sie früher bemerkt, daß Sie sich »anhalten«, wenn Sie ein bestimmtes Erregungsniveau erreicht haben? Sich beinahe befehlen, abzuregen, weil sich das für eine anständige Frau nicht gehört? Haben Sie keine Angst, Ihre Gefühle loszulassen, es geschieht Ihnen nichts! Nur dann, wenn Sie die Stellen Ihres Körpers und die Art des Streichelns kennen, durch die Sie lustvolle Gefühle erfahren, können Sie dieses Wissen mit Ihrem Partner teilen. Wer sollte es besser wissen als Sie selbst? Bezüglich dieser Selbsterforschung brauchen Sie keine Schuldgefühle zu haben, auch wenn Sie streng religiös sind. Wenn die folgende Übung dazu dient, daß die sexuelle Begegnung für beide Partner einen höheren Erfülltheitsgrad bekommt, haben auch Moraltheologen nichts dagegen einzuwenden. Machen Sie die Übungen aufbauend und schrittweise, und jedesmal nur eine.

Sinnlichkeitsübung I

Nachdem für eine komfortable Atmosphäre gesorgt ist (leise Musik, angenehmes Licht, Duft oder was immer für Sie wichtig ist), beginnen Sie, mit den Händen Ihren Körper zu befragen, was ihm guttut. Konzentrieren Sie sich voll und ganz auf Ihre Gefühle, die von der Haut, unserem größten »Sexualorgan«, ausgehen. Verweilen Sie an den Stellen, die sich gut oder besser als die anderen anfühlen. Streicheln Sie dann entlang der Innenseite der Schenkel zu den Genitalien – erkundend über Schamlippen und kreisförmig, ganz leicht massierend, über die Klitoris. Verwenden Sie Speichel, wenn sich etwas zu trocken anfühlt. Es passiert schneller, als man denkt, daß man versucht, krampfhaft eine sexuelle Erregung zu erzwingen, oder daß man sich unter Druck setzt, weil man Angst hat, es nicht richtig zu machen. Dies wirkt sich jedoch störend aus, weil in diesem Fall Selbstbeobachtung die uneingeschränkte Hingabe an Ihre Gefühle vermindert.

Verhalten Sie sich jetzt nicht so, wie Sie es vielleicht in Ihren sexuellen Begegnungen mit einem Mann gewohnt sind: die passiv Widerstrebende, die dem anderen erlaubt, Sie zu benutzen. In Beziehungen, in denen dieses Spiel praktiziert wird, bleibt nämlich die passiv empfangende Person unbefriedigt und kreidet unmutig dem Partner ihre fehlende Befriedigung an. Sie hat das Gefühl, als sei sie wie eine Sache gebraucht worden. Wenn Sie bei einigen Sitzungen Schwierigkeiten haben, überhaupt in Stimmung zu kommen, heißt das nicht, daß Sie ein Versager sind. Gerade dann bringt Ihnen das wertvolle Aufschlüsse über sich selbst. Häufige Ursachen sind: Gedankenabschweifen, Zeitdruck, Angst, gestört zu werden, Streß und Furcht, die Kontrolle zu verlieren.

Sinnlichkeitsübung II

Streicheln Sie mit der Hand Ihre Genitalien und mit der anderen gleichzeitig erkundend irgendwelche anderen Körperstellen, die Ihnen angenehm sind (z. B. Brüste, Gesicht, Innenseite der Arme und Beine usw.). Atmen Sie dabei langsam und gleichmäßig. Stellen Sie sich dabei vor, wie der Atem zwischen den beiden Streichelstellen entlang einem »Verbindungspfad« fließt. Laufen Sie dem Orgasmus nicht nach. Dies hätte genausowenig Sinn, wie wenn Sie das Niesen erzwingen wollen. Lassen Sie Ihren akustischen Äußerungen freien Lauf. Falls Ihnen danach ist, stöhnen, wispern, schreien, lachen oder weinen Sie nach Herzenslust. »Den« Orgasmus schlechthin gibt es nicht.

Sinnlichkeitsübung III

Koordinieren Sie Ihre Streichelübung mit der richtigen Atmung und den Beckenbewegungen. Beim Einatmen bewegen Sie, falls Sie auf dem Rücken liegen, das Becken etwas nach unten, beim Ausatmen etwas nach oben. Auch dann, wenn Sie während der Übung erregt werden, sollte diese koordinierte Beckenbewegung automatisch ablaufen. Falls Sie so weit erregt werden, daß Sie von sich aus selbst unwillkürliche Beckenbewegungen machen und Ihr Atem und die Bewegungen schneller werden, unterbrechen Sie für 1 bis 2 Minuten, bevor Sie wieder beginnen. Legen Sie im ganzen 2 bis 3 solcher Pausen ein. Beenden Sie dann diese Übung nach Ihren Wünschen.

Alle bisherigen Übungen dienen dazu, Ihre sexuelle Reaktionsfähigkeit zu verbessern und Sexualität, als wichtigen Teil Ihrer selbst, besser in Ihre Gesamtpersönlichkeit zu integrieren. Sie sind jedoch keine Zaubermittel, die einen Orgasmus garantieren. Haben Sie Geduld mit sich. Im folgenden ein paar Vorschläge, die von Frauen stammen und dem Erleben des sexuellen Höhepunktes förderlich sind:

a) Setzen Sie sexuelle Phantasien ein. Sie brauchen sich weder vor sich selbst zu genieren noch Angst zu haben, daß Sie pervers sind. Auch die anständigsten Frauen phantasieren neben romantischen oft selbst die »ärgsten« Inhalte, wobei es ihnen nie im Traum einfallen würde, diese auch zu realisieren. Sie hätten sogar meist panische Angst oder Abscheu davor. (Haben Sie keine Scheu vor erotischer Literatur.)

b) Versuchen Sie, während der sexuellen Erregung bewußt Beine, Bauch, Arme oder Füße anzuspannen oder dies zu verstärken, wenn Sie merken, daß Sie es von selbst bereits tun.

c) Hecheln Sie manchmal, wenn Sie das Gefühl des »Anstehens« haben.

d) Ziehen Sie den MPC öfters zusammen. Neben einer dadurch erhöhten Erregung trägt dies dazu bei, daß die Gefühle in den Genitalien konzentriert bleiben.

e) Fangen Sie an, einen Orgasmus zu spielen (aber nicht vorzutäuschen). Bewegen Sie Ihre Hüften, sprechen Sie sich selbst ein paar anregende Worte zu.

f) Reizen Sie sich spielerisch. Entfernen Sie sich von dem Bereich, auf den Sie konzentriert waren, und kommen Sie nach einer Weile wieder zurück.

g) Manchmal werden Sie vielleicht dadurch zum Orgasmus kommen, daß Sie die Zeit der sexuellen Aktivität verlängern. 30 bis 45 Minuten sind nicht selten.

h) Probieren Sie öfters, die Beckenmuskeln so einzusetzen, als würden Sie auf die Art des Gebärens etwas hinauspressen wollen.

Eine verantwortungsbewußte Empfängnisregelung verhindert Angst vor ungewollter Schwangerschaft. Bedenken Sie: Angst hemmt! (Neue natürliche Methoden, wie z. B. die Symptother-malmethode, werden immer beliebter.)

Viele Sexualtherapeuten raten Frauen mit Orgasmusschwierig-keiten, mittels eines Vibrators nachzuhelfen. Solche, die man zur Körpermassage verwendet und die verschiedene aufschraubbare Aufsätze haben, eignen sich dafür am besten. Penisförmige, batteriebetriebene jedoch sind nicht empfehlenswert. Der Vorteil des Vibrators liegt in der intensiven, nicht ermüdenden Stimula-tion. Oft haben Frauen auf diese Art den ersten Orgasmus erfah-ren. Die Nachteile eines solchen »Orgasmofix« sind oft, daß bei langen Anwendungsperioden die Fähigkeit für sexuelle Gedan-ken, Phantasien und Tagträume abnimmt und öfters Umstel-lungsschwierigkeiten auf die weniger intensive Reizung durch einen Partner bestehen.

Es gilt nun, die Erfahrungen, die Sie mit Ihrem Körper gemacht haben, auf das sexuelle Zusammensein mit dem Partner gewinn-bringend zu übertragen. Sexualität ist die intimste, aber auch die störungsanfälligste Form der zwischenmenschlichen Kommuni-kation. Die Voraussetzungen sind daher dann am besten, wenn auch die verbale Ebene, also das Gespräch, nicht vernachlässigt wird.

Intimitätsübung mit Partner

In jeder Art von Beziehung handeln Leute oft in verschiedenem Rhythmus und verschieden schnell, was sich häufig nachteilig für das Gefühl der Harmonie auswirkt. Die folgende Übung erhöht das Bewußtsein für Ihren Körperrhythmus und den Ihres Part-ners: Liegen Sie unbekleidet und eng beisammen, wobei Sie in die gleiche Richtung schauen. Atmen Sie vorerst in Ihrem eige-nen Atemrhythmus, und entspannen Sie sich beide. Sobald dies erreicht ist, beginnt der hintere Partner seinen Atem an den des vorderen anzugleichen und atmet in diesem Tempo für 10 Minuten. Anschließend drehen sich beide über den Rücken auf die andere Seite, so daß die Position und die Rolle, wieder für 10 Minuten, vertauscht sind. Sprechen Sie während dieser Übung nicht. Sie sollte auch nicht kurz vor dem Einschlafen gemacht werden.

Diskutieren Sie anschließend Ihre Erfahrung. War es Ihnen angenehm, zu »führen« oder zu »folgen«? Werden Sie sich bewußt, wie Sie auf anderen Gebieten sich gegenseitig dominieren und nachgeben. Fühlen Sie sich wohler ganz nah beisammen oder mehr distanziert? Intimität heißt nicht Abhängigkeit!

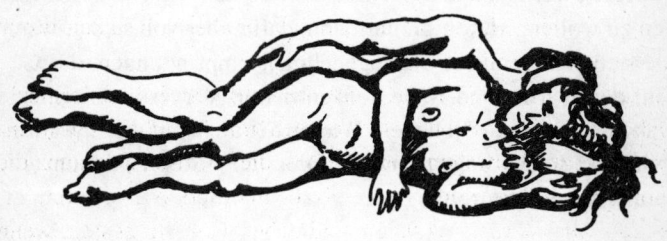

Geeignete Positionen

Schätzungsweise ein Drittel aller Frauen kann beim Geschlechtsverkehr ohne direkte Klitorisstimulierung den Orgasmus nicht erreichen. Das bedeutet nicht, daß diese sexuell gestört wären. Nachdem Sie sich gegenseitig ausführlich gestreichelt haben, versuchen Sie die Koitusposition, wie sie auf unserer Abbildung (Seite 282) ersichtlich ist.

Während der Partner mit eingeführtem Penis langsame, nicht fordernde Beckenbewegungen ausführt, streichelt die Partnerin sich selbst klitoral so lange, bis sie kurz vor dem Orgasmus steht. Sie unterbricht dann die manuelle Reizung, und auf ihr Zeichen hin verstärkt der Mann seine Bewegungen kräftig, um ihr den

Höhepunkt zu ermöglichen. Wird der Orgasmus nicht erreicht, werden die Koitusbewegungen abgebrochen und die manuelle Reizung wiederaufgenommen, bis der beschriebene Punkt wieder erreicht ist und der Partner seine Aktivität wieder verstärkt. Diese Vorgangsweise sollte einige Male hindurch und über einige Wochen befolgt werden, wobei, falls es die Frau wünscht, statt ihrer auch der Mann die Klitorisstimulierung übernehmen kann. Auch die Position, in der die Frau auf dem Mann sitzt, ist dabei empfehlenswert, da die Frau selbst Tempo und Rhythmus bestimmen kann.

Der besonderen Wichtigkeit wegen soll noch einmal darauf hingewiesen werden, daß es nicht ratsam ist, den Orgasmus erzwingen zu wollen. Er kommt nur dann, dafür aber von selbst, wenn Sie sich genügend auf die angenehmen Empfindungen, das Gefühl der Wärme und Nähe konzentrieren. Vergessen Sie nicht, was Sie bisher gelernt haben! Warten Sie nicht auf die Erregung. In dieser Phase geht es noch immer in erster Linie um ein spielerisches Ausprobieren.

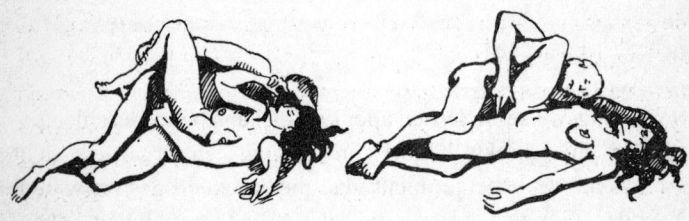

Impotenz

Diese Störung liegt dann vor, wenn die Versteifung (Erektion) des Penis hinsichtlich Stärke und Dauer nicht ausreicht, um einen befriedigenden Geschlechtsverkehr auszuführen. Bis heute kennt man dagegen kein wirksames, bedenkenlos zu schluckendes

»Mittelchen«. Pulverisiertes Rhinozeroshorn hilft ebensowenig wie Stierhoden, kalte Duschen oder wochenlanges »Aufsparen«. Auch Hormonspritzen und Vitaminpräparate sind meist sinnlos, da nur in Ausnahmefällen organische Ursachen dafür verantwortlich sind. Eine psychologisch orientierte Behandlung dagegen erreicht bei einer kooperativen Partnerin beeindruckende und dauerhafte Therapieerfolge.

Die Rolle der Angst

Im alten Griechenland nannte man die Impotenten »Trägschwänzige«, bei uns bedeutet »Schlappschwanz« einen unfähigen, ängstlichen, eben unmännlichen Schwächling. »Männlichkeit« wird gleichbedeutend mit der sexuellen Leistungsfähigkeit des Mannes gebraucht. In der kulturspezifischen Forderung an den Mann nach »wirkungsvoller« Betätigung liegt eine konstante Quelle von sexuellen Störungen. Er hat eine Frau zu befriedigen. Er hat zu wissen, wo die »Knöpfe sind, die er drehen muß«, damit sie »anspringt«. Er ist der Sachverständige, der sich ungefragt als der hauptverantwortliche Regisseur für das Gelingen der Sexvorstellung verantwortlich fühlt. Er ist derjenige, der es ihr schon »zeigen« wird und der sie »schafft«. Daraus resultieren Leistungsängste (nicht »gut« zu sein) und damit zusammenhängend Angst vor dem Versagen. Angst aber zählt zu den zentralen Ursachen für Impotenz, denn die Erektion ist eine parasympathische Funktion. Sympathische Entladungen, charakteristisch für Angst, tendieren zu einer Hemmung der Versteifung und beschleunigen darüber hinaus den Samenerguß, da letzterer ebenfalls durch das sympathische System gefördert wird.

Die Beobachterrolle

Der Impotente wird nicht nur durch Angst blockiert, sondern er vergibt sich die Möglichkeit, überhaupt sexuelle Erregung aufkommen zu lassen. Er vergißt, daß die Erektion eine angeborene und nicht gelernte Reaktion ist, die ebenso selbstverständlich ohne eigenes bewußtes Zutun auftritt wie die Atmung oder das Niesen und nicht willentlich durch Anstrengung herbeigezwungen werden kann. Es ist sogar unmöglich, eine Erektion zu verhindern, wenn man sich, ohne zu blockieren, sexuellen Reizen überläßt. Eines wesentlichen Teils der möglichen sexuellen Erregung, deren automatische Folge ja die Versteifung ist, beraubt sich der Impotente, indem er eine Beobachterrolle einnimmt. Er beobachtet sich ängstlich, ob sich die Versteifung einstellt oder nicht. Er stellt sich quasi abseits, anstatt sich in das ganze Geschehen »zu verlieren«.

Auch dann, wenn er aktiv ist und die Frau streichelt, dabei aber persönlich unberührt bleibt und darauf wartet, ob sich als Reaktion auf ihre offensichtlich lustvollen Reaktionen nun eine Erektion einstellt, blockiert er nun wiederum jene sexuelle Impulszufuhr, die er durch den Grad ihrer Erregtheit erhalten könnte. Anstatt sich von der Wärme und Intensität ihrer Reaktionen tragen zu lassen, streichelt er sie mit dem Hintergedanken, dadurch für eine Versteifung ausreichend erregt zu werden. Er »macht« Sex »an« ihr, aber nicht »mit« ihr.

Zur Überprüfung der Einstellung

Die Ratschläge in diesem Rahmen zielen darauf ab, die Symptome der Impotenz als solche überhaupt nicht direkt »anzugehen«. Es wird kein Versuch unternommen, den Mann zu lehren, wie man eine Erektion erzielt. Es sei noch einmal mit allem Nachdruck betont, daß jeder Mann diese Fähigkeit besitzt, indem er auf bestimmte physische und psychische Reize reagiert (sofern keine körperliche Ursache vorliegt). Es geht ihm diesbezüglich vergleichsweise wie der Frau, die ebenfalls nicht die vaginale Feuchtigkeit durch Herbeiwünschen oder durch Erzwingenwollen bekommt. Nur dann, wenn sie sich ausschließlich auf die lustvollen Empfindungen konzentriert, tritt diese spontan auf.

Unterliegen Sie nicht dem Irrtum, daß ein Mann ohne Zutun der Partnerin unbedingt von selbst eine Erektion zustande bringen muß. Glauben Sie nicht, daß die Versteifung unwiederbringlich verloren ist, wenn sie zum Beispiel während des Vorspiels zurückgeht. Bitten Sie ruhig Ihre Partnerin, wenn nötig, beim »Aufrichten« zu helfen. Nicht nur Männer, auch Frauen dürfen, können und sollen diesbezüglich zeigen, wie »gut« sie sind!

Sex ist nicht ein Problem, an dem man »arbeitet«. Der »Erfolgsgeneration« hat man schon von Kindheit an eingebleut, daß sich jede Schwierigkeit bewältigen läßt, wenn man nur hart und verbissen genug daran arbeitet. (»Sich-Gehenlassen ist übel – Arbeiten ist gut.«) Lust jedoch ist nicht direkt ansteuerbar; sie braucht das Spielerische. Berührung ist Selbstzweck und nicht Mittel für etwas. Sie ist die ursprünglichste Form der Mitteilung. Eine Sprache ohne Worte, ohne Umschweife – ohne Auslegungsfehler, die Worten anhaften.

Allgemeine Sexregeln

Folgende Voraussetzungen sollten, über diesen Zusammenhang hinaus, bei jedem Geschlechtsverkehr erfüllt sein. Sie gelten für Mann und Frau gleichermaßen und schaffen die psychischen Grundlagen für störungsfreien Ablauf:

a) Nur dann, wenn jeder Partner für seine Sexualität Selbstver-
antwortung übernimmt, gelingt es, Leistungsdruck und Er-
folgszwang auszuschalten. Jeder weiß selbst am besten, was
er braucht und gerne hätte. Die Einstellung »Wenn er (sie)
mich wirklich gern hat, müßte er (sie) doch wissen, was mir
gefällt« ist unrealistisch. Genausowenig, wie der Mann für die
Frau essen kann, kann er ihr einen Orgasmus »machen«.

b) Sex gedeiht nur in einer Atmosphäre, in der ohne Hemmungen
Wünsche geäußert werden können. Verwenden Sie dazu die
»Ich-Sprache«: Anstatt »du machst das falsch« wäre besser:
»Ich hätte es lieber so.« Wünsche sollen nicht als Abweisung
oder persönliche Kritik aufgefaßt werden.

c) Beide Partner sollen voneinander wissen, daß alles, was der
einzelne macht, nicht dazu dient, den anderen absichtlich
körperlich zu verletzen oder seelisch zu kränken. Nur wenn
man sich darauf verlassen kann, entstehen Sicherheit und
Geborgenheit.

d) Haben Sie keine Vorurteile! Unterziehen Sie einmal Ihre
Einstellung bezüglich Sex einer kritischen Prüfung! Haben
Sie Ihre diesbezüglichen Normen einfach kritiklos übernommen? Vergessen Sie nicht den ungeheuren Einfluß von Erzie-
hung, Schule und Gesellschaft! Haben Sie als Mann auch die
Einstellung, daß Sex nur Geschlechtsverkehr oder gleichzei-
tiger Orgasmus heißt? Glauben Sie als Frau auch, daß man
Sex nur ihm »zuliebe« macht und daß sich sexuelle Erregung
nicht schickt?

Partnerübung

Jeder »verfahrenstechnische« Ratschlag, ganz gleich, um welche
Sexualstörung es sich handelt, kann nur helfen, wenn beide
Partner gemeinsam und gegenseitig ihr Zusammenleben vervoll-

kommnen möchten. Nicht der einzelne, sondern die Beziehung ist der Patient. Noch einmal sei darauf verwiesen, daß das gesamte Programm im Rahmen dieses Kapitels eine Behandlung durch einen kompetenten Spezialisten in schweren Fällen nicht ersetzen kann.

Reden Sie oft miteinander, und spielen Sie nicht den Helden. Statt in die Beobachterrolle zu verfallen, konzentrieren Sie sich auf die angenehmen Empfindungen, und lassen Sie erotischen Phantasien freien Lauf. Machen Sie jede Übung unter denselben Voraussetzungen wie früher beschrieben (Ort, Beleuchtung usw.).

Wählen Sie eine Methode der Empfängnisregelung, die den Mann nicht zusätzlich noch belastet (z. B. Anlegen eines Kondoms usw.). Verzichten Sie während rund zweier Wochen des Übens auf den Geschlechtsverkehr. Die Partnerin kann jedoch manuell oder oral nach ihrem Wunsch stimuliert werden. Üben (besser erfahren, erleben, empfinden) Sie folgendermaßen mindestens dreimal wöchentlich jeweils nicht kürzer als eine halbe Stunde lang: Beginnen Sie jede Sitzung, bei der beide nackt sind, mit einem ruhigen, abwechselnden Streicheln des ganzen Körpers (sensorische Fokussierung). Streichen Sie am besten mit leicht aufgelegter, voller Handfläche zuerst auf der Rückseite, über Haare, Nacken, Rücken usw. bis zur Ferse und dann die Vorderseite, bevor der andere an der Reihe ist.

Behandeln Sie Ihre Genitalien nicht anders als übrige Teile des Körpers. Sinn und Zweck ist nicht, daß der (die) Gestreichelte sexuell erregt werden soll, sondern daß er (sie) lernt, sich auf die angenehmen Empfindungen der Haut zu konzentrieren und diese zu genießen. Der Streichelnde soll so vorgehen, wie es beliebt, zu seinem Vergnügen, mit sinnlicher Neugier. Der Partner, der gestreichelt wird, soll manchmal durch Worte oder Laute zu erkennen geben, wenn sich etwas besonders angenehm oder unangenehm anfühlt. (Folgende Zeitpläne sind nur Vorschläge, die entsprechend den Verhältnissen abgeändert werden können.)

Manuelle Teasing-Technik (1. Woche)

Der Mann liegt auf dem Rücken, die Knie hochgeschoben. Die Partnerin schiebt ihre Beine unter die seinen und streichelt den Penis. Es ist darauf zu achten, daß dies nicht in fordernder, rhythmischer, selbstbefriedigungsähnlicher Weise geschieht. Sie sollte dabei spielerisch, ziellos, experimentierend, tändelnd, mittels Hand oder auch abwechselnd mit dem Mund, vorgehen. Es macht nichts, wenn sich keine Reaktion ergibt. Falls dies geschieht, sollte das als Nebenprodukt des Auslieferns an angenehme Empfindungen angesehen werden. Falls eine vollständige Versteifung eingetreten ist, wird die Stimulation unterbrochen, bis die Erektion zurückgegangen ist. Nach dieser Pause, während der man sich entspannt, wird das spielerische Streicheln und Drücken des Penis wieder aufgenommen. Der Vorgang sollte mindestens dreimal wiederholt werden, um dem Mann die Furcht zu nehmen, daß eine einmalig gewonnene Erektion wie die sprichwörtlichen Felle davonschwimmt. Die Übung kann in beliebiger Form bis zur Ejakulation abgeschlossen werden – nicht aber durch Geschlechtsverkehr!

Koitale Teasing-Technik (2. Woche)

Sobald bezüglich der Erektion eine gewisse Sicherheit besteht, nehmen die Partner die Position ein: Mann liegt auf dem Rücken, Frau sitzt auf seiner Hüfte. In dieser Hockstellung sollte die Frau den Penis wie gewohnt stimulieren. Wenn sich eine vollständige Versteifung einstellen sollte, kann sie versuchen, den Penis in die Vagina einzuführen. Diese Handlung sollte keinen Forderungscharakter tragen. Sie sollte sich nicht auf das Glied setzen, sondern sich langsam an dessen Schaft entlang auf und ab bewegen. Trotz ihrer sexuellen Bedürfnisse sollte sich die Frau hauptsächlich darauf konzentrieren, daß der Penis in der Vagina bleibt, und nicht, wie vermutlich bei früheren Gelegenheiten, fordernde Beckenbewegungen unternehmen. In mehreren Unterbrechungen sollte zwischendurch das erigierte Glied öfters ein- und ausgeführt werden, was in dieser Position problemlos möglich ist.

Ist die Erektion für das Einführen nicht stark genug ausgeprägt, wird das »Vorspiel« fortgesetzt, bis eine Versteifung ganz von selbst eintritt. Läßt sich das innerhalb einer Zeitspanne, die für beide noch angenehm ist, nicht bewerkstelligen, sollten Sie Ihre Bemühungen keinesfalls forcieren. Die Partner sollten keine Überlegung darauf verwenden, wie die Frau zu befriedigen oder wie beim Mann eine Ejakulation hervorzurufen sei. Wenn es sich in einer Koitusposition ergibt, so sollte das unwillentlich und natürlich zustande kommen und für beide ein Gewinn sein.

Vorzeitiger Samenerguß

Nach Masters und Johnson liegt beim Mann eine diesbezügliche Störung vor, wenn in 50% der Fälle eine Ejakulation so früh nach der Einführung des Penis erfolgt, daß die Partnerin bei sonst ausreichender Reaktionsfähigkeit sexuell nicht befriedigt wird.

Squeeze-Technik

Auch hier wird vor der spezifischen Übung die bereits beschriebene sensorische Fokussierung durchgeführt. Anschließend nimmt das Paar die Position wie bei der manuellen Teasing-Technik ein, wobei sich die Frau bequem an ein Kissen lehnen kann. Sie führt durch manuelle Reizung eine Erektion herbei. Kurz

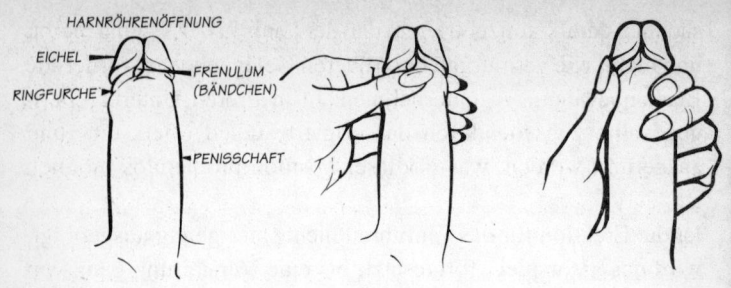

EICHEL

RINGFURCHE

FRENULUM
(BÄNDCHEN)

PENISSCHAFT

(aber nicht zu spät) bevor er den Punkt erreicht, an dem er das Gefühl hat, den Samenerguß nicht mehr zurückhalten zu können, wendet die Frau die Squeeze-Technik an: In der Fingerhaltung, wie sie die Abbildung oben zeigt, drückt sie vier Sekunden lang kräftig zusammen. Dies sollte so stark geschehen, daß es dem Mann gerade nicht weh tut. (Er soll anfangs ihre Finger umgreifen, um ihr zu demonstrieren, wie stark der Druck sein soll.) Dadurch wird der Ejakulationsdrang abgeschwächt, die Erektion geht meist zurück. Ungefähr 30 Sekunden danach stimuliert sie den Penis erneut manuell. Wieder wird knapp vor dem Punkt, »an dem es kein Zurück mehr gibt«, gedrückt. Dies sollte mindestens dreimal pro Sitzung wiederholt werden, bevor die Partner nach freier Wahl (außer einem Koitus) einen für beide befriedigenden Abschluß finden. Vor dem nächsten Schritt soll eine gewisse Sicherheit erreicht, zumindest sollen aber drei solcher Sitzungen absolviert worden sein.

Als nächstes hockt sich die Frau über den Partner und reizt den Penis bis zur Erektion. Die Squeeze-Technik wird zwei- bis dreimal angewendet, um ihm Sicherheit zu geben. Danach führt sie das erigierte Glied ein. Anschließend darf sie sich nicht mehr bewegen, um jede weitere Stimulation des Mannes zu vermeiden. Sehr wichtig ist hier ein nichtforderndes Verhalten der Frau. Kurz vor der Ejakulation zieht die Partnerin durch einfaches Beckenheben den Penis aus der Vagina, um wieder die Squeeze-Technik anzuwenden. Anschließend führt die Frau das Glied wieder ein. Kann der Partner unter diesen Bedingungen die Ejakulation beherrschen, soll er gerade so viele Beckenbewegungen ausführen, daß die Erektion erhalten bleibt. Gelingt dies ohne Samenerguß, kann auch sie sich langsame Beckenbewegungen gestatten.

Im Laufe der Zeit können die Partner zu einer seitlichen Koitusposition übergehen (Seite 282 rechts). Regelmäßige sexuelle Kontakte und eingestreute Übungen sind von großer Bedeutung für die zukünftige Entwicklung.

Verhaltensvorschläge

Dadurch, daß Sie tief einatmen, breiten Sie die Erregung im ganzen Körper aus und erlauben ihr nicht, ausschließlich in den Genitalien zu verbleiben. Vorzeitiger Samenerguß ist oft das Resultat dieser zu starken Erregung im Penis. Langsame, tiefe Atmung und entspannte Bewegungen, vor allem während des Vorwärtsdrängens des Beckens, sowie eine vollständige Entspannung des Anus vor dem Zurückziehen des Beckens sind von Bedeutung für die Vermeidung eines vorzeitigen Samenergusses. Quälen Sie sich nicht ab, die Ejakulationskontrolle dadurch verbessern zu wollen, indem Sie sich durch unangenehme Gedankeninhalte krampfhaft ablenken. Diese Maßnahme bringt unbefriedigende Resultate.

Die Sexualität soll keineswegs höher bewertet werden als die Vollkommenheit seelischer Liebesbeziehungen. Letztere schaffen eine günstige Voraussetzung für eine sexuelle Harmonie. Andererseits kann sich Liebe zwischen zwei Menschen erst dann glücklich entwickeln, wenn sie von ständigen Enttäuschungen und Hemmnissen im Intimbereich frei ist. Haben Sie daher keine

Scheu, einen kompetenten Therapeuten aufzusuchen, wenn Sie mit Ihrem Problem nicht allein fertig werden.

Akupressur gegen Potenzprobleme

Vorausgeschickt: Sie dürfen nicht erwarten, daß sich nach dem Drücken der angegebenen Zonen sofort Liebeslust einstellt. Der Wirkungsmechanismus ist indirekt. Wenn Sie am Innenfuß von der Ferse zum Knöchel massieren, stimulieren Sie eine wichtige Drüse: die Prostata. Funktioniert diese, herrschen auch gute Voraussetzungen für Ihr Sexualleben. Der Punkt genau in der Kniekehle wiederum ist Niere und Blase zugeordnet. Die Zusammenhänge mit einer sexuellen Stimulierung sind noch nicht genau erforscht, aber möglicherweise sondert über die Reizung des Punktes die Nebenniere verstärkt Sexualhormone ab. Aber, wie gesagt, erwarten Sie keine Wunder. Viel wichtiger für ein funktionierendes Sexualleben ist ein ausgeglichenes Seelenleben.

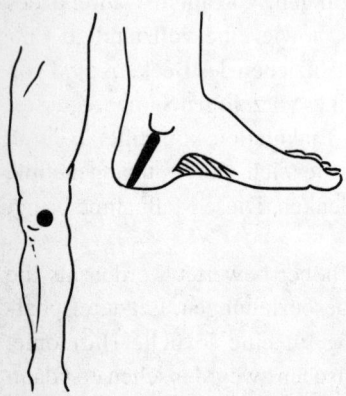

Akupressurpunkte gegen Potenzprobleme

Ich danke für die Mitarbeit vor allem Univ.-Prof. Dr. med. Wilhelm Auerswald (†) und meiner Frau Paulina.

»Gesund durch richtiges Essen« von Dr. M. O. Bruker. Econ-Verlag.

»Biologisch kochen und backen« von Helma Daimler. Econ-Verlag.

»Getreide und Mensch – eine Lebensgemeinschaft« von W. Kollath. Schwabe-Verlag, Bad Hohenburg.

»Nie mehr Zahnweh« von Dr. J. G. Schnitzer. Schnitzer-Verlag.

»Schicksal aus der Küche« von Dr. M. O. Bruker. Schnitzer-Verlag.

»Bircher-Benner-Kochbuch« von Ruth Kunz-Bircher. Bircher-Benner-Verlag.

»Das große Vollkorn-Kochbuch« von Ingrid Früchtel. Gräfe und Unzer-Verlag, München.

»Vernünftige Ernährung« von Helmut Voitl, Elisabeth Guggenberger. Orac-Verlag.

»Das große Buch der biologisch gesunden Ernährung« von Claude Aubert. Orac-Verlag.

»Willi Dungls Vollwert-Backbuch« von Willi Dungl und Hans Gradwohl. Orac-Verlag.

Register